これ1冊できちんとわかる

ヨガ

綿本ヨーガスタジオ　RIE　監修

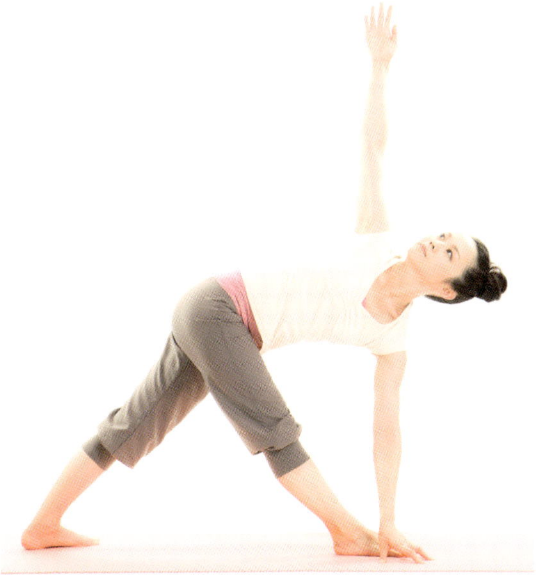

マイナビ

はじめに

ヨガを続けている人は生き生きと輝いて見えます。なぜでしょう。

ヨガは、ありのままの自分を理解して信頼し、大切にする心を育みます。同時に、この世に生まれてきた自分の役割を考えられるようにもなります。すると、周囲と調和しながら「自分にしかない個性」を最大限に活かして、一日一日を精一杯生きられるようになるのです。このエネルギーが内側からあふれ出ることで、美しい輝きを放ちます。

このような心が自然に芽生えるようにするためには、どのように日々のプラクティスを積み重ねていけばよいのでしょうか。

日常では周囲と比較して劣等感を抱くことがあります。からだの細胞一つひとつは、常にあなたから発せられるメッセージを敏感に受けとっています。「何てだめなの！」と自分自身に否定されると、キュッと緊張してこわばってしまうのです。
これは、ポーズを行うときも同じ。思い通りに動かないからだに「だめ出し」をして、強引にポーズを深めようとすると、からだは固くなって心を閉ざします。
逆に、「大丈夫。マイペースでね」といたわりの気持ちを向けると、からだは安心してふわっとゆるむのです。

からだと対話しながら自分の弱いところや限界を受け入れて、ゆったりと深い呼吸をくり返す……。この時間は、研ぎ澄まされた集中のなかで、穏やかな安らぎを感じるひとときになるはず。そのうちふっとポーズが深まって、自分の未知の可能性に出会う経験が訪れることでしょう。

このような繊細な時間を積み重ねていくと、日常の価値観や意識までもが変化しているのに気づきます。無意識に他人と比較し、優劣をつけて判断する価値観から、優しさや愛、調和することをベースに物事を判断していくようになるのです。

日々の出来事にストレスや不安を感じることは多くありますよね。

でもそれを決めているのは自分の心。すべては自分の受け止め方次第なのです。

ヨガをはじめてすぐには、こういった心の変化は訪れないかもしれません。それでも、自分と向き合う時間をつくることで自分や周囲への感謝の心が育くまれ、人生をハッピーな方向に導いてくれます。

この本には、ヨガを通じてそういった繊細さを培い、からだのすみずみに意識を向けるサポートになるようなヒントが散りばめられています。

本書が、少しでもみなさまの“気づき”の助けになれば、こんなにうれしいことはありません。

綿本ヨーガスタジオ　RIE

CONTENTS

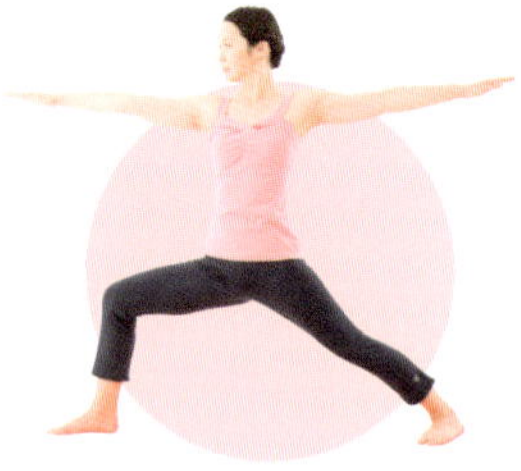

PART 1 ヨガの基礎知識

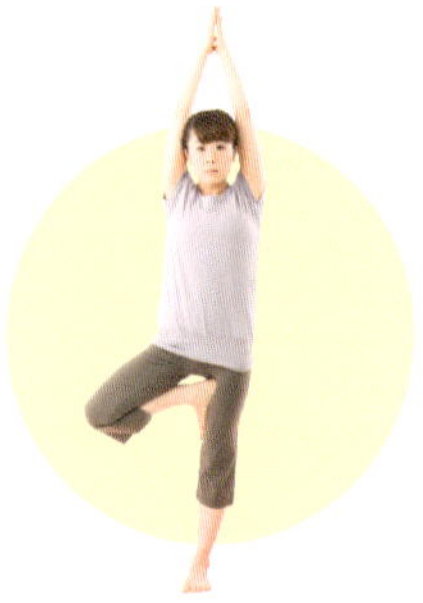

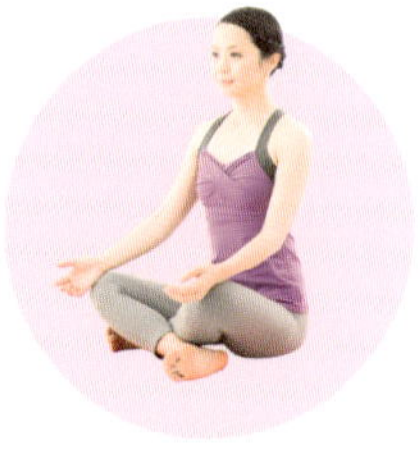

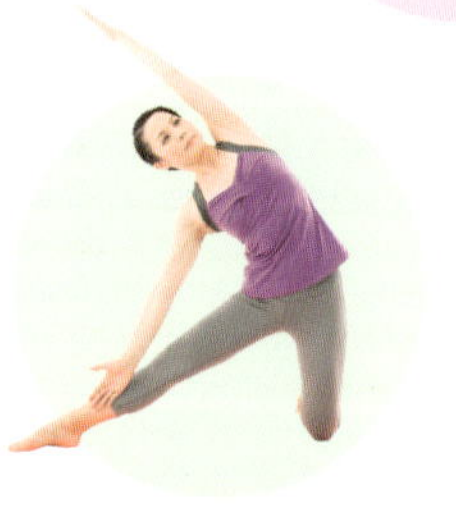

PART 2 アーサナガイド

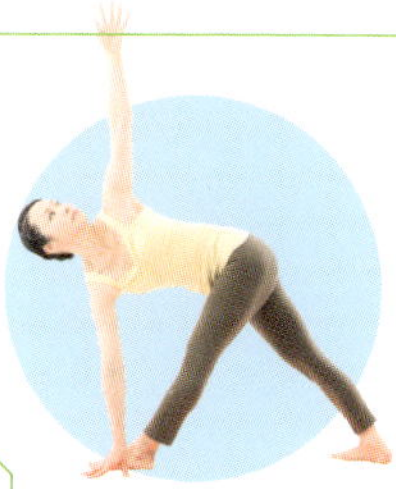

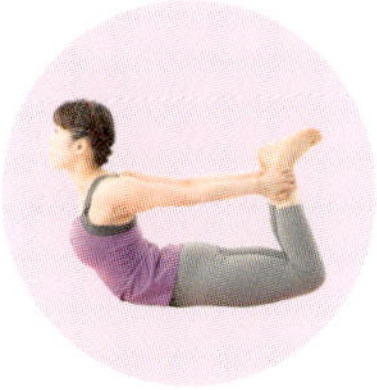

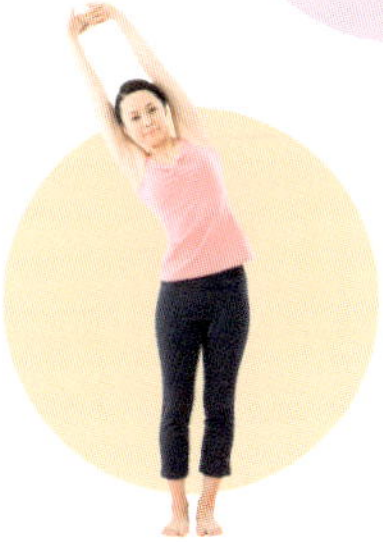

PART 3 ヨガを深める

注意事項

- 妊娠中の方、病気療養中の方や持病をお持ちの方、通院中の方は医師に相談のうえで行なってください。
- 腰痛やひざの痛み、股関節に違和感がある、けがをしているなど、からだに不調を抱えている方は医師や専門家に相談のうえで行なってください。
- 体調がすぐれないときや、疲れを感じているときは行わないでください。
- 飲酒後は行わないでください。
- ポーズの途中でつらさや痛みを感じたら直ちに中断し、医師に相談してください。
- 本書の著者並びに出版社は、ヨガを行なって生じた問題に対する責任は負いかねます。各自体調を考慮したうえで、自己責任のもと行うようにしてください。

本書の構成と見方

本書の構成と、「PART2 アーサナガイド」のアイコンやポイントを解説します！　ヨガを正しく行うための情報がたくさんちりばめられているので、よく読んで正しい知識を得てから実践しましょう。

本書の構成と使い方

本書は、３つのパートに分かれています。それぞれの役割と特徴は次の通り。

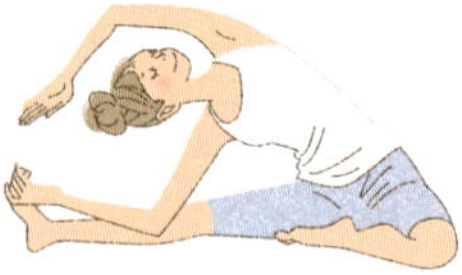

ヨガの基本を知りたいときは…

PART 1 ヨガの基礎知識 p.13

ヨガとは何か、という基本の解説から、ヨガの三大要素「瞑想」「アーサナ」「呼吸法」をていねいに解説。ヨガの基礎が学べます。

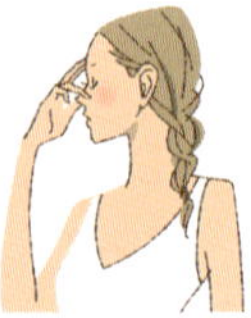

アーサナの特徴やポイントを知りたいときは…

PART 2 アーサナガイド p.29

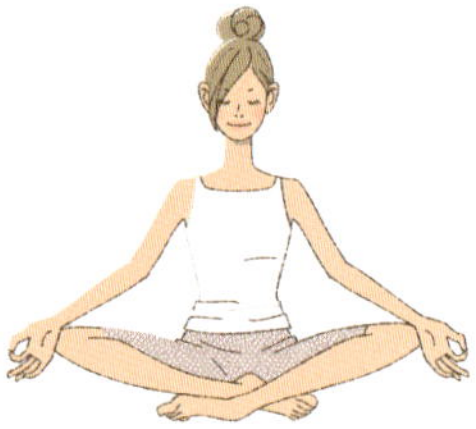

アーサナ約90ポーズをご紹介。名前の由来や効果、正しく行うポイントをていねいに解説しました。そのほか、ウォームアップやクールダウン、太陽礼拝など、アーサナを行ううえで役立つ情報も満載です。

- ・立位のアーサナ
- ・座位のアーサナ
- ・ねじりのアーサナ
- ・バランスのアーサナ
- ・前屈のアーサナ
- ・後屈のアーサナ
- ・逆転のアーサナ
- ・リラクゼーションのアーサナ

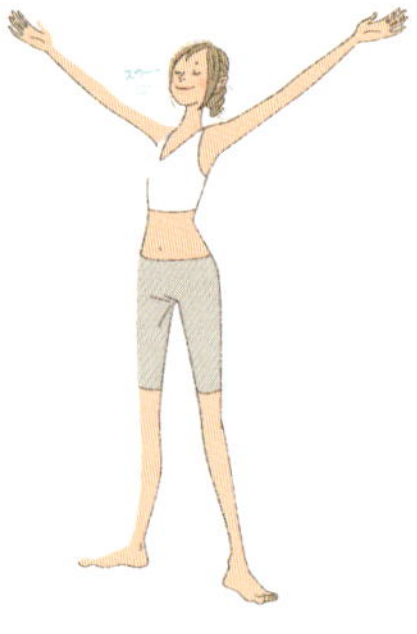

ヨガの世界をもっと詳しく知りたい人は…

PART 3 ヨガを深める p.173

ヨガの歴史や流派、基本理念である八支則やチャクラについて学べます。ヨガへの理解が深まる知識を網羅しました。

アーサナガイドの見方

「Part 2 アーサナガイド（p.29）」は、アーサナの実践方法と、よりアーサナを深めるための情報が満載！
ポイントを参考に行えば、より効果が高まります。

❶ アーサナの難易度

からだの硬さや筋肉量、ヨガへの慣れなどを総合的に踏まえ、3つのレベルに分けました。アーサナを選ぶときの目安にしてみましょう。

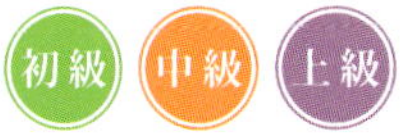

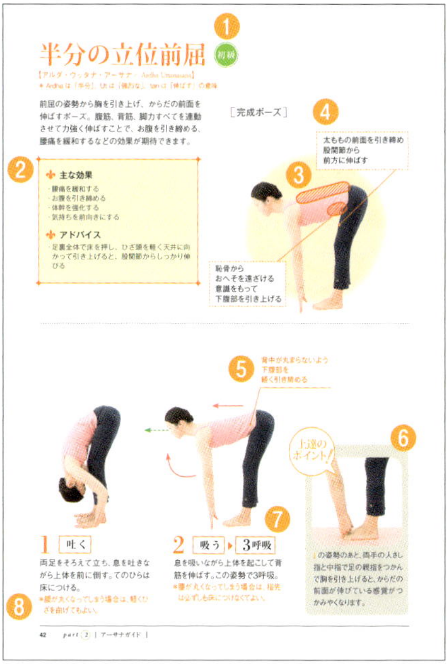

❷ アーサナデータ

各アーサナのデータです。心身にどのような作用を与えてくれるかを紹介する「主な効果」と、安全にアーサナを行うための「アドバイス」を掲載しています。

❸ 効きどころ部位

身体的に効果が得られるポイントに、印をつけています。アーサナを行なったときに、効きどころがしっかり伸びているか、負荷がかかっているかを確認してみて。

❹ 完成ポーズのポイント

正しい姿勢をとるためのポイントです。アーサナを完成させたときに、頭や腕、足などのパーツを、どのようにすべきかを解説しています。あらかじめ意識するところ、伸ばすところを確認しておきましょう。

❺ 行うときの注意点

アーサナを行うプロセスのなかで、とくに注意したい点です。また、動きの方向は赤い矢印で、目線の方向は緑の矢印で、わかりやすく解説しています。

❻ 上達のポイント

正しいアラインメント（p.184）でアーサナを深めるために行いたい、上達のためのポイントです。

❼ 呼吸のこと

ヨガを行ううえで大切な呼吸のタイミングや行い方がひと目でわかります。呼吸は複式呼吸、または完全式呼吸で行いましょう（p.24）。

吸う　鼻から息を吸う

吐く　鼻から息を吐く

3呼吸　アーサナをキープしたまま、呼吸を指定回数くり返す

自然に呼吸　吸う、吐くを自分のペースでくり返す

❽ 初心者向けアドバイス

ヨガに慣れていない人が、負担なく行うための方法を紹介。無理にアーサナを行おうとすると、けがの原因になることもあるので、参考にしながらとり組みましょう。

バリエーションポーズ

より負荷を高めたい人、別の効果を得たい人のための、バリエーションポーズも紹介しています。無理のない範囲で挑戦してみましょう。

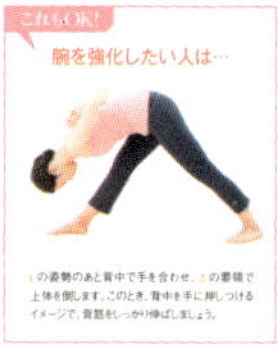

掲載アーサナ　ビジュアルIndex

行いたいアーサナがひと目でわかるよう、本書で紹介するアーサナをビジュアル一覧にしてまとめました。
※アーサナ名と表記は、「綿本ヨーガスタジオ」で使用しているものです。

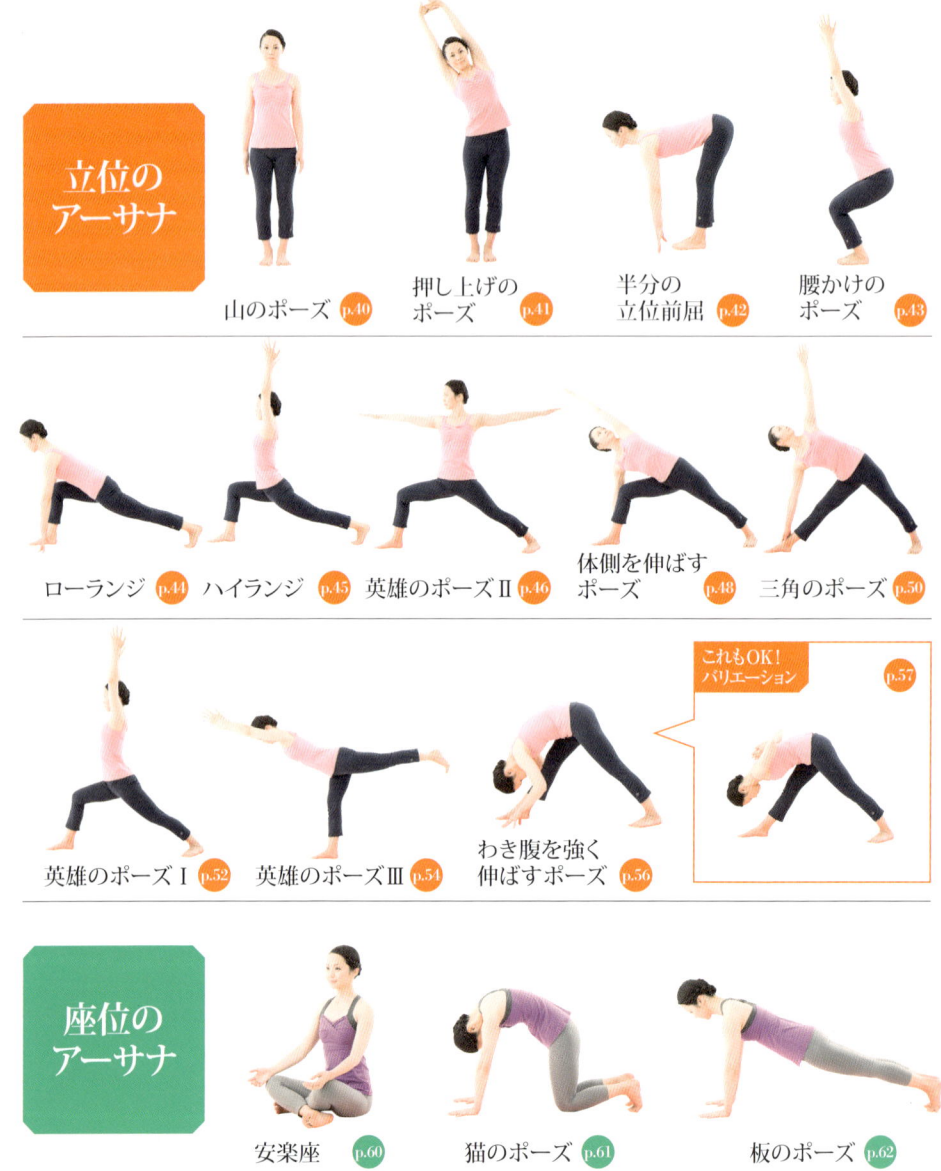

立位のアーサナ

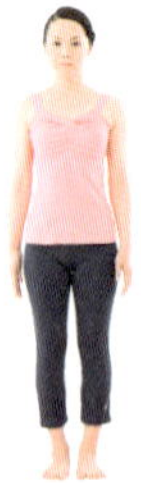

山のポーズ p.40

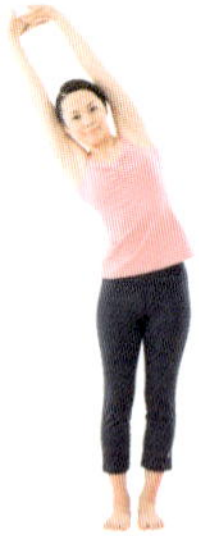

押し上げのポーズ p.41

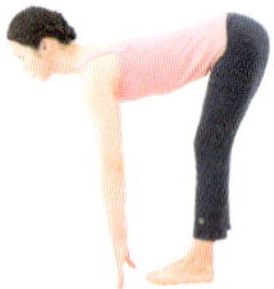

半分の立位前屈 p.42

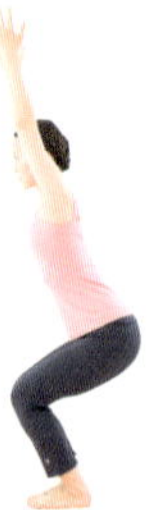

腰かけのポーズ p.43

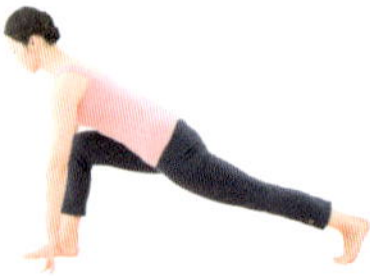

ローランジ p.44

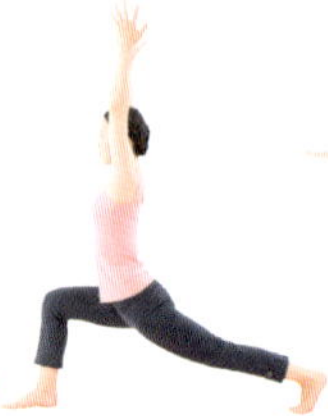

ハイランジ p.45

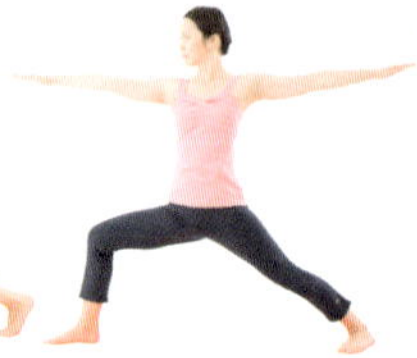

英雄のポーズⅡ p.46

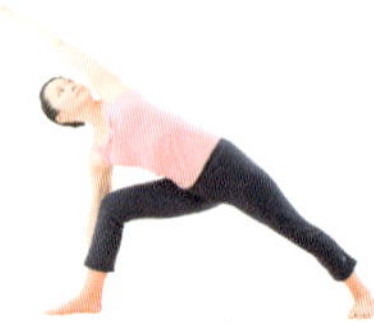

体側を伸ばすポーズ p.48

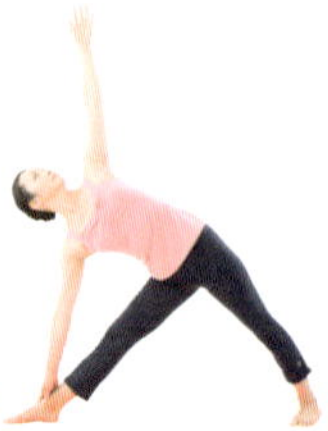

三角のポーズ p.50

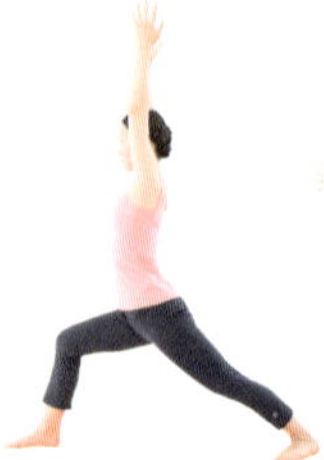

英雄のポーズⅠ p.52

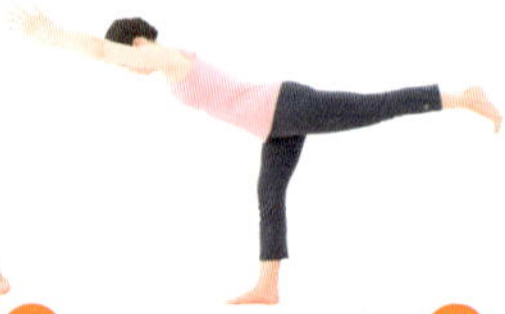

英雄のポーズⅢ p.54

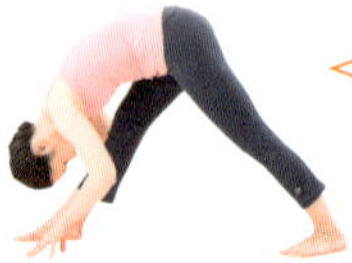

わき腹を強く伸ばすポーズ p.56

これもOK! バリエーション p.57

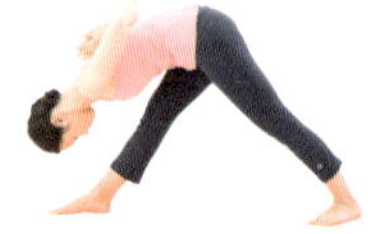

座位のアーサナ

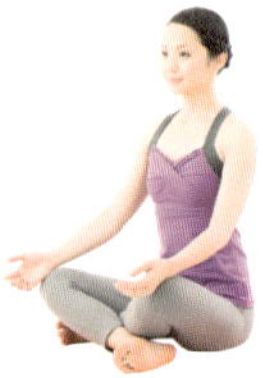

安楽座 p.60

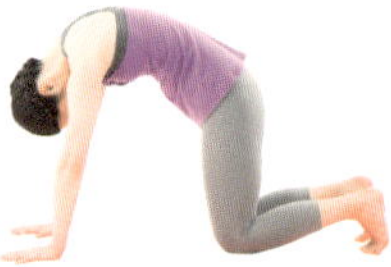

猫のポーズ p.61

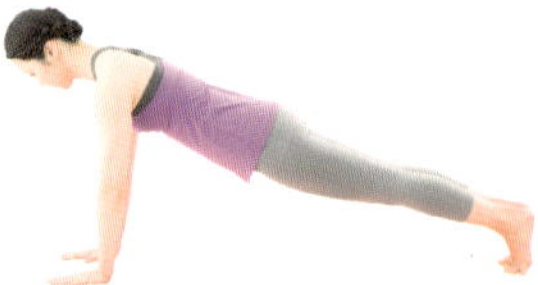

板のポーズ p.62

ねじりのアーサナ

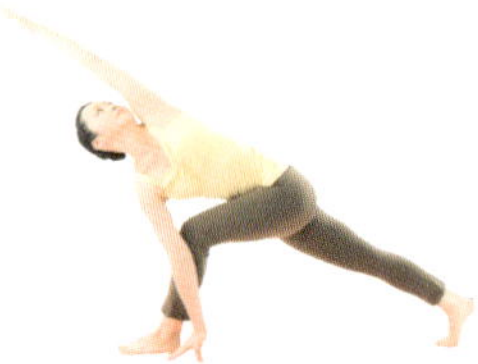

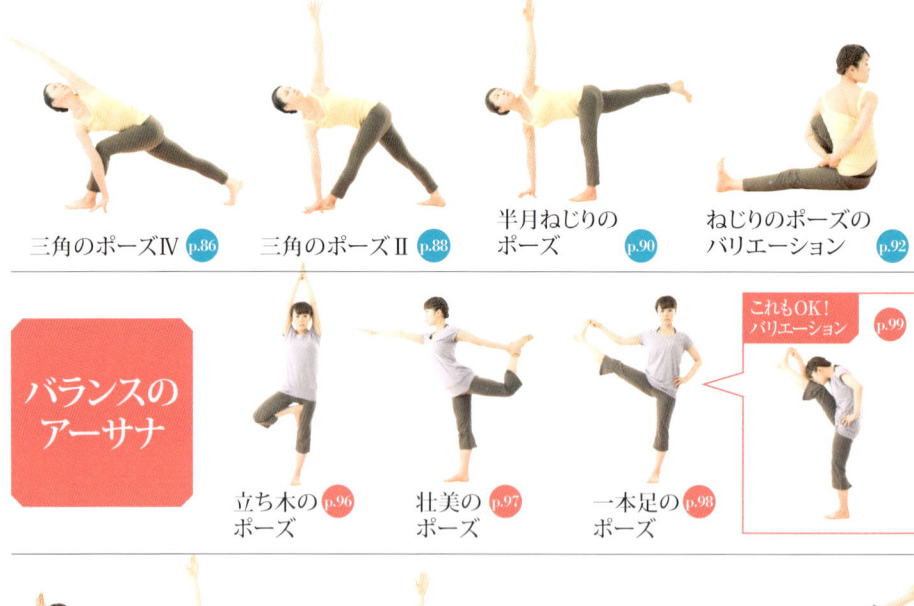

三角のポーズⅣ p.86

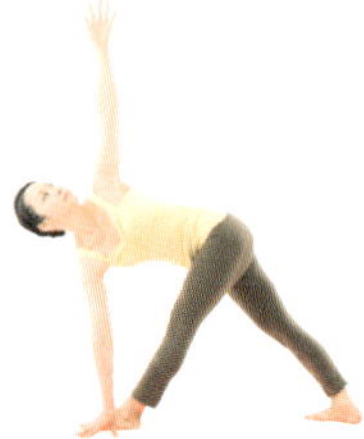

三角のポーズⅡ p.88

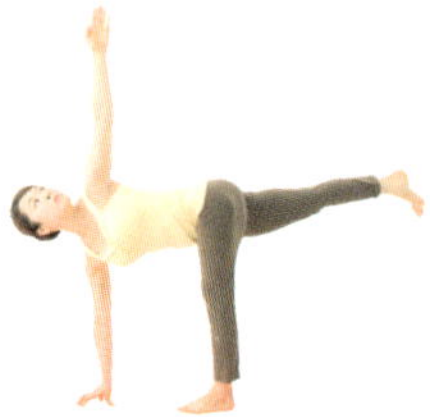

半月ねじりのポーズ p.90

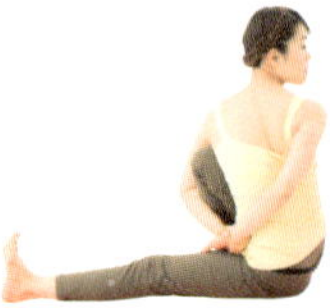

ねじりのポーズのバリエーション p.92

バランスのアーサナ

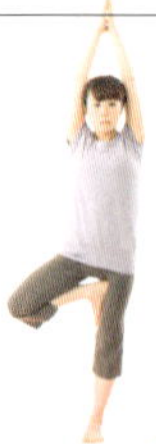

立ち木のポーズ p.96

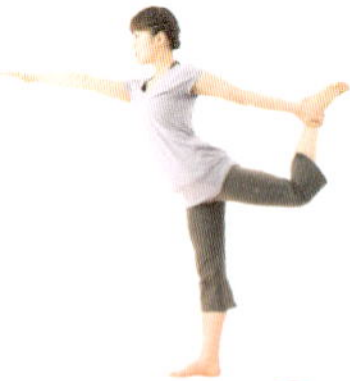

壮美のポーズ p.97

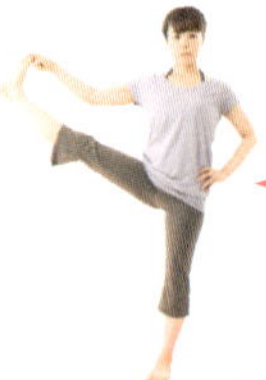

一本足のポーズ p.98

これもOK! バリエーション p.99

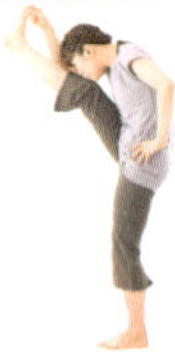

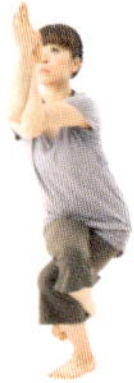

ワシのポーズ p.100

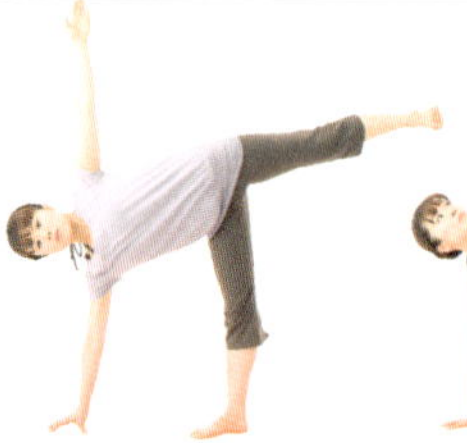

半月のポーズ p.102

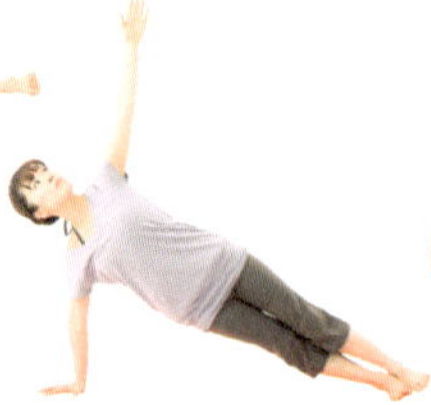

賢者のポーズ p.104

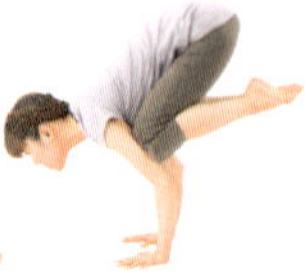

カラスのポーズ p.106

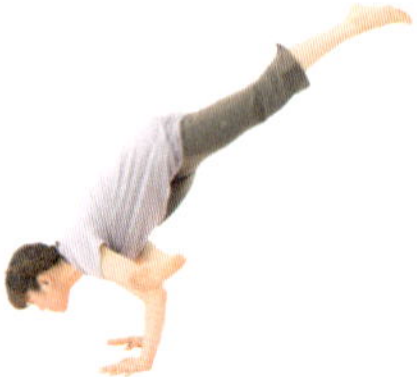

賢者のバランスのポーズ p.108

前屈のアーサナ

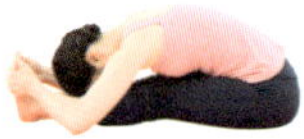

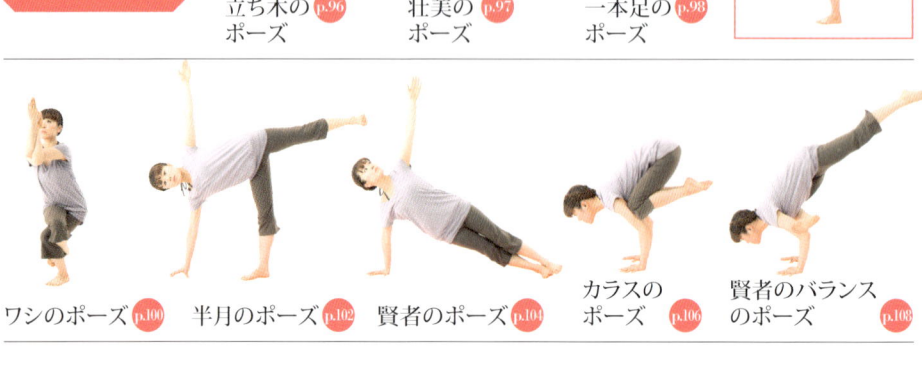

背中を伸ばすポーズ p.112

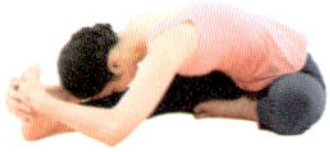

足に顔をつけるポーズ p.113

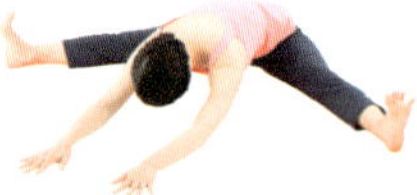

足を開くポーズ p.114

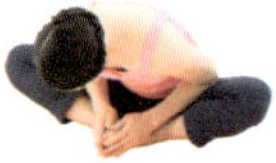

合せきのポーズ p.115

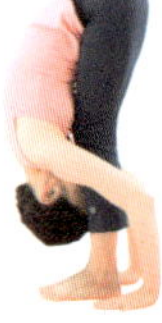

足と手のポーズ p.116

これもOK! バリエーション p.117

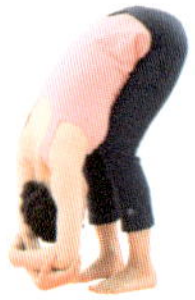

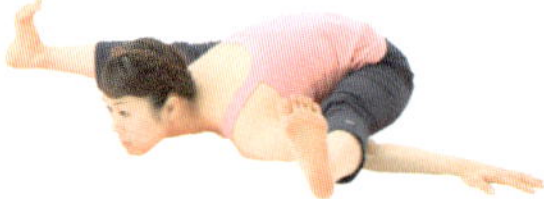

亀のポーズ p.118

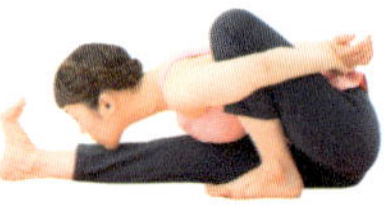

マリーチの前屈 p.120

後屈のアーサナ

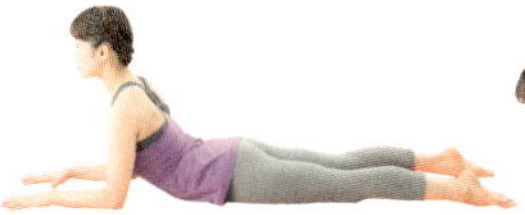

スフィンクスのポーズ p.124

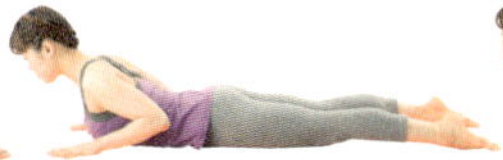

コブラのポーズ p.125

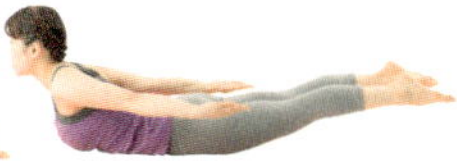

バッタのポーズ p.126

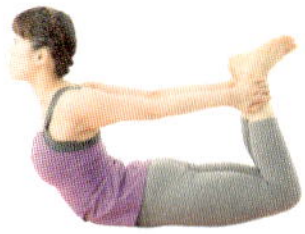

弓のポーズ p.127

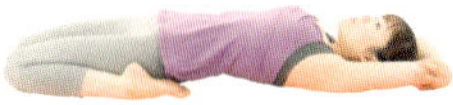

仰向けの英雄座 p.128

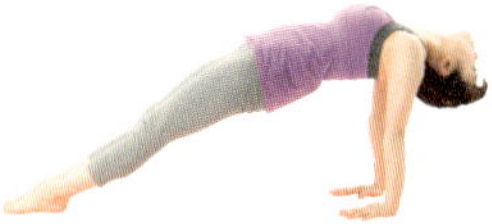

テーブルのポーズ p.130

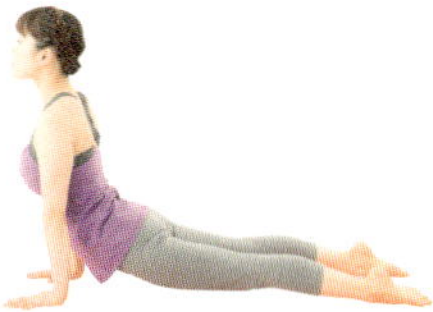

上を向いた犬のポーズ p.131

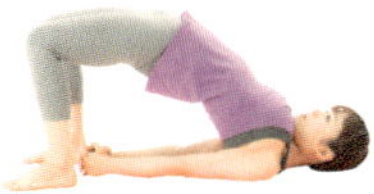

太鼓橋のポーズ p.132

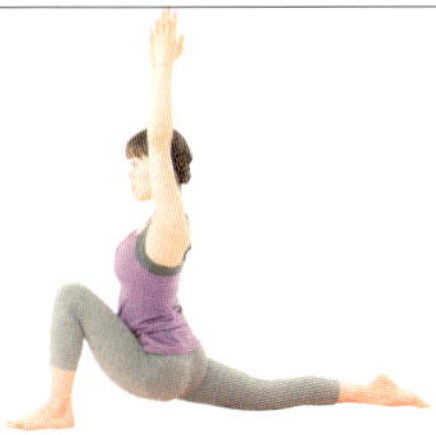

三日月のポーズ p.134

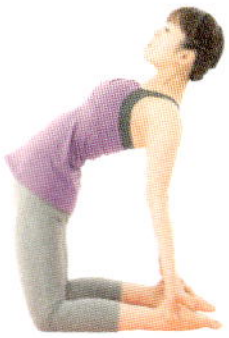

ラクダのポーズ p.136

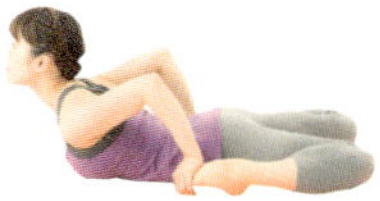

カエルのポーズ p.138

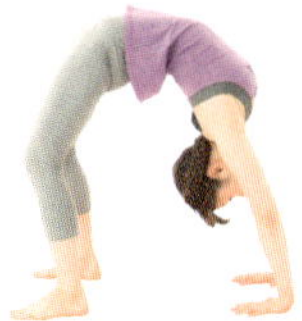

アーチのポーズ p.140

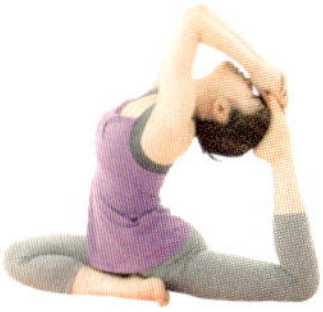

ハト王のポーズ p.142

これもOK！
バリエーション p.143

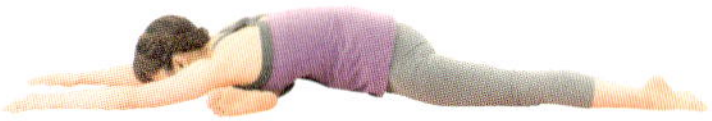

逆転のアーサナ

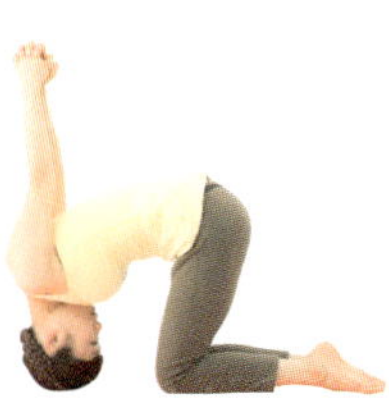

ウサギのポーズ p.146

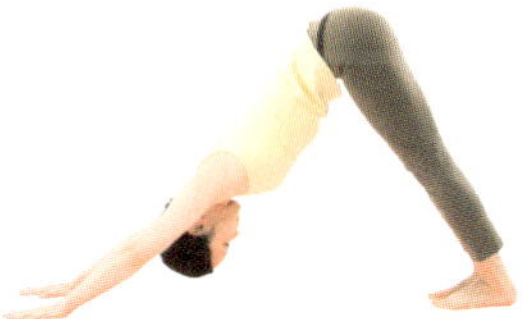

下を向いた犬のポーズ p.148

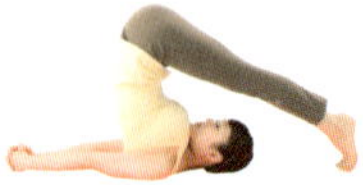

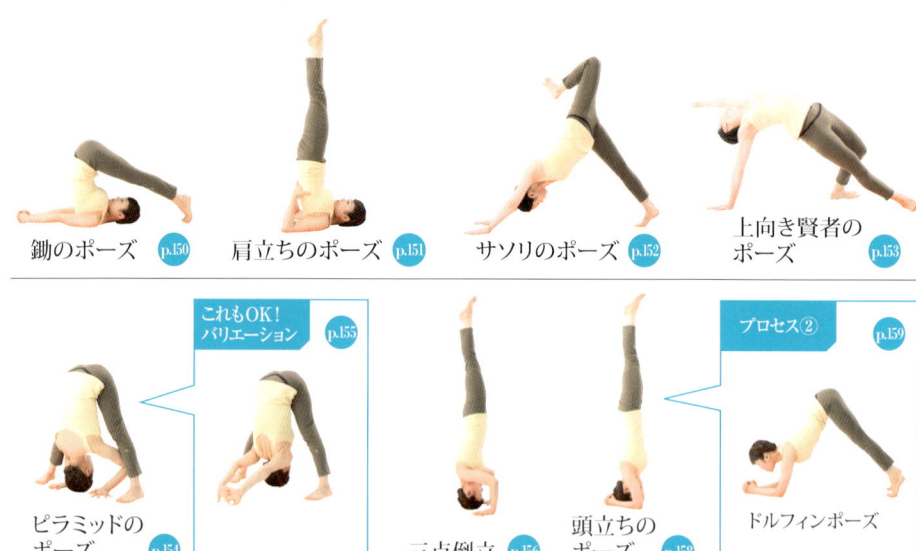

鋤のポーズ p.150

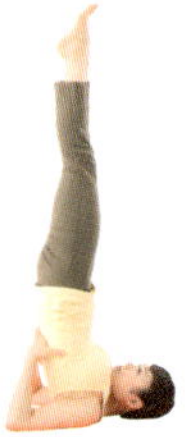

肩立ちのポーズ p.151

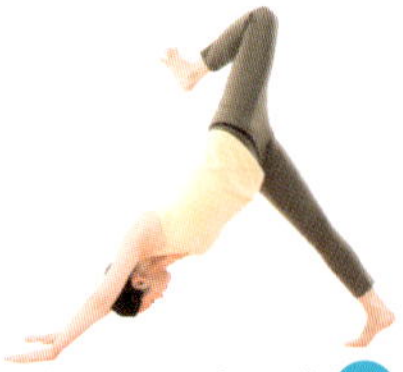

サソリのポーズ p.152

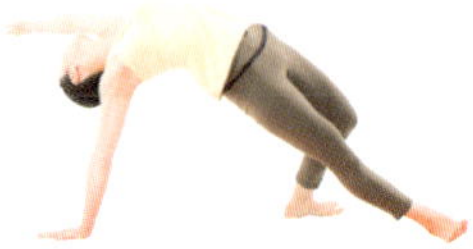

上向き賢者の
ポーズ p.153

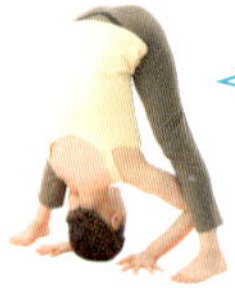

ピラミッドの
ポーズ p.154

これもOK!
バリエーション p.155

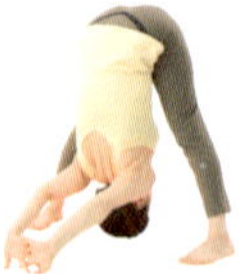

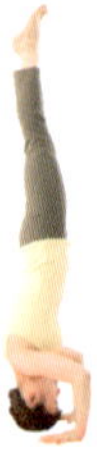

三点倒立 p.156

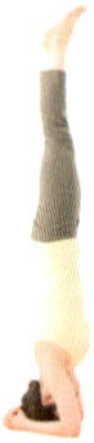

頭立ちの
ポーズ p.158

プロセス②
p.159

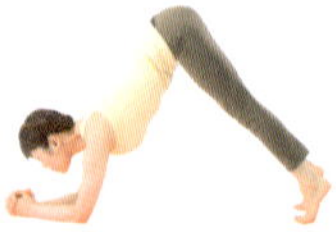

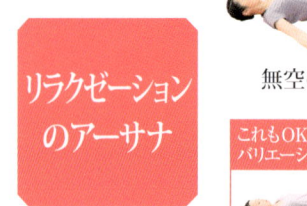

ドルフィンポーズ

リラクゼーションのアーサナ

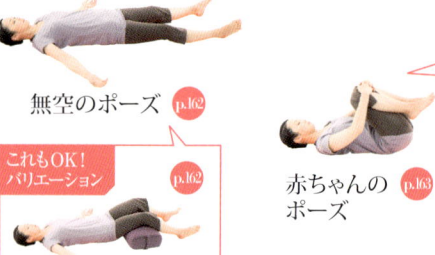

無空のポーズ p.162

これもOK!
バリエーション p.162

赤ちゃんの
ポーズ p.163

これもOK!
バリエーション p.163

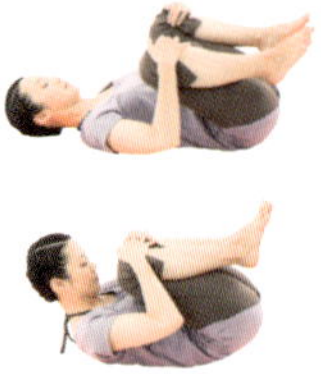

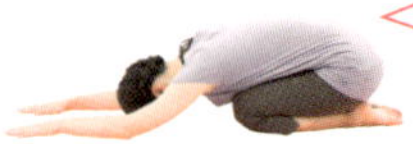

子どものポーズ p.164

これもOK!
バリエーション p.164

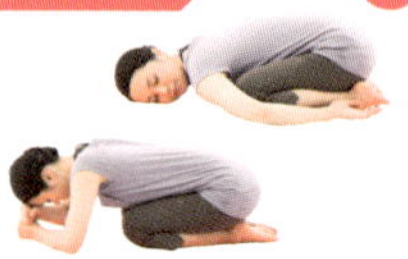

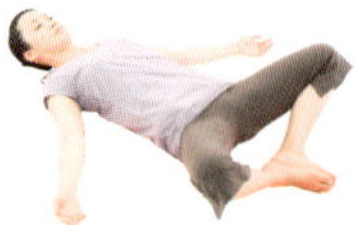

仰向け合せきの
ポーズ p.165

これもOK!
バリエーション p.165

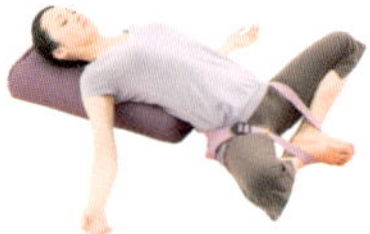

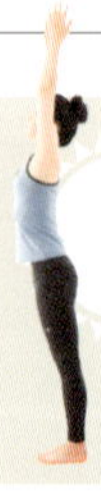

太陽礼拝
p.36

オリジナルプログラム

- 初級プログラム A・B
- 朝一プログラム
- 就寝前プログラム
- 引き締めプログラム
- 毒素排出プログラム
- 骨盤矯正プログラム
- ヒーリングプログラム
- 頭立ちのポーズへの挑戦

p.166

PART

1

ヨガの基礎知識

ヨガをはじめる前に、知っておくべき基礎知識をまとめました。意外と知られていないヨガの本質をはじめ、ヨガを形づくる3つの要素、「アーサナ」「呼吸法」「瞑想」もそれぞれていねいに解説。また、からだの構造や各部位の役割まで、ヨガの効果をより高め、楽しみながら行うための情報を網羅しました。実践する前に、ヨガへの理解を深めておきましょう。

ヨガが支持される5つのワケ

日本のヨガ人口は、推定100万人以上とされており、その人数は年々増加しています。どうして多くの人がヨガにハマるのか。そのワケを、ヨガの魅力とともに紹介します。

1 心とからだがほぐれ、爽快感を味わえる

ヨガを行い、気持ちよくからだを伸ばすことで全身の血流が促進します。すると、倦怠感がとり払われ、疲労が緩和してからだが軽く､楽な状態に。また、雑念をとり除いて自分と向き合う時間をもつことで、もやもやした気持ちがすっきりとクリアになります。

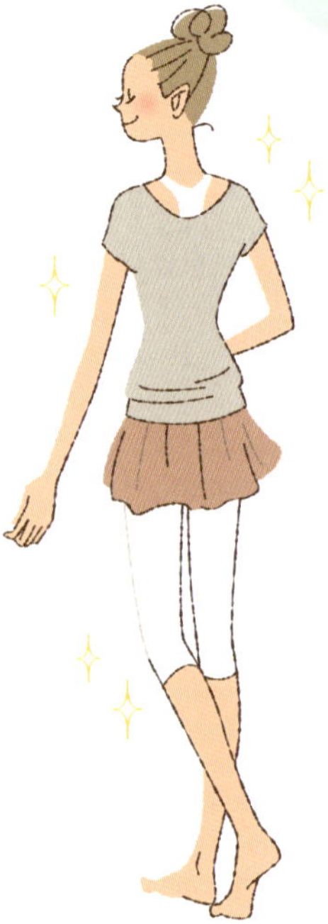

2 ダイエット効果が高く、ボディラインが整う

ヨガは有酸素運動なので、続けることで代謝が上がり、痩せやすいからだになります。体幹が強化されるため、しなやかで美しいボディラインづくりにも効果大。また、精神面にも効果があり、ストレスや不安感からくる食べすぎを調整できるようになります。

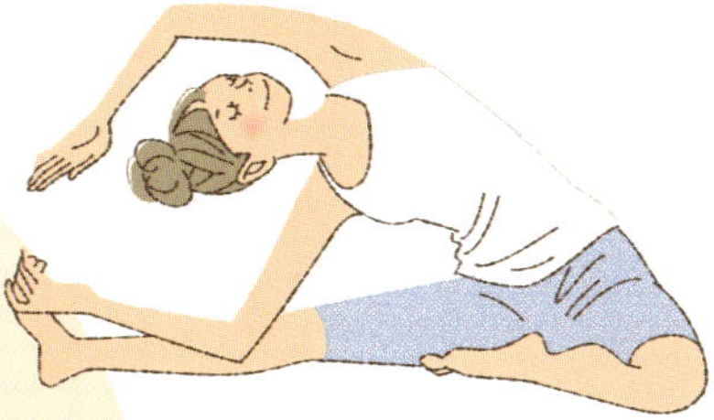

3 デトックス作用で美肌になる

ヨガを行うことで代謝が上がり、体内の老廃物が排出されるため、むくみが解消して小顔になる、肌にハリやツヤ、潤いをとり戻せるといった効果が得られます。また、リンパの流れも促されるため、くすみが解消し、肌のトーンが明るくなる効果も。

4 心身のさまざまな不調が緩和し、健康になる

ヨガを行い、深い呼吸をくり返すことで全身の血流が促され、万病のもととされる冷えを緩和できます。そのほか、肩こりや腰痛、婦人科系の不調を改善する効果も。また、体内の疲労物質が排出され、疲れが溜まりにくくなります。

5 深い呼吸によって自律神経が整う

心身のさまざまな器官をコントロールしている自律神経は、「呼吸」によってのみ調整が可能。ヨガで意識的に深い呼吸をくり返すことで、交感神経と副交感神経のバランスがとれ、自律神経が整うのです。すると、免疫力や自然治癒能力が高まる効果が。

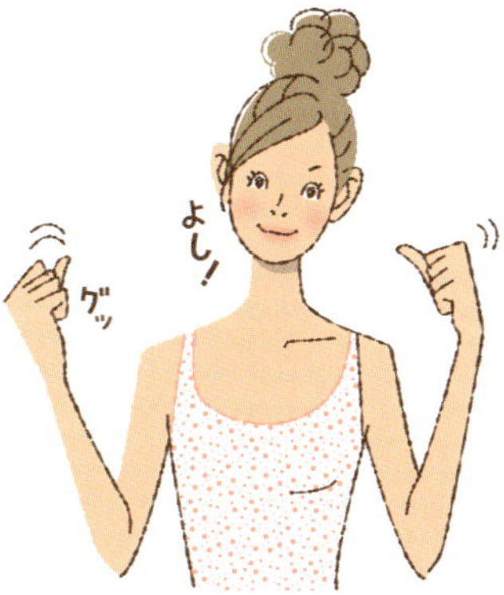

ヨガとは?

ダイエット効果やリラクゼーション効果の高さから注目を集めているヨガ。その本質を理解すれば、もっとヨガを楽しめるようになります。まずはヨガの基本を学びましょう。

ヨガは心身に さまざまな効果をもたらす

日本のヨガ人口は年々増加しており、2010年には100万人を超えたと推定されています。多くの人に支持されている理由として考えられるのは、心身にさまざまな効果を与えてくれることでしょう。健康になる、きれいになるといったからだへの影響はもちろん、精神面にも多くの効能をもたらしてくれます。

ではなぜ、ヨガでからだを動かすことで心にも効果が出るのでしょうか。それは、そもそもヨガが精神面を理想的な状態に導くために生まれたものだからです。

ヨガは、サンスクリット語で「くびき(牛馬を荷台につなぐ横木)をつける」という意味をもつ「ユジュ」が語源。つまりヨガとは、暴れる牛馬を落ちつかせるように、乱れた心を集中させて理想的な状態へと導くための鍛練方法なのです。

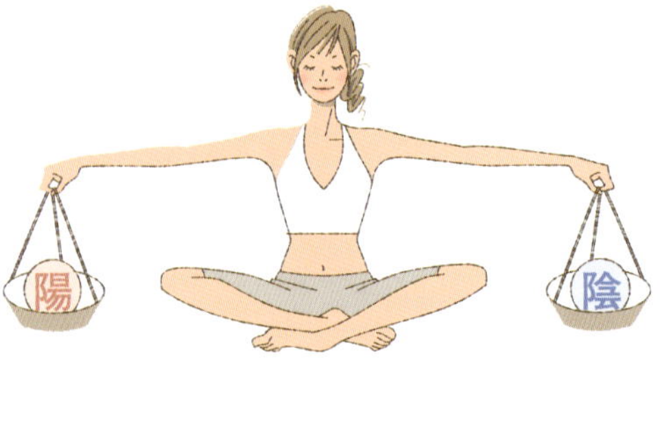

ヨガの目的は「陽」と「陰」の 心のバランスを整えること

では、理想的な心とはどのような状態なのでしょうか。ヨガでは、覇気があってやる気に満ちた「陽」の心と、穏やかに落ちついた「陰」の心のバランスがとれている状態を理想的と考えます。

一般的に、「陽」が強すぎるとやる気はあるけれど周囲にものごとを強要してしまい、「陰」に偏りすぎるとものごとへの意欲がなくなってしまうといわれています。

このような不安定な心の状態も、ヨガを行うことでバランスが整い、穏やかで芯の強い理想の状態へと調整されます。

大切なのは自分と向き合い ありのままを受けいれること

心を理想的な状態に導くために大切なのは、自分と向き合い、自分の精神状態や体調を観察すること。そして、弱さを含めたありのままの自分を受け入れることです。

ヨガを行うときは、できるだけ自分の内面と静かに向き合える環境をつくることが大切です。

そのような環境でヨガの練習を積み重ねることによって、いつどんな場所でも「自分の存在自体に価値がある」と気づけるようになり、「自然体」でいられるようになります。ヨガでは、自然体でいることが、心の「陰」と「陽」のバランスをとるために必要なことだと考えられています。

アーサナと呼吸法によって瞑想を深める方法が「ヨガ」

心を理想的な状態に保つために生まれたヨガですが、当初は心を空にする「瞑想」を主とし、“悟り”をめざすものでした。悟りとは、すべてのものとの一体感を感じ、自分が生かされている存在であると気づくこと。そして、自分や周囲に感謝の心をもち、愛することです。

しかし、心のコントロールだけで悟りをめざすのは難しいもの。そこで、心と密接に結びついている「からだ」と「呼吸」を整えて心を調整し、悟りの境地に辿りつくための方法が編み出されました。これが、現代にも繋がるヨガ“エクササイズ”の原点です。

「アーサナ（ポーズ）」をしながら深い「呼吸」をすることで、「瞑想」を行いやすくなり、心が調整できます。これが、ヨガの三大要素が「瞑想」「アーサナ」「呼吸法」で構成されるゆえんです。

ヨガの三大要素

瞑想

心を空にしてリセットすること。五感が鎮まり、心の動きが止まると、自と他の垣根がとり払われて一体感が得られます。すると、すべてを区別なく思いやる心が生じるのです。

p.26

アーサナ

サンスクリット語でポーズ、または姿勢のこと。アーサナでからだを整えることで、間接的に心を調整します。筋肉や関節、内臓に働きかけ、柔軟で強靭なからだを養う目的も。

p.18

呼吸法

心とからだを動かす原動力である“プラーナ（気）”の状態を、息を吸ったり吐いたりして調整すること。呼吸をコントロールすれば、心のバランスも調整できます。

p.22

ヨガの三大要素 1

アーサナのこと

ヨガと聞いて、多くの人が真っ先に思い浮かべるアーサナ（＝ポーズ）。その性質や特徴を理解し、正しい方法で行うことで、私たちの心身にさまざまな効能をもたらしてくれます。

アーサナでからだを鍛えることで間接的に心が整う

ヨガのさまざまなポーズは、サンスクリット語で「アーサナ」とよばれます。からだを整えて間接的に心を調整することを目的とし、柔軟性を高める、筋力を強化する、姿勢を正すなどの効果を得られます。

アーサナを行うときは、自分のからだの状態を常に確認しながら、無理をせず気持ちよく伸びを感じることが大切です。

アーサナを行う前に覚えておきたい「バンダ」

バンダとは、「のど」「下腹部」「会陰部」の３箇所を引き締めること。アーサナの際にバンダを行うことで、エネルギーの流れをコントロールできます。正しいアライメント（p.182）で行うために必須のテクニックです。

アーサナによって得られるもの

姿勢が整う

肩甲骨や骨盤の歪みが整い、バランスのよい美しい姿勢を保つことができます。また、さまざまなアーサナを行うことで柔軟性が高まり、けがが少なくなる、腰痛が緩和するなどの効果も。

筋力や体幹を強化できる

全身の筋肉を使って姿勢をキープするため、筋力を強化できます。また、深部の筋肉（体幹）が鍛えられるので余計な脂肪がつきにくくなり、メリハリのある美しい体型が得られます。

血の巡りがよくなる

筋肉を伸縮することで血行やリンパの流れが改善し、肩こりや慢性疲労の緩和効果が期待できます。また、新陳代謝が高まるため、便秘の解消、老廃物を排出するといった効果も。

5つの身体感覚をつかむ

ヨガでは、5つの身体感覚をつかむことで心のバランスをコントロールできると考えられています。アーサナを行うとき、それぞれのポイントを意識してみて。

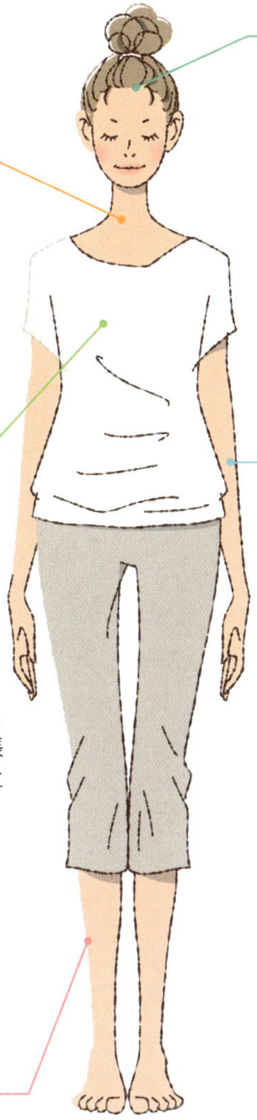

首

首は、人体における最大の急所。流れに身を任せるようにリラックスし、力を入れずにゆるめることでストレスから解放されます。

POINT

- 身構えず、重力に身を任せる
- 肩を耳から遠ざける
- 顔全体の緊張をゆるめる

頭

アーサナを行う際は脳を静寂に保ち、雑念を払ってクリアにしましょう。自然とからだの力が抜け、瞑想しやすい状態へと導かれます。

POINT

- 全身の力を抜く
- 雑念を払って、静寂を保つ
- 目線はゆったりと、一点に集中させる

胸

胸が内側から広がるような感覚をもちながら、ゆるやかに伸ばしましょう。胸の筋肉の緊張がゆるんで呼吸が深まり、ストレスの緩和に繋がります。

POINT

- 天井に向かってつり上げるイメージをもつ
- 深い呼吸を肺に入れる
- 肋骨やみぞおち付近の力を抜く

背骨

下腹部を軽く引き締めて、背骨を気持ちよく伸ばしましょう。全身に意欲が満ちて、背筋が自然に伸びます。

POINT

- 背中の緊張をゆるめ、自然なS字カーブを保つ
- 下腹部にしっかり呼吸を送る
- からだの中心軸を意識する

足

下腹部と骨盤まわりの筋肉を使って、骨盤を安定させましょう。また、足裏にしっかり体重をのせて、下半身を床に根づかせます。

POINT

- 足の親指と小指のつけ根、かかとの外側と内側の4点で床を踏みしめる
- 骨盤を床と平行にする

からだの構造を理解する

アーサナの効果を最大限に高めるためには、骨格や筋肉がどのように動いているかを考えながら行うことが大切です。私たちのからだの構造を学んでいきましょう。

骨格

からだを支え、体型をつくる骨格。人間の体内には、200 を超える数の骨があります。主要な骨の名称とその位置を覚えておきましょう。

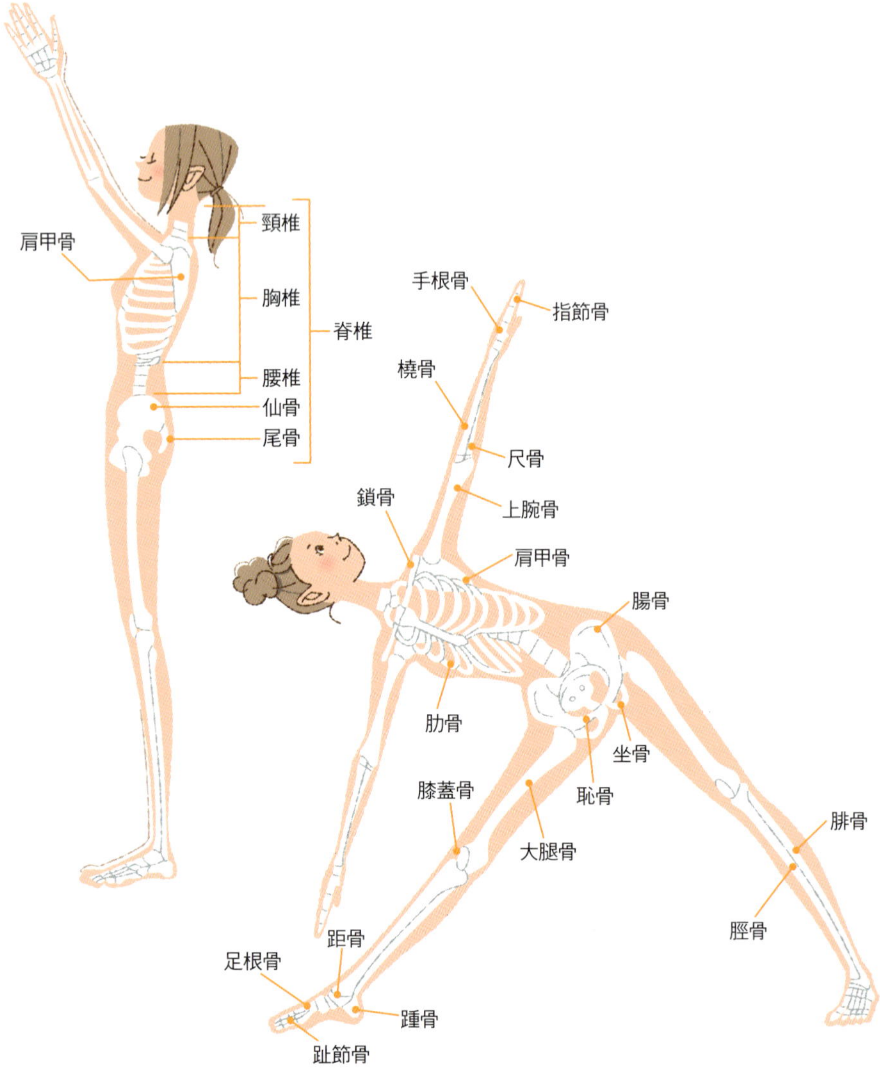

筋肉

アーサナを行う際は、どこの筋肉が伸びているのか、どこを強化しているのかを意識しながら行うことが大切。ここでは、主要な筋肉を紹介します。

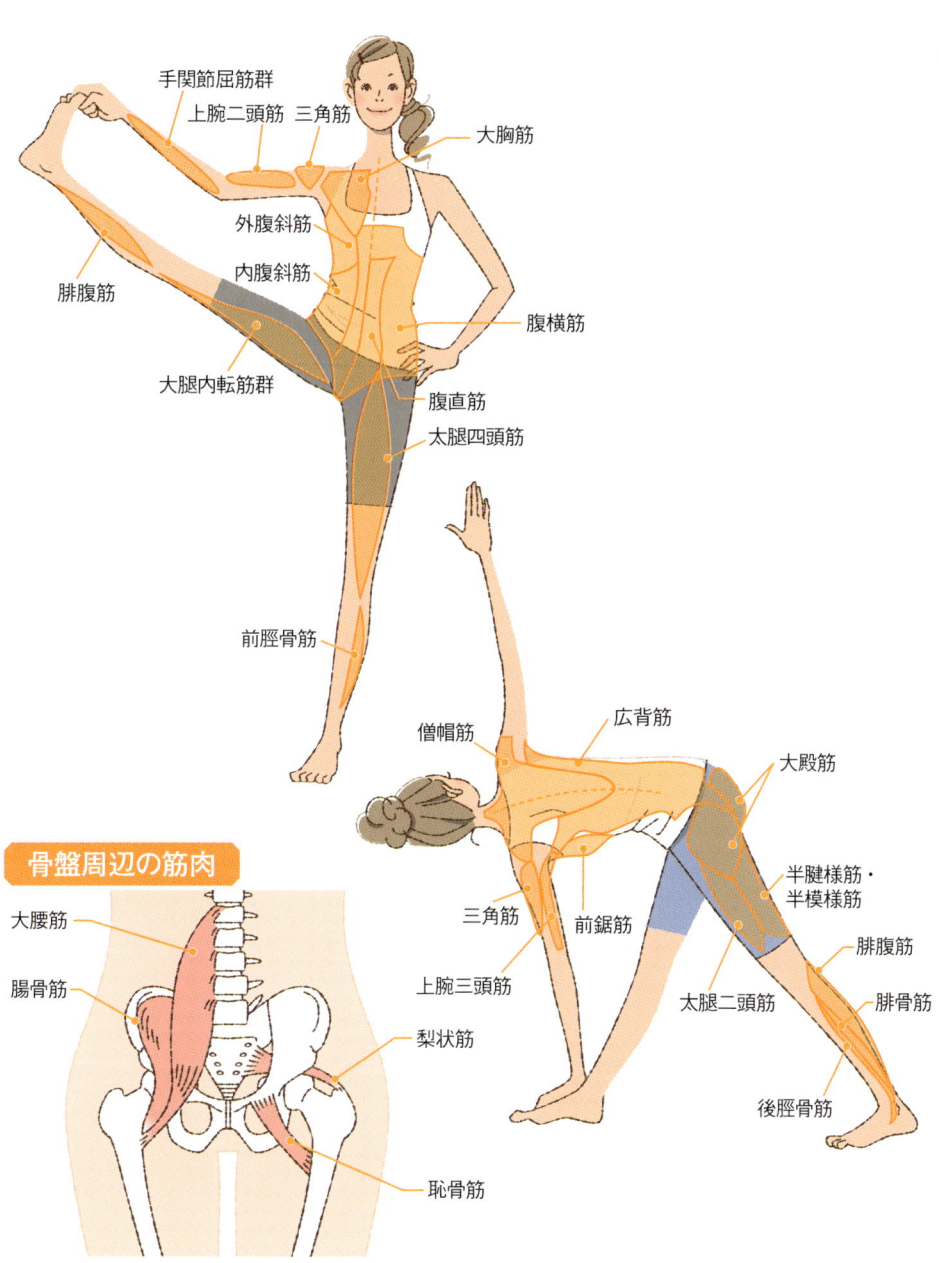

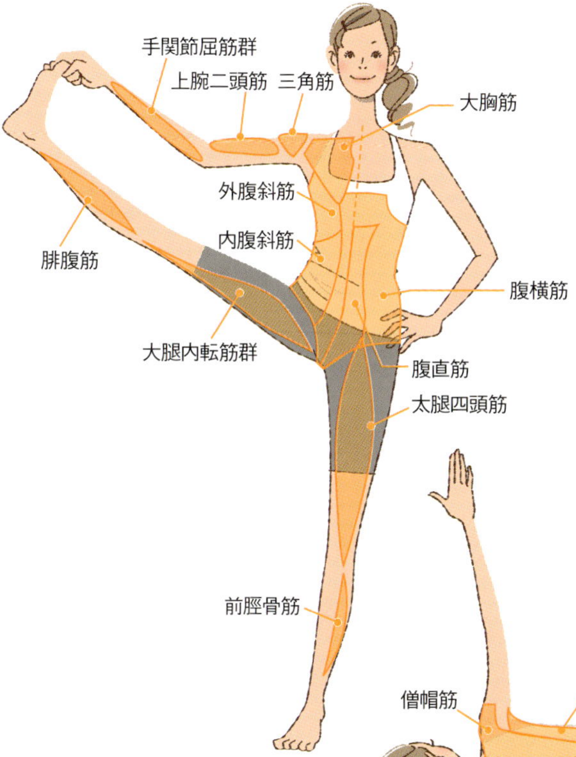

骨盤周辺の筋肉

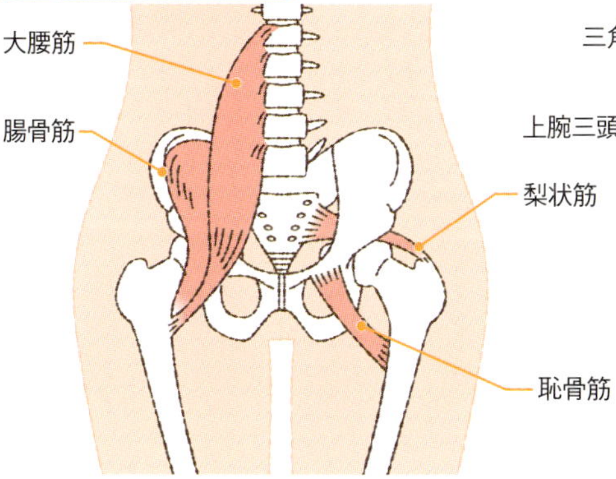

ヨガの三大要素 2

呼吸法のこと

ヨガにおける呼吸とは、「生命力」をからだにとり入れて、体内を巡らせるための手段です。「吸う」「吐く」に意識を向け、普段よりていねいに行いましょう。

呼吸をコントロールして 体内に“気”をとり込もう

呼吸法とは、生命力を意味する“プラーナ（気）”と“アーヤマ（止める）”を合わせた「プラーナヤマ」のことです。

具体的には、呼吸を深めて気の流れを整え、最終的に「止める」くらいまで呼吸を静かにしていきます。呼吸を行うことで、全身にプラーナが巡り、心身が浄化されると考えられているのです。

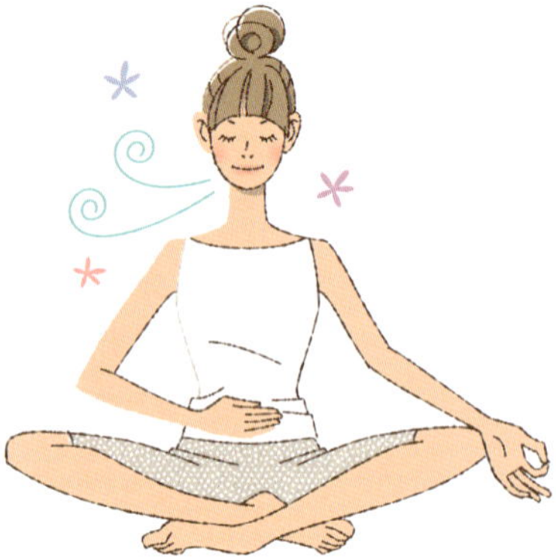

呼吸法によって得られるもの

自律神経のバランスを整え、気持ちが穏やかになる

息を吸うことで緊張を表す「交感神経」が、吐くことで緩和を表す「副交感神経」が優位になります。意識的に行うと、自律神経のバランスが整い、感情のコントロールができます。

心身がリラックスしストレスが軽減する

深く長い呼吸を行うことで心身がリラックスし、緊張を感じることが少なくなります。これにより、ストレスや疲労が軽減されます。長い息は、「長生き」に通じるともいわれているのです。

基礎代謝を高め、脂肪が燃焼しやすくなる

正しく呼吸法を行うことで、肺や内臓の働きが活発になり、血流が改善します。すると、基礎代謝と体内のデトックス機能が高まり、脂肪燃焼や便秘の緩和効果が期待できます。

ヨガにおける呼吸のルール

呼吸の基本は、深く長く行うこと。呼吸の効果を高め、気持ちよく呼吸をするためのポイントをおさえておきましょう。

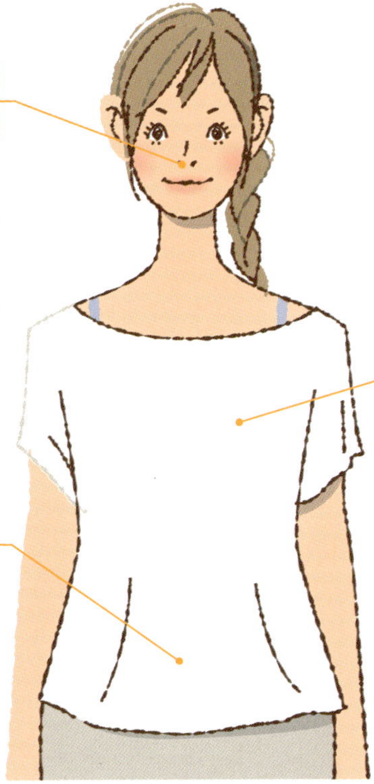

鼻で呼吸を行う

呼吸は基本的に鼻で行います。鼻で呼吸することで、外からの空気が浄化されるほか、その量や温度も調整されるため、自然と質の高い呼吸が行えるのです。

深く長い呼吸を行う

呼吸は深く長く行い、肺を動かす横隔膜や外複斜筋などの呼吸筋を動かしましょう。内臓が活性し、“プラーナ（気）”の巡りがよくなります。

下腹部に意識をもつ

肩の力は抜き、下腹部に重心をおくようにしましょう。肩に力が入っていると、呼吸をリラックスして行うことができません。

呼吸を止めない

アーサナに夢中になるあまり、無意識に呼吸を止めてしまうことがありますが、筋肉を痛める原因になります。意識的に呼吸をくり返しましょう。

「吸う」より「吐く」を意識する

ゆったりとした呼吸を行うコツは、「吸う」よりも「吐く」を意識すること。息を吐ききることで、体内の“プラーナ（気）”をしっかり循環させることができます。

代表的な呼吸法

呼吸法の目的は、気の流れを整えて心を鎮め、呼吸が止まるくらいの静けさのなかで瞑想を深めることにあります。そのテクニックを、いくつか紹介します。

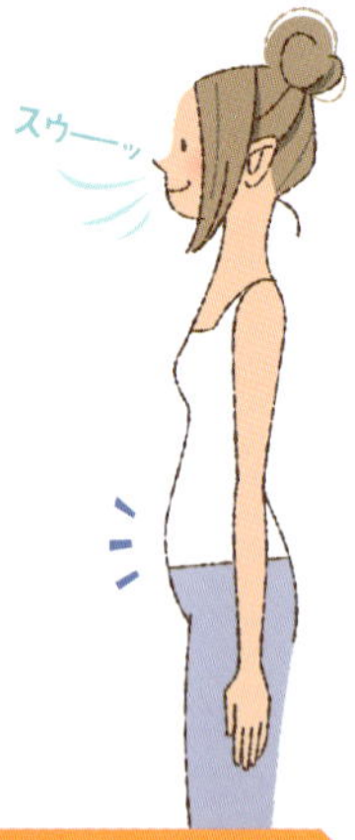

腹式呼吸

ヨガにおいて、もっとも一般的な呼吸法。「横隔膜呼吸」ともよばれます。肺と内臓の境目となる筋肉性の膜、横隔膜を上下に動かすことで、肺の大きさを変化させて呼吸します。下腹部に意識をもちながらゆったり呼吸をしましょう。くり返すことで内臓が刺激されるため、便秘や婦人科系の不調の改善に効果が期待できます。

腹式呼吸の方法

おへその下に意識をもちながら、鼻からゆっくり息を吸い込み、お腹に空気を溜める。吐くときは、お腹の空気をすべて出し、おへそを背中にくっつけるイメージで行う。

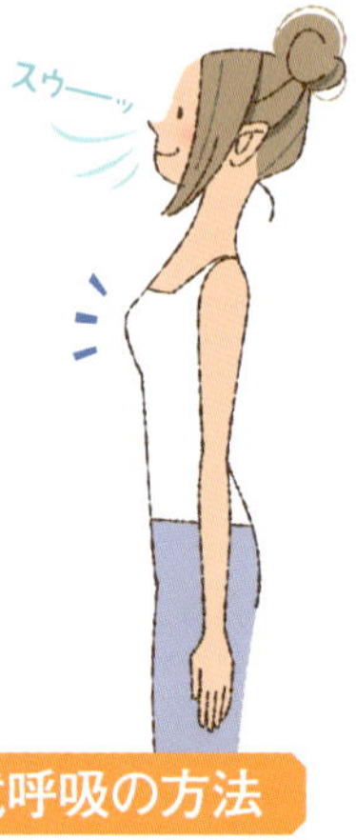

胸式呼吸

肺をすっぽりと包む肋骨を使った呼吸法。「肋骨呼吸」ともよばれます。肋骨を動かすことで肺の大きさを変化させる呼吸法で、日常的に多くの女性が行っていますが、肋骨を動かす肋間筋はストレスの影響で硬直してしまっていることが多いため、浅い呼吸になってしまいがち。意識して胸を上下左右に動かし、広げてみましょう。

胸式呼吸の方法

鼻からゆっくり息を吸い込み、肋骨を左右に広げて胸を天井に向かって引き上げる。吐くときは、肋骨を下げ、内側に閉じていくイメージで。お腹は引き締めたまま行なって。

完全式呼吸

ヨガにおいてもっとも理想とされる呼吸法で、腹式呼吸と胸式呼吸を同時に行います。肺をフル活用するため、体内に多くのプラーナをとり込むことが可能。ただし、肺自体は筋肉をもたないため、自力で動かすことはできません。まずは腹式呼吸、胸式呼吸を習得し、自然に行えるようになったら、ふたつを同時に行う「完全式呼吸」に挑戦してみましょう。

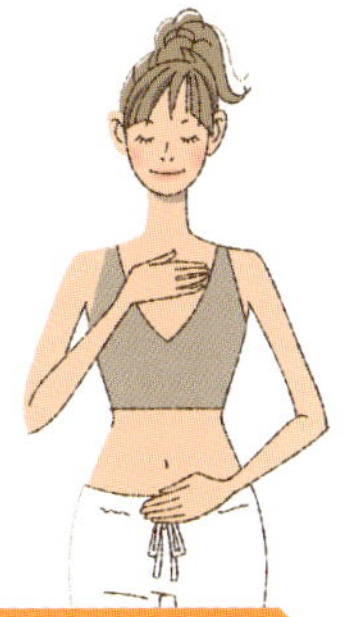

完全式呼吸の方法

鼻から息を吸い、お腹に空気を入れて膨らませてから、肋骨を広げながら胸に息を入れていく。吐くときは胸式呼吸の要領で肋骨を内側に閉じ、お腹を引っ込める。お腹と胸にてのひらを置くと、呼吸の動きがわかりやすい。

ハタ呼吸

左右の鼻腔を交互に使う呼吸法。ハタの「ハ」は太陽（陽）、「タ」は月（陰）という意味をもちます。ヨガでは、右の鼻が太陽、左の鼻が月の気道とつながっているとされ、交互に呼吸を行うことで、陰陽のバランスを整えることができます。

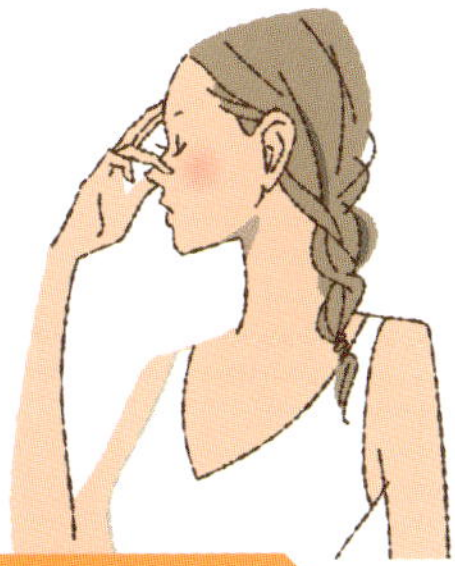

ハタ呼吸の方法

右手の親指を右の小鼻、薬指を左の小鼻にあて、人さし指、中指で眉間を押さえる。右の小鼻を親指で閉じて左の鼻から息を吸い、薬指で左の鼻腔を閉じて一度息を止める。親指を離し、右の鼻からゆっくり息を吐く。これを、左右の鼻腔交互に行う。

カパラバティ浄化法

息をすばやく吐くことで肺を空にし、新鮮な空気を体内にとり込む呼吸法です。腹式呼吸の要領で息を吸い、腹筋に力を込めて引き締め「シュッ」と音を出すイメージで強く、短く息を吐き出します。

ウジャイ呼吸法

息を腹部に下ろさない胸式呼吸の一種で、アシュタンガヨガ（p.179）で推奨される呼吸法。息をのみ込むイメージでのどの筋肉を引き締めて「スゥー」という摩擦音を出しながら呼吸します。

ヴリッティ呼吸法

「吸う」「止息する（クンバカ）」「吐く」を一定の拍数で行う呼吸法です。最終的には、「吸う：止息する：吐く」の比率が、「1：4：2」の割合になるのが理想的とされます。

ヨガの三大要素 3

瞑想のこと

ヨガと瞑想は本来同義でした。アーサナや呼吸は、瞑想を深めるための手段として考案されたものなのです。本来のヨガの目的である瞑想のことをしっかり理解しておきましょう。

五感を鎮めて 疲れた心をリセットする

瞑想とは、五感を鎮め、心をトラタクや呼吸（右ページ）などの「対象」の一点に結びつけ、意識を極限まで集中させること。そして、過去でも未来でもない、今の自分と向き合うことです。

瞑想することで自分と向き合う時間が生まれ、疲れた心がリセットされる、心のバランスが整うなどの効果が得られます。

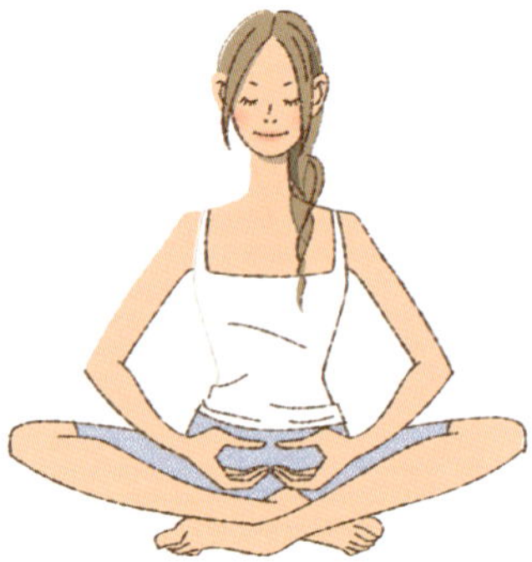

瞑想によって得られるもの

集中力が高まる

瞑想を行うことで雑念がとり払われ、頭のなかがクリアになって集中力や記憶力が高まります。すると頭が整理され、仕事や学習の場でもひとつのことに集中できるため、効率が上がります。

焦りや不安が軽減される

自分と向き合うことで、自分自身を信頼できるようになり、焦りや不安が軽減されます。また、内と外（自己と他）の境界線がとり払われ心が解放されるため、気持ちが穏やかになります。

ものごとを前向きにとらえられる

瞑想を行い、自分の存在自体に価値があることに気づくと、弱さを含めたありのままの自分を愛することができます。それが、ものごとを前向きにとらえることにつながるのです。

代表的な瞑想法

慣れないうちは、瞑想を深めるのは難しいもの。ここでは、瞑想を行うための代表的な方法を紹介します。自分に合う瞑想法を探すときの参考にしてください。

トラタク

ハタヨガ(p.178)で行われている瞑想法のひとつで、ろうそくの炎を見つめます。炎を用意するのが難しい人は、腕を伸ばして親指を立て、視線を指先に集中させる方法をとりましょう。心身をリラックスさせるほか、集中力を高める、電子機器の使用で疲労した眼球を回復させるといった効果が期待できます。

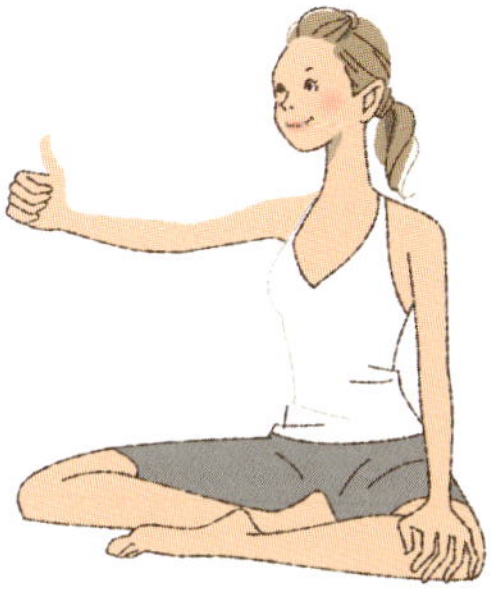

トラタクの方法

楽な姿勢で座り、右腕を真っすぐ前に伸ばして親指を立てる。楽に呼吸をしながら、10秒程度親指の先を見つめ、次にひじを曲げて親指を鼻先に近づけ、再度指先を見つめる。まばたきは極力控えて。これを数回くり返す。

呼吸を観察

自分の呼吸を観察することで瞑想を深める方法です。呼吸が浅いか深いか、どんなリズムで行われているか、息を吸ったとき、吐いたときにからだのどこが動いているのかを観察します。呼吸の善し悪しは考えずに、心地よさを感じながら行いましょう。

呼吸を観察する方法

安楽座（p.60）になって、ゆったり呼吸をしながら軽く目を閉じる。楽に呼吸をしながら、自分の呼吸の状態を観察する。「吸う→吐く」10回を1セットとし、5セットくり返す。

マントラ

マントラとは「言葉」を意味するサンスクリット語。呼吸に合わせてマントラを唱える瞑想法で、集中力が高まる、頭がすっきりするなどの効果が期待できます。唱える言葉に正解はないので、自分にとって心地よく響くマントラを探してみましょう。

マントラを唱える方法

楽な姿勢で座り、自然に呼吸をしながらマントラを唱える。心身の力が抜けて、集中できるまで続けて。代表的なマントラは、悟りを意味する「オム」、開け渡すを意味する「ナマハ」など。

瞑想を深める「チャクラ」

チャクラとは、心とからだをつなぐ生命エネルギー“プラーナ（気）”を調整するためのポイントで、体内のいたるところに存在します。アーサナと呼吸によってチャクラを整えることで、心のバランスがとれて瞑想を行いやすくなります。

p.180 参照

Column 1

ヨガに必要な用具

ヨガを行う際に、用意した方がよいプロップ（＝用具）を紹介します。
からだに負担をかけず、安全に行うために、できるだけ用意しましょう。

マット

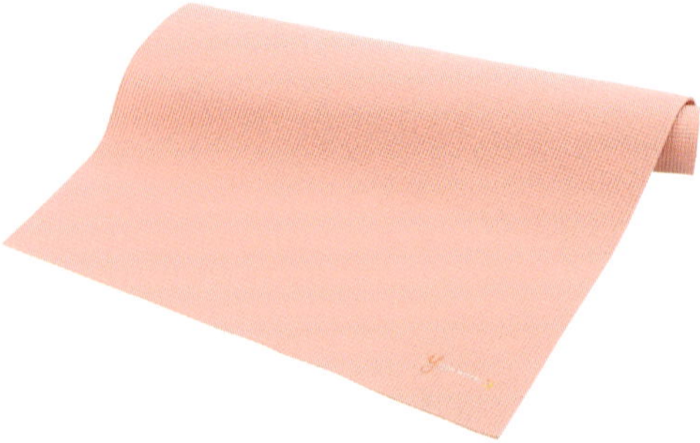

床に敷いて、この上でアーサナを行います。滑らずに安定した姿勢をとるために必要。けがなく安全にアーサナを行うためには、極力用意しましょう。素材、厚さによってさまざまな種類があるので、自分に合ったものを選んでください。

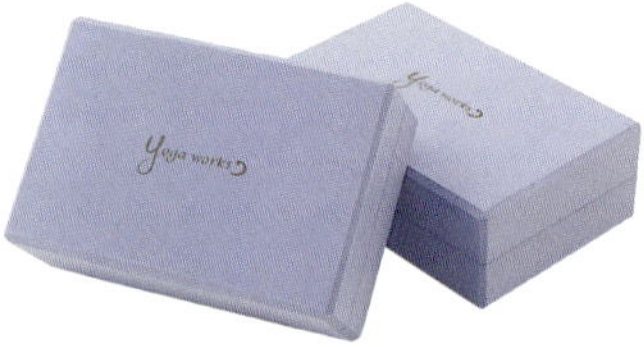

ブロック

バランス感覚や柔軟性が必要なアーサナを行うときに、床に置いてからだを支える補助具として用います。汎用性が高いので、ヨガマットと合わせて用意しましょう。

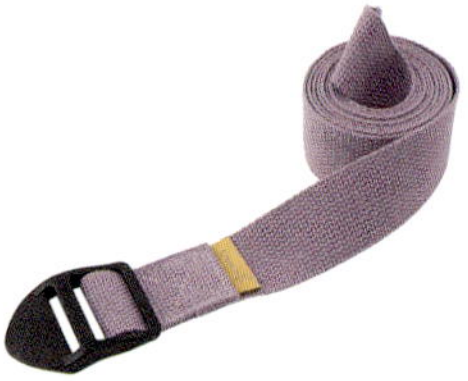

ベルト

前屈や足を大きく開くアーサナを行う際に補助具として用います。リラクゼーションのアーサナなどで、からだを長時間固定しておきたいときにも。

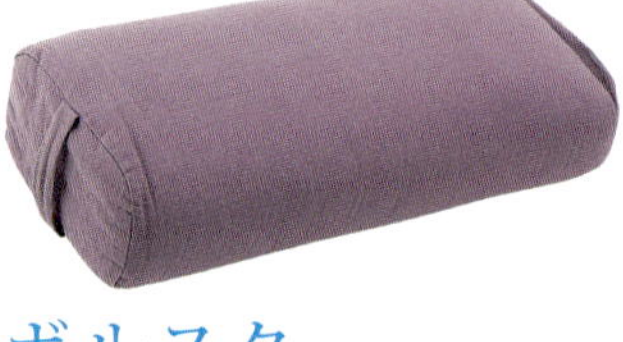

ボルスター

からだを支えたり、リラックスすることを目的とするアーサナを行うときに、姿勢をキープするために使います。平形、円柱形などさまざまな形状があります。

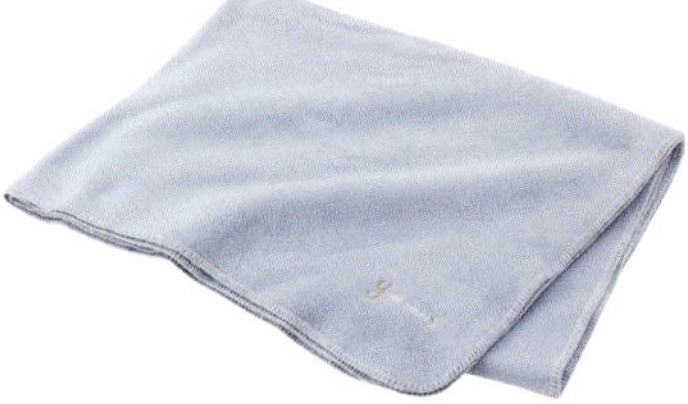

ブランケット

左右の坐骨を床につけ、骨盤を立てやすくするためにお尻に敷いたり、クールダウンのときにからだを冷やさないために使います。大きめのバスタオルなどで代用することも。

PART

2

アーサナガイド

世界には数百を超えるアーサナが存在しているとされています。本書はそのなかから、メジャーなもの、効果が高いものを中心に、94 ものアーサナを紹介。名前の由来や効果、実際に行うときのポイントなどを細かくまとめました。また、ヨガを行ううえで欠かせないウォームアップやクールダウン、プログラムも紹介しています。

Index

ヨガをはじめよう

ヨガを実践するときの進め方や、安全に行うための注意点を紹介します。本パートのアーサナを組み合わせて、実際にプログラムをつくり、ヨガを行なってみましょう。

ウォームアップ、クールダウンは欠かさず行う

ヨガを実践する際は、アーサナの前後にウォームアップとクールダウンを行いましょう。ウォームアップにはからだを温めてけがを予防する役割が、クールダウンには心身を落ちつけて筋肉の疲労をとり除く役割があります。最大限の効果を得るために、どちらも時間をかけてていねいに行うことが大切です。

アーサナは複数を組み合わせて行うようにすると、特定の部位に負荷がかからず、全身をくまなく動かすことができます。その際、効果や難易度を参考にしてアーサナガイドから選ぶか、オリジナルプログラム（p.166）を行うのがおすすめ。本書の内容をフルに活用しながら、ヨガを実践してみましょう。

ヨガの流れ

けがなく安全にヨガを行うための、基本的なプロセスをおさえてきましょう。

【ウォームアップ】

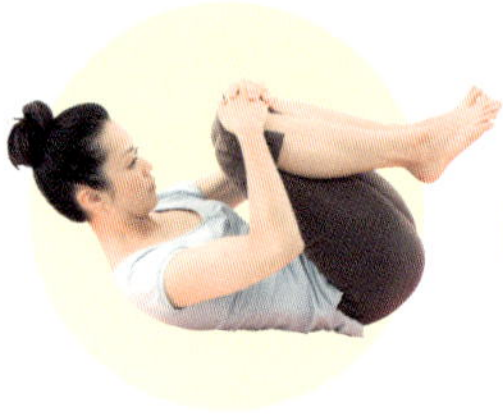

けが防止のために、全身のパーツをほぐしていきます。からだが温まる、関節の可動域が広がるというメリットも。「太陽礼拝（p.36）」も全身がほぐれるのでおすすめです。

p.32

【ヨガ各ポーズ】

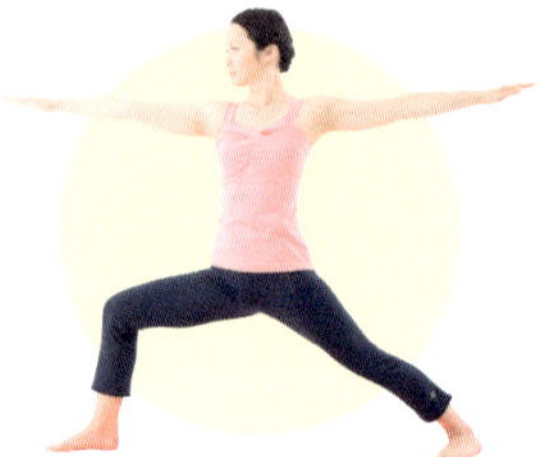

アーサナは単体で行なってもよいのですが、できればいくつかチョイスしてプログラムをつくるのがおすすめ。「アーサナガイド」の主な効果や難易度を参考に、気になるものを選んで組み合わせてみましょう。

p.38～

【クールダウン】

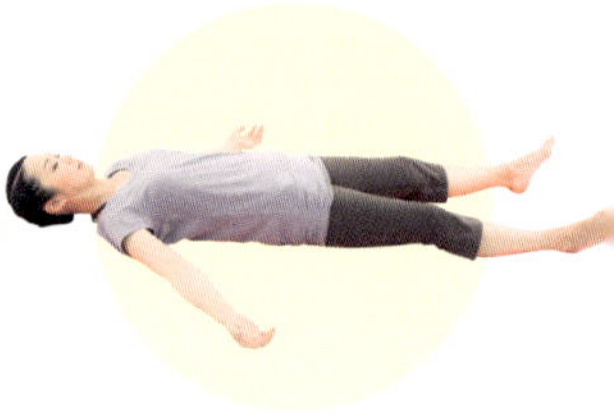

リラクゼーションのアーサナ（p.160～）を中心に行います。筋肉の疲労をとり除く、ポーズの効果を高めるなどの目的があります。ポーズの余韻を味わいながら行いましょう。

p.35

複数のポーズを行うことでレベルアップにつながる

複数のアーサナを組み合わせてプログラムをつくることで、筋肉の可動域が広がって柔軟性が身につく、苦手なアーサナが克服できるなどのメリットが得られ、レベルアップに繋がります。

また、プログラムでさまざまなアーサナを行うことで、ひとつのアーサナに固執することなく客観的に自分が見られるようになります。すると、日常でも冷静に自分を見つめられるようになり、焦りから解放されます。筋肉の緊張と弛緩のくり返しが呼吸を深め、心の内面に意識を向けてくれるといったメリットも。さらに、異なる効果のアーサナを組み合わせることで、心身の不調を多方面から調整することができます。

アーサナを単体で行う場合も、同じアーサナばかりくり返さないようにしましょう。ポーズに執着するあまりストイックになりすぎて、心に焦りが生じたり、特定の筋肉を痛めたりする危険があるからです。日ごとに異なるアーサナを行なって、気分転換を図るとよいでしょう。

プログラムを組むときのポイント

プログラムをつくるときは、下記の手順と注意点をおさえましょう。その日の体調やライフスタイルを確認しながら、自分だけのオリジナルプログラムづくりに挑戦してみて。

1 プログラムの目的を決める

その日の体調や心の状態を感じとって、自分をどのように調整したいかを考えましょう。すると、おのずとプログラムの目的が見えてきます。目的が決まったら、ウォームアップとクールダウンを含めて何分程度行うか、どのくらいの難度に設定するかを考えてみて。

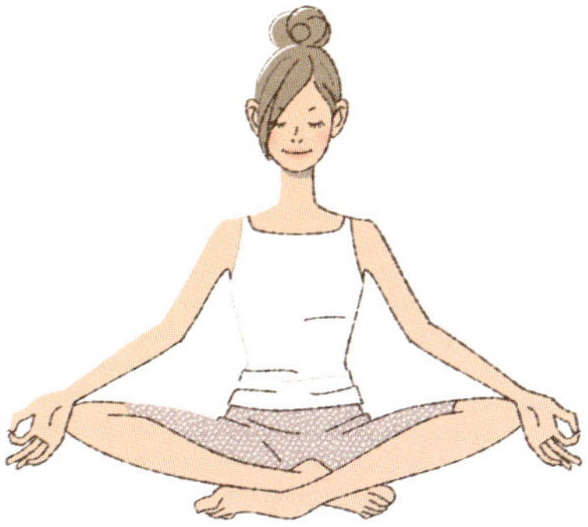

2 行うアーサナを選ぶ

効果や難易度を参考に、行うアーサナを選びましょう。基本的には自由ですが、運動量の多い立位や逆転を前半に、リラックス効果が高い前屈を後半にするのがおすすめ。迷ったら、「①立位→②逆転またはバランス→③後屈→④座位→⑤ねじり→⑥前屈」の順で、それぞれ1～2つずつ選んでみましょう。

3 アーサナ間の移行をスムーズにする

最後に、アーサナ間の移行がスムーズになる流れを考えてみましょう。例えば、最小限の動作で次のアーサナに移行できるようにする、座位系から立位系に移行するときは下を向いた犬のポーズ（p.148）といった「つなぎ」を挟むなどです。スムーズな流れにすることで長時間集中力を保てるようになります。

ウォームアップ

ヨガを安全に行うためには、ウォームアップで筋肉や関節をほぐし、からだを温めることが大切。股関節、足首、背骨、肩甲骨をゆっくりとていねいに動かしましょう。

1 股関節ほぐし

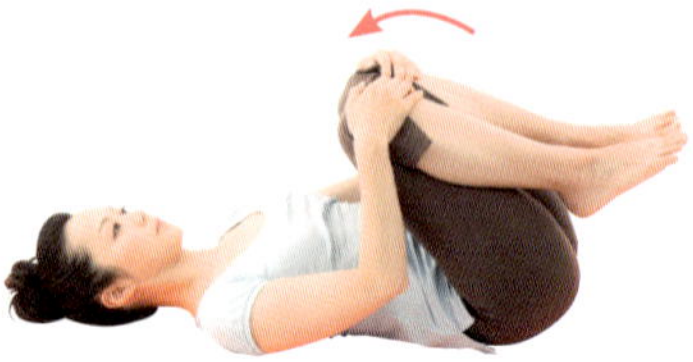

1 仰向けになり、息を吐きながら両手で両ひざを抱える。この姿勢で、ひと息吸う。

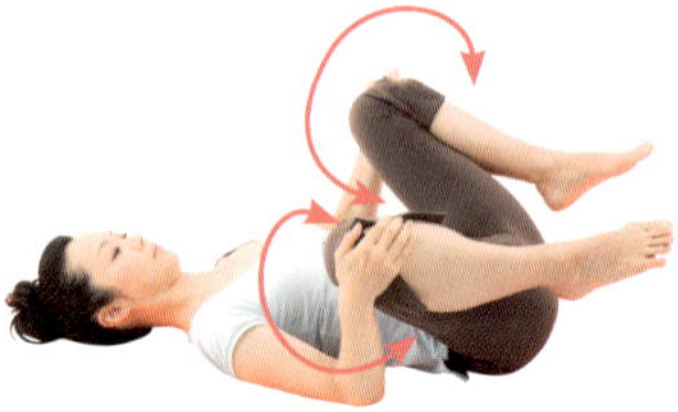

2 自然に呼吸をしながらひざを軽く開き、足のつけ根から両ひざを外まわり、内まわりに各5 ～6周ずつまわす。腰が浮かないように注意。

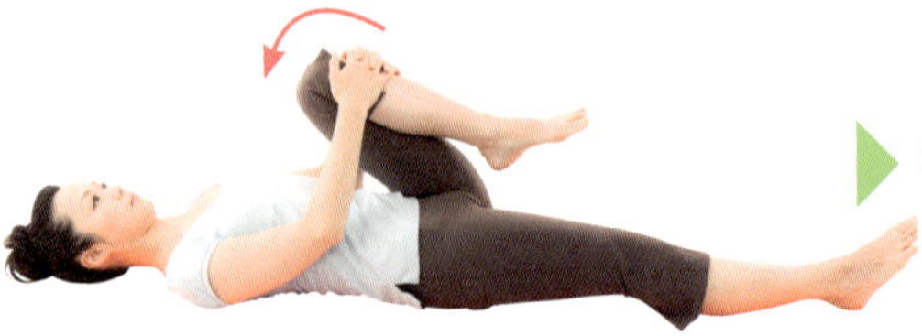

3 左ひざを両手で抱えて右足を伸ばし、息を吐きながら曲げたひざをからだに近づけ、一度息を吸う。

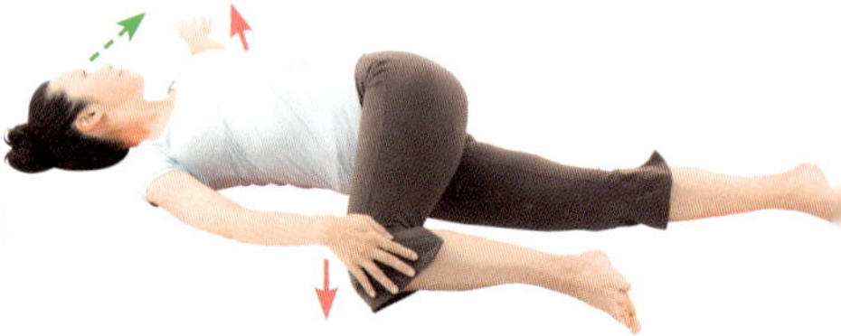

4 息を吐きながら右手で左ひざをおさえ、両肩を床につけたまま左ひざを右側に倒す。一度息を吸い、吐きながら右手を横に広げ、3呼吸。目線は指先に向ける。息を吸いながら2の姿勢に戻り、足を入れ替えて3 ～ 4を同様に。

2 足首のストレッチ

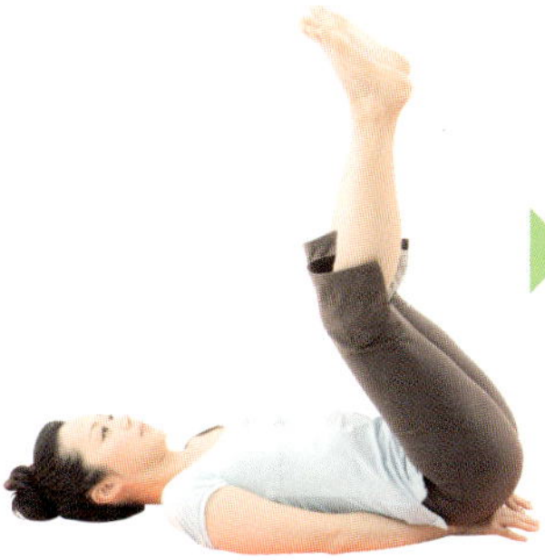

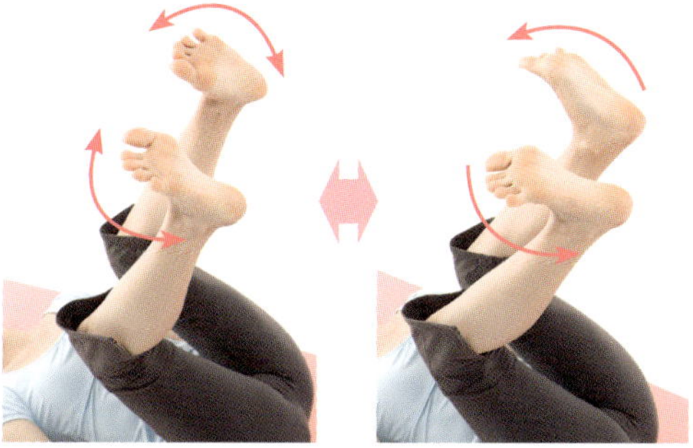

❶

仰向けになり、てのひらを下に向けてお尻の下に置く。息を吸いながら下腹部に力を込め、両足を天井に向かって持ち上げる。

❷

自然に呼吸をしながら、両足首を外まわり、内まわりに各5周ずつまわす。つづけて、両足首を同じ方向に、右まわり、左まわりに各5周ずつまわす。

3 背骨のストレッチ

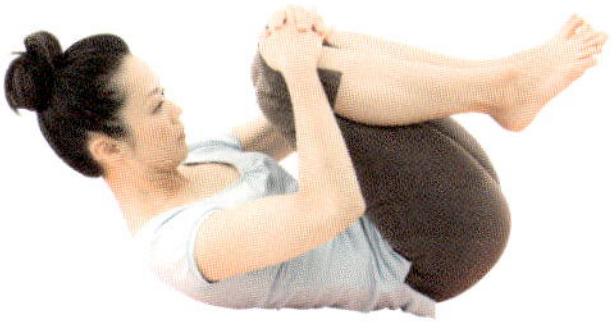

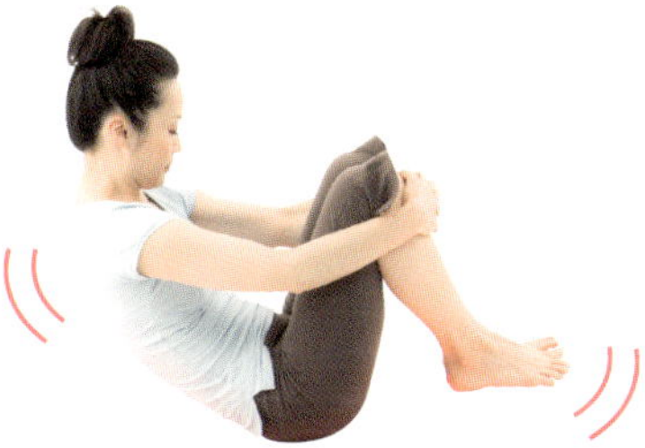

❶ 仰向けになって両ひざを抱え、息を吐きながら頭を持ち上げておでこをひざに近づける。尾骨を天井に向けるイメージをもち、下腹部に力を込める。

❷ 自然に呼吸をしながら、背骨をマッサージするようにからだを前後左右に揺らす。5〜6回行なったら、反動をつけて起き上がり、両ひざをそろえたまま座る。

WARM UP

4 肩甲骨のストレッチ

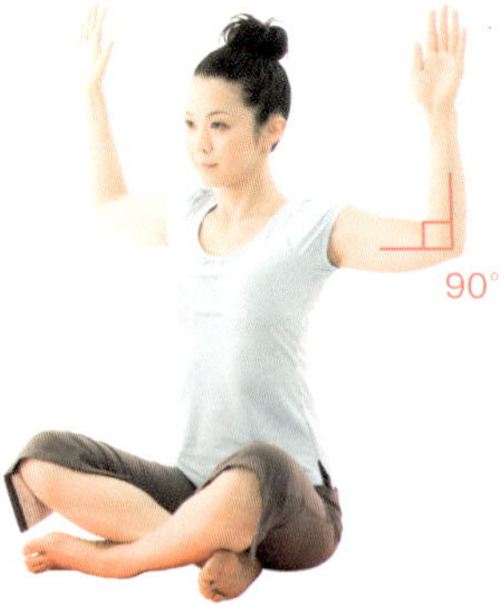

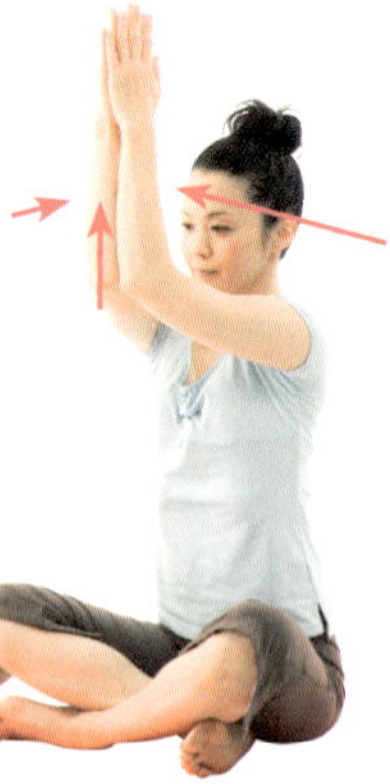

1 安楽座（p.60）になり、息を吸いながら両腕を肩の高さで広げ、ひじを90度に曲げる。

2 息を吐きながら、ひじからてのひらを顔の前で合わせる。両ひじをそろえたまま息を吸い、両腕を天井に向かって引き上げて。ひじを下ろすときは、息を吐く。

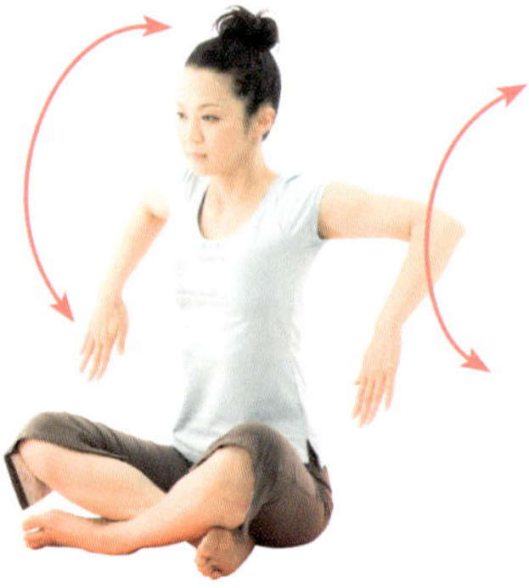

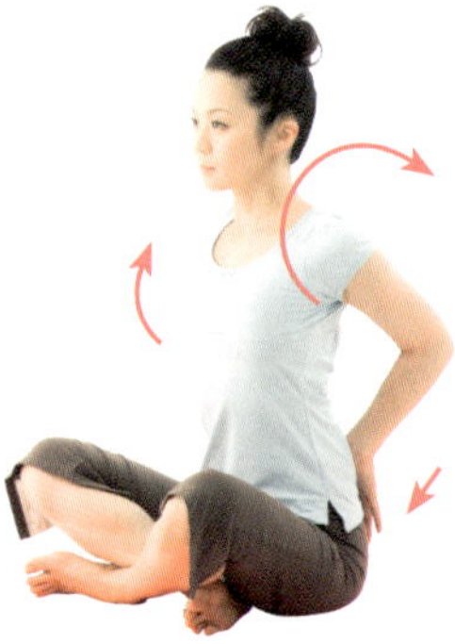

3 息を吸いながら1の姿勢に戻り、自然に呼吸をしながらひじから下をゆっくりと上下に動かす。肩の力は抜き、ひじが肩より下に下がらないように注意しながら、上下に5〜6回ずつ行う。

4 両手の甲を強く腰にあて、息を吸いながら胸を引き上げ、肩甲骨どうしを寄せ合って3呼吸。その後、両肩を外まわりに5〜6周まわす。

WARM UP

クールダウン

プログラムのあとは、リラクゼーションのアーサナを中心に行いクールダウンをしましょう。最後の無空のポーズ（p.162）は、15分程度行うのがベストです。

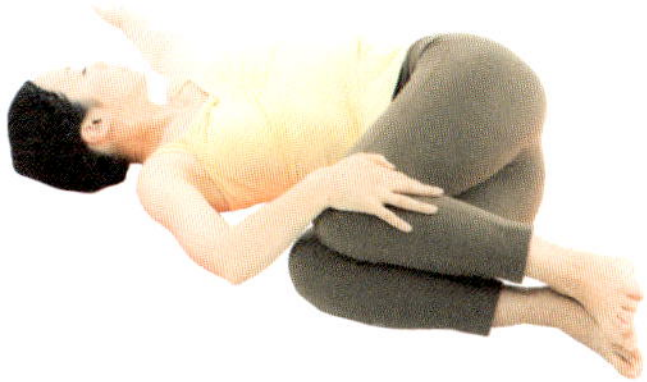

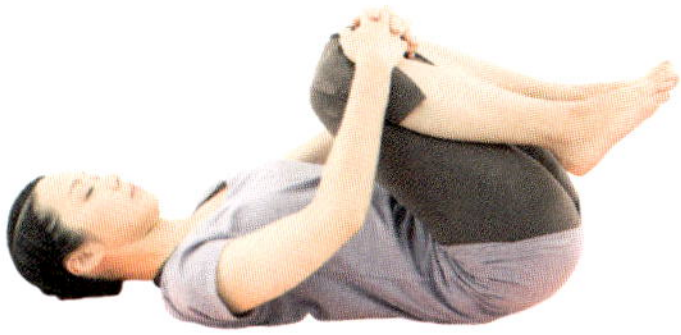

1 ワニのポーズ（p.84）を行う。右向きで横になり、両ひざを曲げる。右手で左ひざを押さえ、息を吸いながら左手を頭上に向かって伸ばし、吐きながら左手を開いて上半身をねじって3呼吸。反対側も同様に。

2 赤ちゃんのポーズ（p.163）を行う。仰向けになり、息を吐きながら両手で両ひざを抱える。この姿勢で3呼吸。

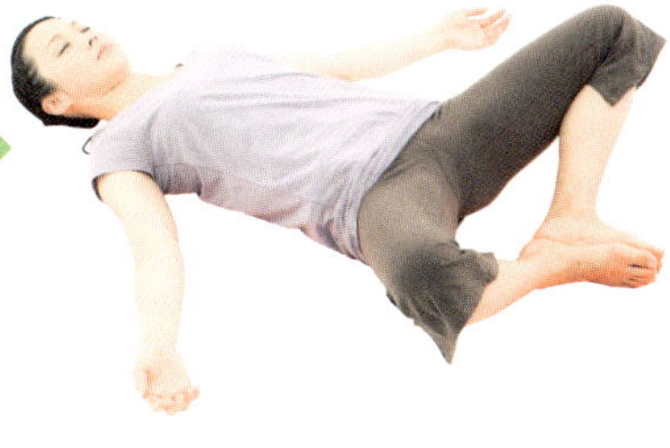

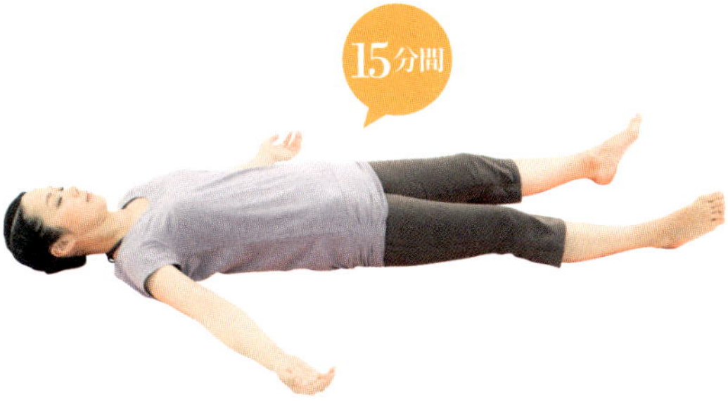

3 仰向け合せきのポーズ（p.165）を行う。仰向けに戻り、両腕は体側に添ってゆったり伸ばしててのひらを天井に向ける。自然に呼吸をしながら、ひざを曲げて足裏を合わせ、かかとを股関節に近づけて、3呼吸。

4 無空のポーズ（p.162）を行う。仰向けに戻り、両足を腰幅よりやや広く開く。全身の力を抜いて深い呼吸を15分間くり返す。

COOL DOWN

太陽礼拝に挑戦

基本的な13個のアーサナを連続して行う太陽礼拝。前屈、後屈をくり返し行うことで全身がほぐれるため、ウォームアップとしても最適です。左右1周ずつ行うと、平均5分程度の時間がかかります。

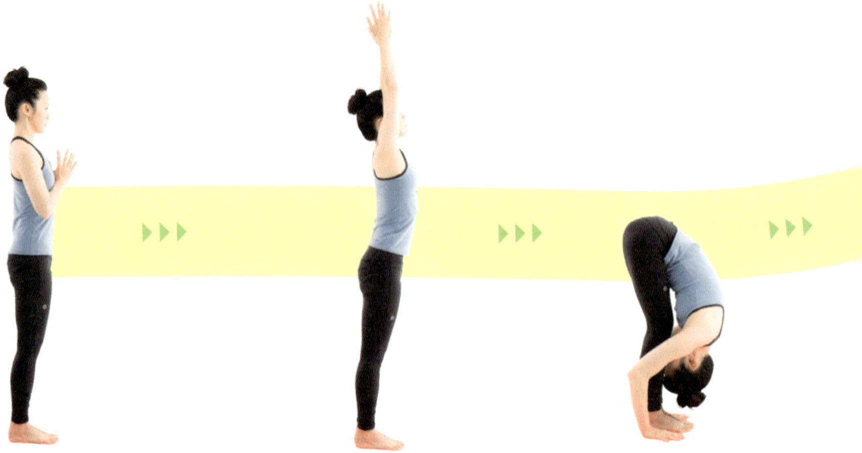

1 山のポーズ（p.40）になり、息を吐きながら胸の前でてのひらを合わせる。

2 息を吸いながら両手を広げ、天井に向かって伸ばす。頭上でてのひらを合わせ、目線は指先に向ける。

3 息を吐きながら上体を前に倒し、てのひらを床につけて前屈する。
＊足と手のポーズ（p.116）

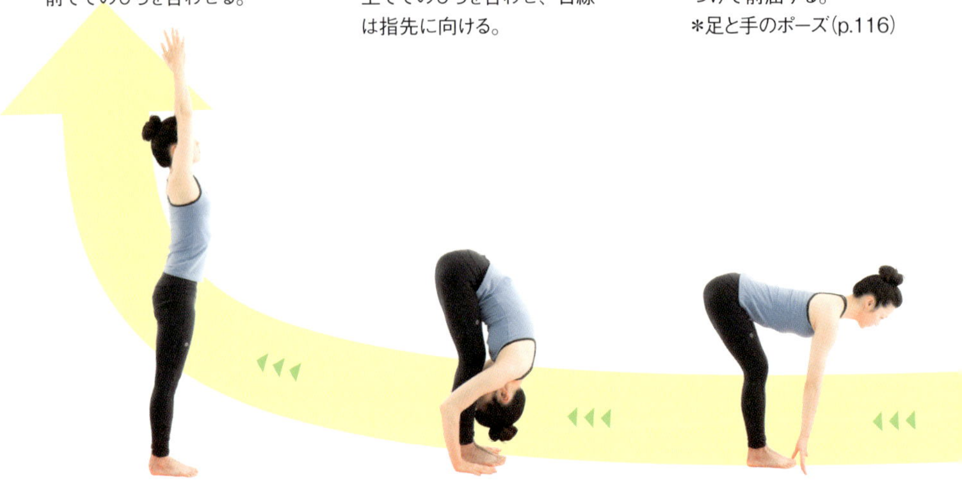

13 息を吸いながら両手を横に広げながら天井に向かって伸ばし、頭上でてのひらを合わせる。足を入れ替えて1 ～ 13を同様に行う。

12 息を吐きながら上体を前に倒し、てのひらを床につけて前屈する。
＊足と手のポーズ（p.116）

11 息を吸いながら右足を左足にそろえて上体を腰の位置まで上げ、背筋を伸ばす。
＊半分の立位前屈（p.42）

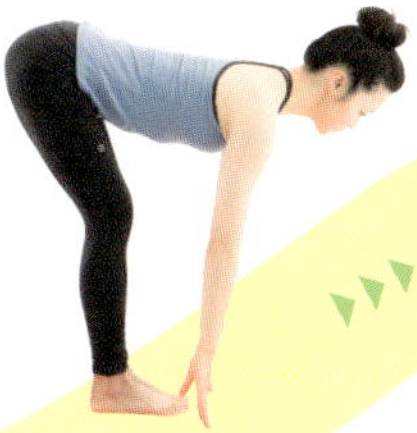

4 息を吸いながら、上体を腰の位置まで上げ、背筋を伸ばす。
＊半分の立位前屈(p.42)

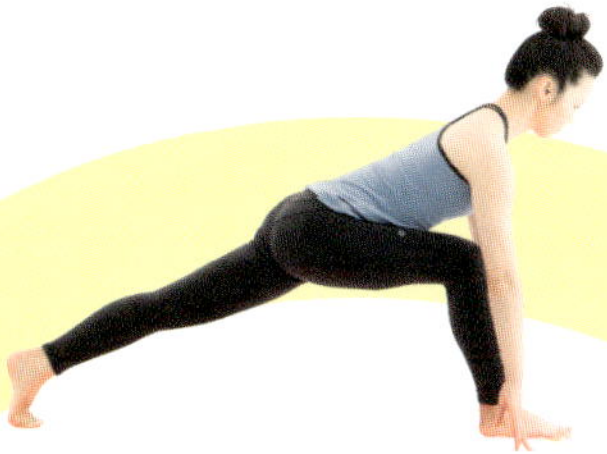

5 息を吐きながら、左足を後ろに引いて、右ひざを90度に曲げる。目線は、前方に向ける。
＊ローランジ（p.44）

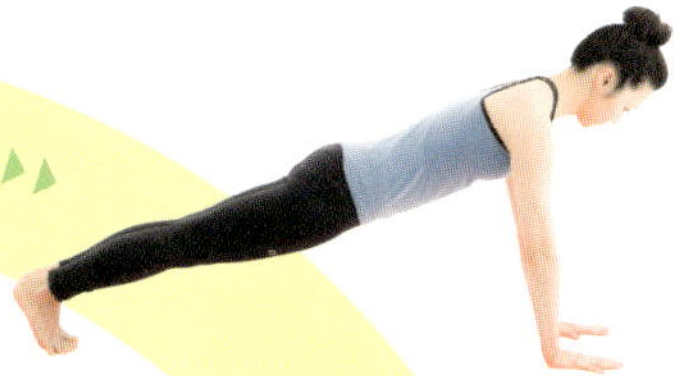

6 息を吸いながら、右足を引いて左足にそろえる。
＊板のポーズ（p.62）

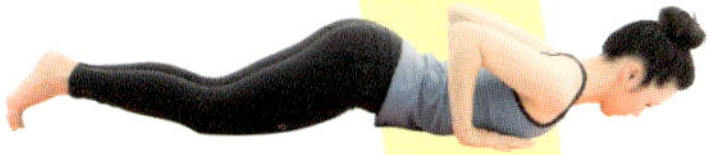

7 ひざを床につけ、息を吐きながら胸を床につける。このとき、指をしっかり広げて脇を締める。
＊四つの手のポーズ(p.62)

8 ひざ下を床につけ、息を吸いながら天井に向かって上体を引き上げる。
＊コブラのポーズ(p.125)

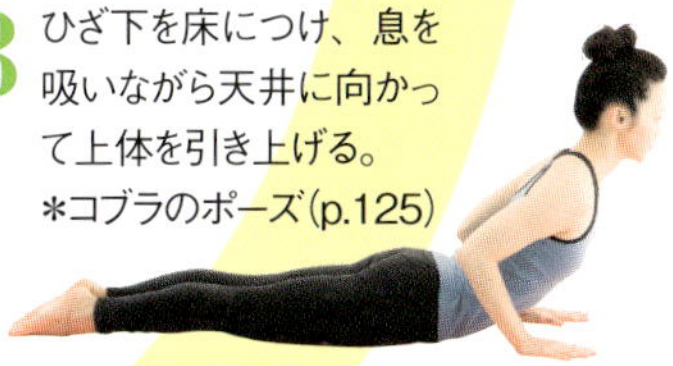

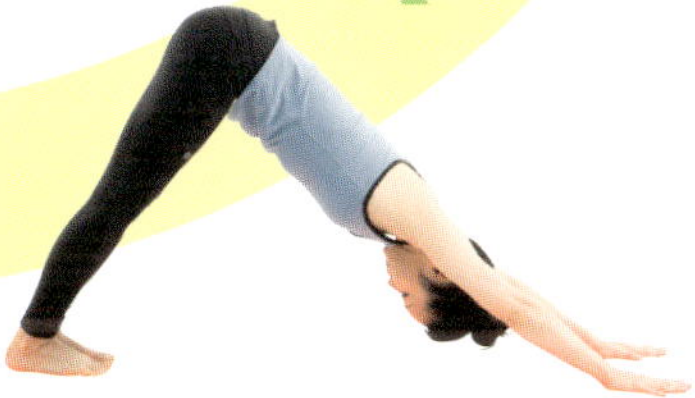

9 息を吐きながら両手で床を押し、お尻を天井に向かって引き上げる。この姿勢でしばらく呼吸をくり返してもよい。
＊下を向いた犬のポーズ(p.148)

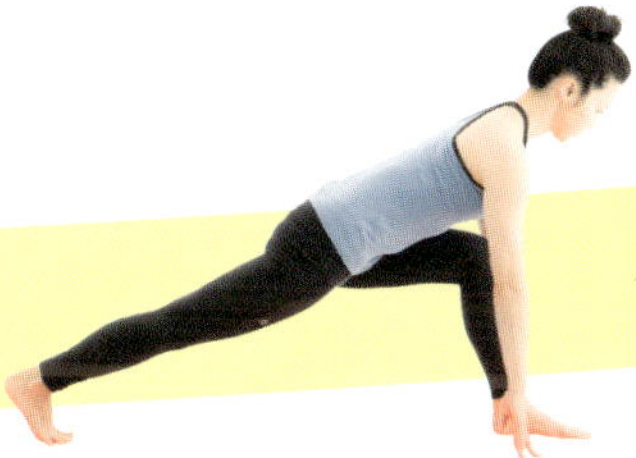

10 息を吸いながらかかとを上げ、吐きながら左足を手の間に進める。
＊ローランジ（p.44）

太陽礼拝とは？

太陽のもとで育った稲穂をイメージした動作で、天地自然への賛美の気持ちが 13 のポーズに込められています。呼吸とアーサナを連動させる感覚がつかめるため、初心者でも挑戦しやすいのが特徴。自分のなかにある生命エネルギーを感じながら行いましょう。

立位のアーサナ

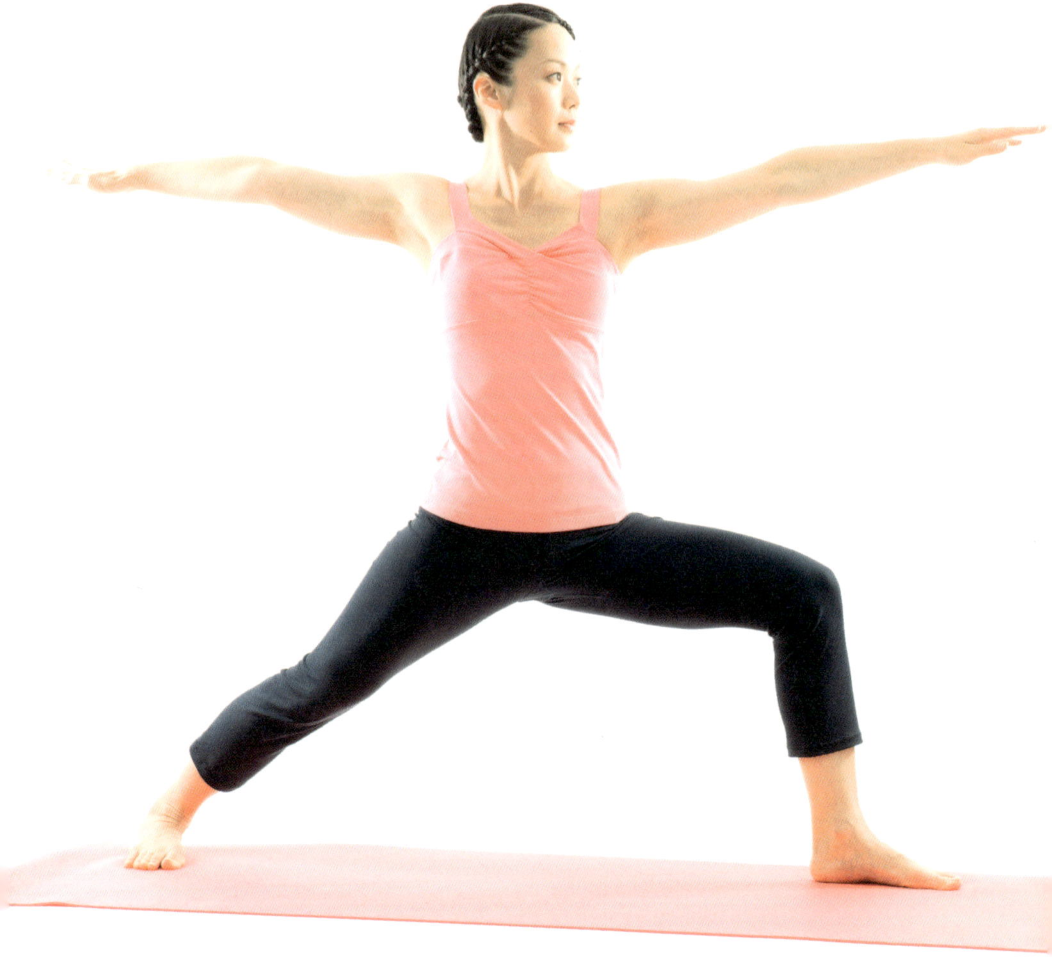

立位のアーサナとは

立って行うアーサナ全般を指します。からだの大きな筋肉を使い、全身をくまなく動かすので、プログラムを行うときに最初に実践したいアーサナです。心身に活力を与えて気持ちを前向きにするほか、血行を促進する、脚力を強化する、体幹が意識できるようになる、背骨と骨盤のゆがみを整えるなどの効果も期待できます。

立位のアーサナは、足の指をしっかり開き、足裏全体で床を踏みしめながら行うことが大切。ただし、顔や肩が力むと気持ちよく呼吸ができなくなるので、上半身はリラックスさせましょう。

立位のアーサナを行うときのポイント

- ☑ 足の親指と小指のつけ根、かかとの外側と内側の４点に均等に体重をのせる
- ☑ からだの中心軸を意識する
- ☑ エネルギーの方向や流れを感じながら行う
- ☑ 下腹部を軽く引き締めて上体を引き上げる

ここで紹介する主なアーサナ 12

山のポーズ 初級

【ターダ・アーサナ／Tadasana】
＊Tada は「山」の意味

真っすぐそびえ立つ山のような、堂々としたポーズ。すべての立位の基本となり、シンプルながら最も難しいポーズとされます。正しく姿勢をとることでからだの中心軸が整い、集中力が高まります。

主な効果

・全身の疲労を緩和する
・肩こりを緩和する
・お腹を引き締める
・集中力を高める

アドバイス

・壁の角などに背中をつけると、正しい感覚がつかみやすい
・腰が反りすぎないよう、みぞおちとおへそを背骨のほうに近づける

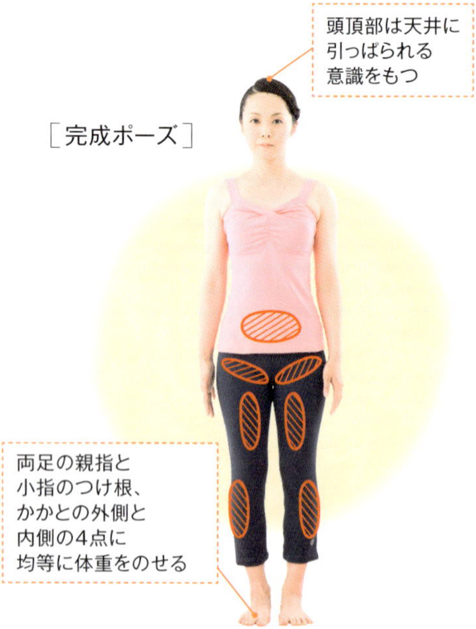
［完成ポーズ］
頭頂部は天井に引っぱられる意識をもつ
両足の親指と小指のつけ根、かかとの外側と内側の4点に均等に体重をのせる

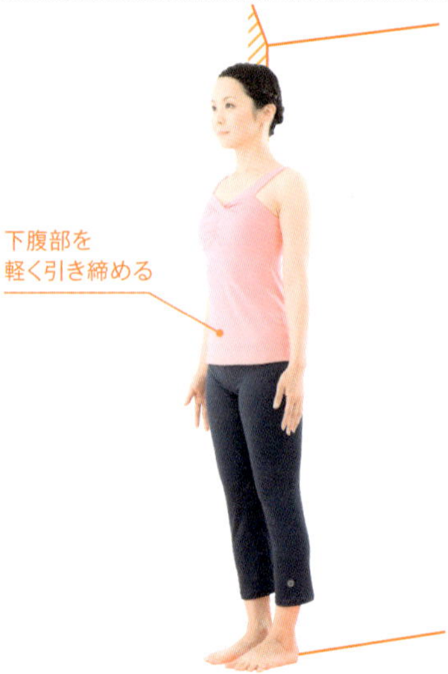
下腹部を軽く引き締める

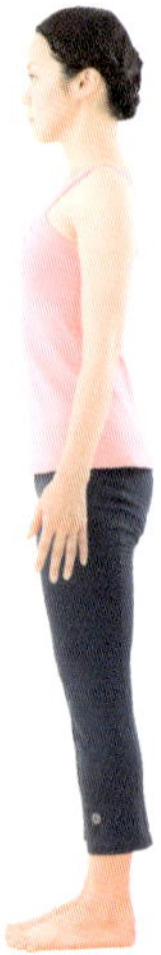

1 自然に呼吸

足を軽く開き、背筋を伸ばして立つ。壁の角に立ち、後頭部、肩甲骨の間、仙骨をつけて一直線上に保つと、からだの中心軸が意識しやすい。

2 自然に呼吸

足裏全体で地面を踏みしめ、両足の親指のつけ根に均等に体重をのせる。肩の力を抜き、ゆったりと呼吸をくり返して。

押し上げのポーズ 初級

【ウールドヴァ・バッダ・ハスタ・アーサナ／ Urdhva Baddha Hastasana】
＊ Urdhva は「上向き」、Baddha は「縛られた」、Hasta は「手」の意味

朝日が昇る様子をイメージしたポーズで、ウォームアップとして用いられることも。体側を中心に全身をくまなく伸ばすため、背骨の歪みを改善し、姿勢を整える効果があります。

［完成ポーズ］

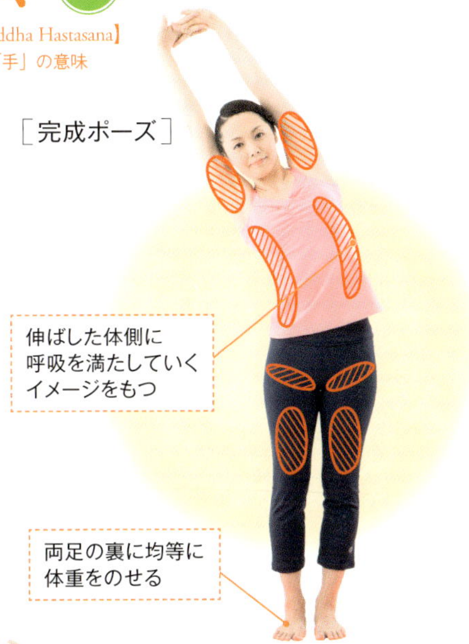
伸ばした体側に
呼吸を満たしていく
イメージをもつ
両足の裏に均等に
体重をのせる

主な効果

- 背骨や骨盤の歪みを整える
- 二の腕を引き締める
- 姿勢を整える
- 気持ちをすっきりさせる

アドバイス

- 太ももの間にブロック（p.28）を挟んで行うと両足裏に均等に体重をのせる感覚がつかみやすい

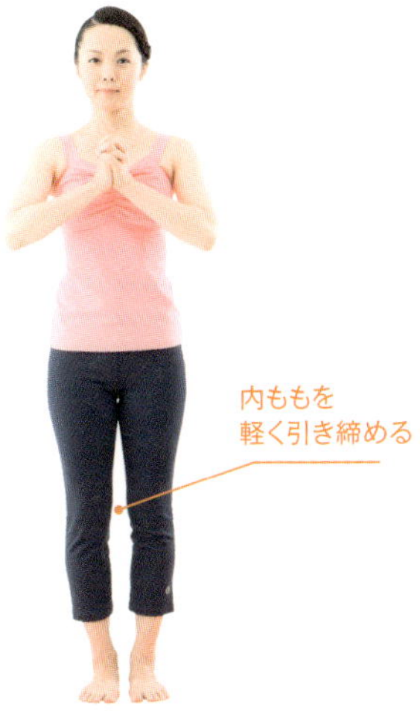
内ももを
軽く引き締める

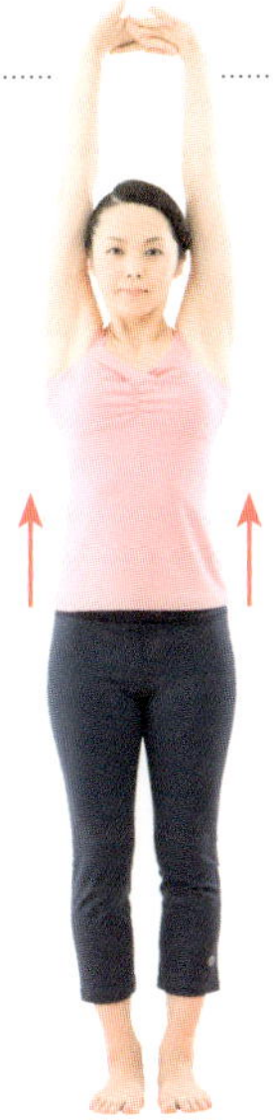

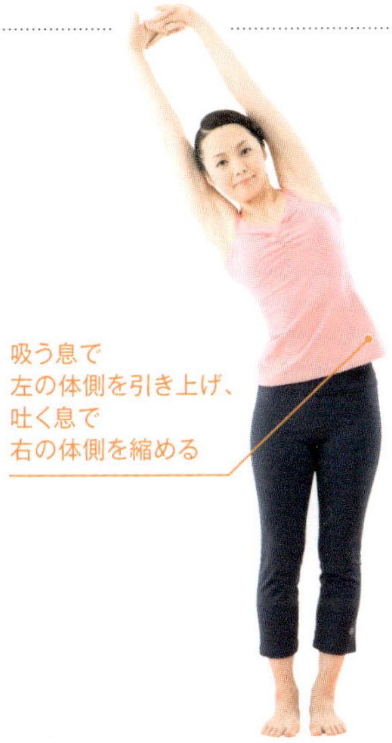
吸う息で
左の体側を引き上げ、
吐く息で
右の体側を縮める

1 自然に呼吸

足を軽く開いて立ち、胸の前で指を組む。体重は、両足の親指のつけ根に均等にのせて。

2 吸う

息を吸いながら、てのひらを返して天井に向かって腕を上げる。

3 吐く ▶ 3呼吸 ▶ 吸う

息を吐きながら上体を右に倒し、体側の伸びを感じる。この姿勢で3呼吸。息を吸いながら2の姿勢に戻り、指を組み替えて1～3を同様に。

半分の立位前屈 初級

【アルダ・ウッタナ・アーサナ／ Ardha Uttanasana】

＊ Ardha は「半分」、Ut は「強烈な」、tan は「伸ばす」の意味

前屈の姿勢から胸を引き上げ、からだの前面を伸ばすポーズ。腹筋、背筋、脚力すべてを連動させて力強く伸ばすことで、お腹を引き締める、腰痛を緩和するなどの効果が期待できます。

主な効果

・腰痛を緩和する
・お腹を引き締める
・体幹を強化する
・気持ちを前向きにする

アドバイス

・足裏全体で床を押し、ひざ頭を軽く天井に向かって引き上げると、股関節からしっかり伸びる

［完成ポーズ］

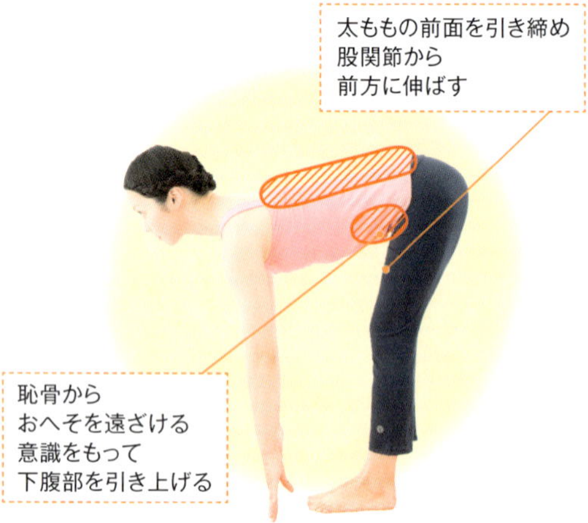

太ももの前面を引き締め
股関節から
前方に伸ばす
恥骨から
おへそを遠ざける
意識をもって
下腹部を引き上げる

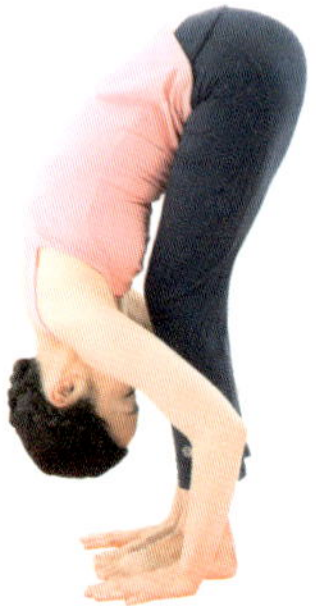

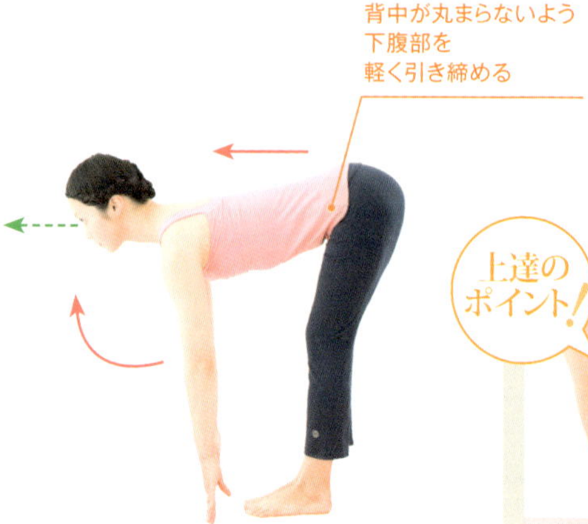

背中が丸まらないよう
下腹部を
軽く引き締める

1 吐く

両足をそろえて立ち、息を吐きながら上体を前に倒す。てのひらは床につける。

＊腰が丸くなってしまう場合は、軽くひざを曲げてもよい。

2 吸う ▶ 3呼吸

息を吸いながら上体を起こして背筋を伸ばす。この姿勢で3呼吸。

＊腰が丸くなってしまう場合は、指先は必ずしも床につけなくてよい。

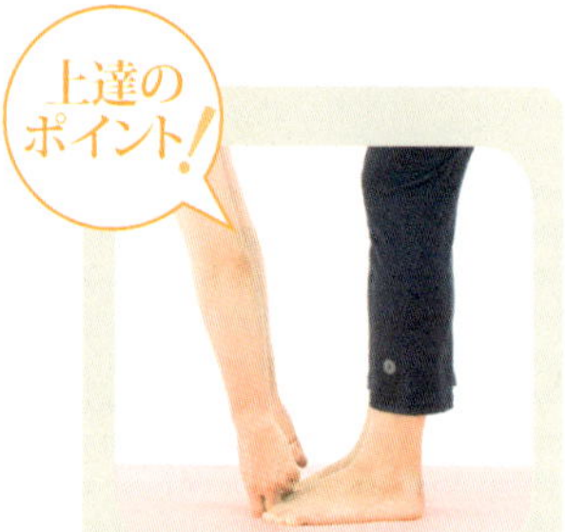

上達のポイント!

1の姿勢のあと、両手の人さし指と中指で足の親指をつかんで胸を引き上げると、からだの前面が伸びている感覚がつかみやすくなります。

腰かけのポーズ 初級

【ウットゥカータ・アーサナ／ Utkatasana】
＊ Utkata は「力強い」の意味

椅子に座るイメージで腰を落とすポーズで、そのかたちから「椅子のポーズ」とよばれることも。全身がくまなく伸びるため、腹筋と背筋、脚力をまんべんなく鍛えられます。

主な効果

- 太ももを引き締める
- 背中を引き締める
- 体幹を強化する
- 気持ちを落ちつける

アドバイス

- 椅子に浅く腰かけるイメージで行うと、感覚がつかみやすい
- 足裏で床を踏みしめ、かかと同士を中央に寄せ合うと、下半身が安定する

［完成ポーズ］

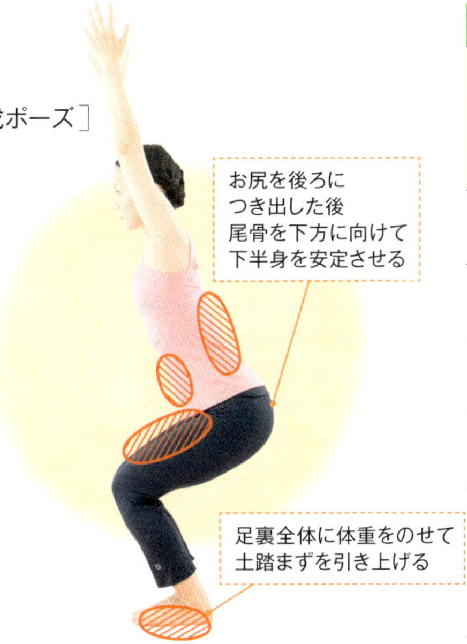
お尻を後ろに
つき出した後
尾骨を下方に向けて
下半身を安定させる
足裏全体に体重をのせて
土踏まずを引き上げる

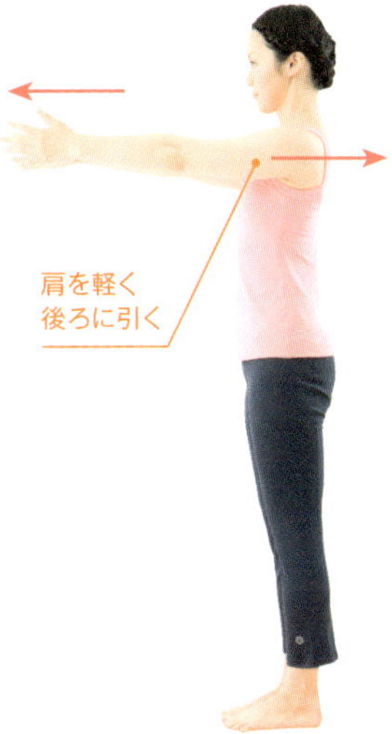
肩を軽く
後ろに引く

1 吸う

両足をそろえて立ち、息を吸いながら腕を前方に伸ばす。

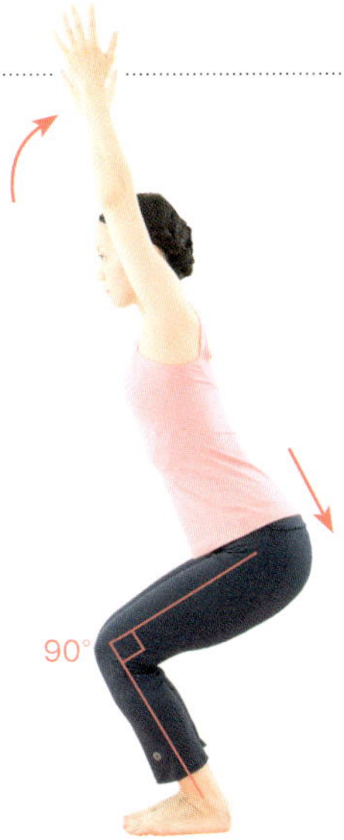
90°

2 吐く ▶ 3呼吸

息を吐きながらひざを90度程度曲げて、両腕を天井に向かって伸ばす。この姿勢で3呼吸。

＊腕を上げて姿勢をキープできない場合は、腕を前方に伸ばしたままでよい。

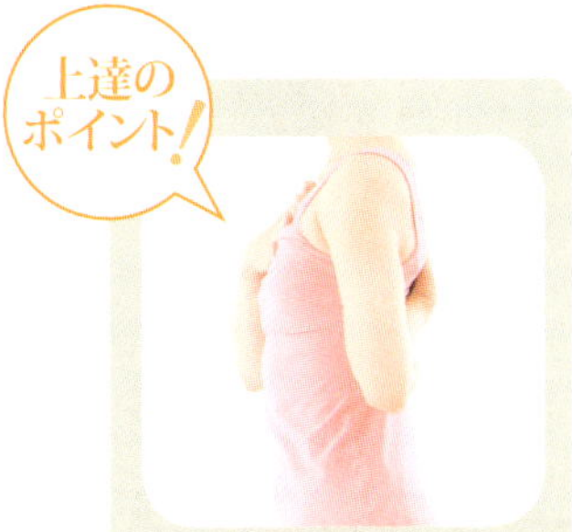
上達のポイント!

1の姿勢をとる前に、てのひらを胸と背中に添えてからだを挟みます。深く呼吸をしながらからだが薄くなるイメージをもち、この姿勢で腰を沈めると、力まずにポーズがキープできます。

ローランジ 初級

ウエイトトレーニングの基本種目「ランジ」の姿勢から、てのひらを床に下ろして上体を倒すためローランジとよばれます。ハイランジ（p.45）への移行として用いられることも。

［完成ポーズ］

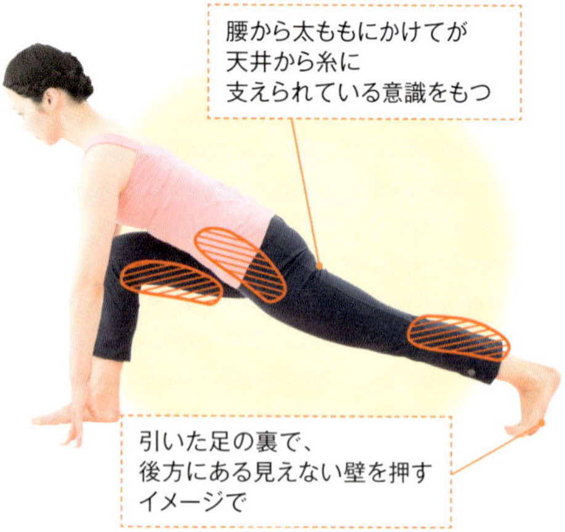
腰から太ももにかけてが
天井から糸に
支えられている意識をもつ
引いた足の裏で、
後方にある見えない壁を押す
イメージで

主な効果

- 太ももを引き締める
- 骨盤の歪みを整える
- 婦人科系の不調を緩和する
- 股関節の柔軟性を高める

アドバイス

- 後ろに引いた足の内ももを天井に向かって引き上げると、股関節への負担が軽減できる
- 両手の下にブロック（p.28）を置くと、背骨が伸びている感覚を得やすい

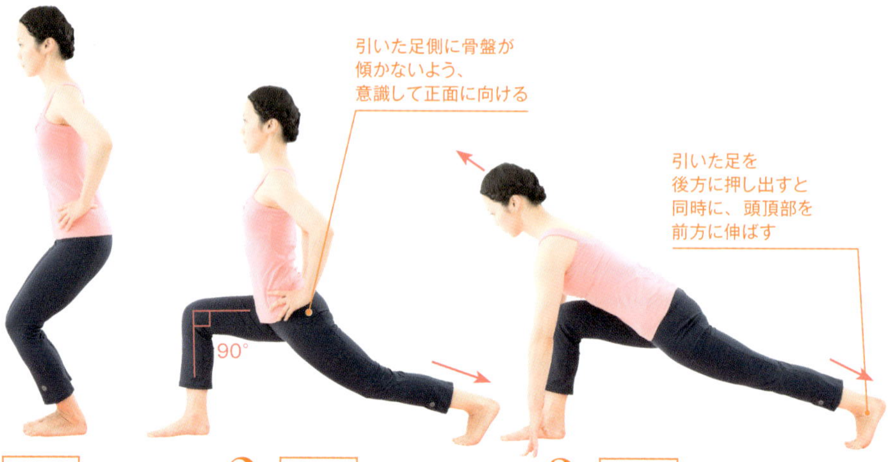
引いた足側に骨盤が
傾かないよう、
意識して正面に向ける
90°
引いた足を
後方に押し出すと
同時に、頭頂部を
前方に伸ばす

1 吐く

両足をそろえて立ち、息を吐きながら腰に手をあてひざを軽く曲げる。

2 吸う

息を吸いながら、左足を大きく後ろに引いて腰を落とす。右のひざは90度に曲げ、両足のつけ根に均等に体重をのせる。

3 吐く

息を吐きながら上体を前に倒し、肩の真下に指先をつける。足を入れ替えて1〜3を同様に。

＊背中が丸くなってしまう場合は、両手の下にブロックを置く。

ハイランジ 初級

ローランジ（p.44）から両腕を天井に向かって伸ばし、上体を引き上げるポーズです。下半身を安定させて全身を伸ばすことで、骨盤の歪みが解消して足腰が強化されます。

［完成ポーズ］

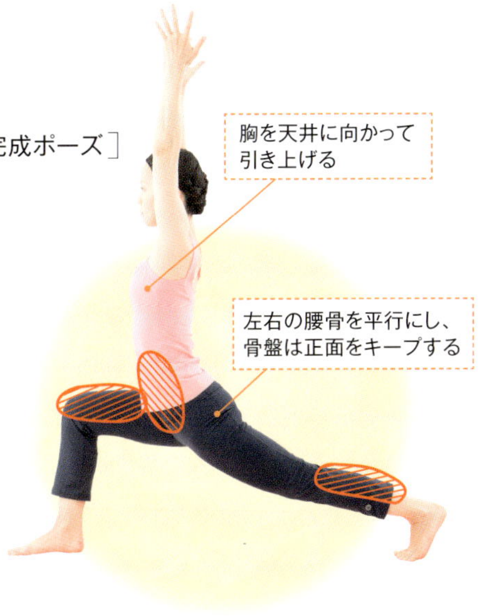
胸を天井に向かって引き上げる
左右の腰骨を平行にし、骨盤は正面をキープする

主な効果

- 太ももを引き締める
- 骨盤の歪みを整える
- 婦人科系の不調を緩和する
- 股関節の柔軟性を高める

アドバイス

- 後ろに引いた足の裏を後方に押し出すと、下半身が安定する
- 後ろに引いた足の内ももを天井に向かって引き上げるようにすると、下半身が安定する

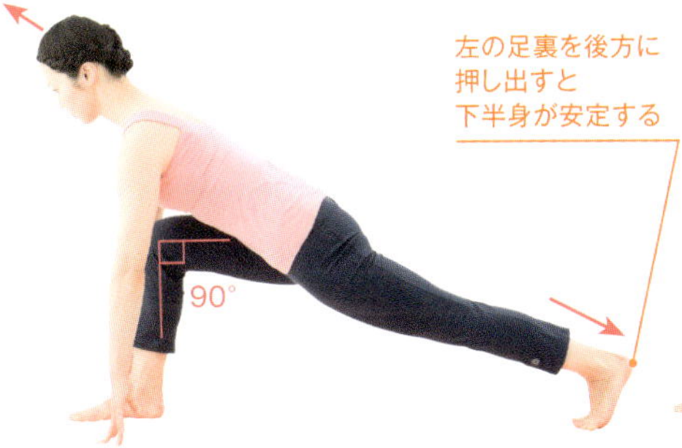
左の足裏を後方に
押し出すと
下半身が安定する
90°

1 吐く

ローランジ（p.44）の姿勢をとる。左の足裏を後方に押し出して下半身を安定させ、ひと息吐く。

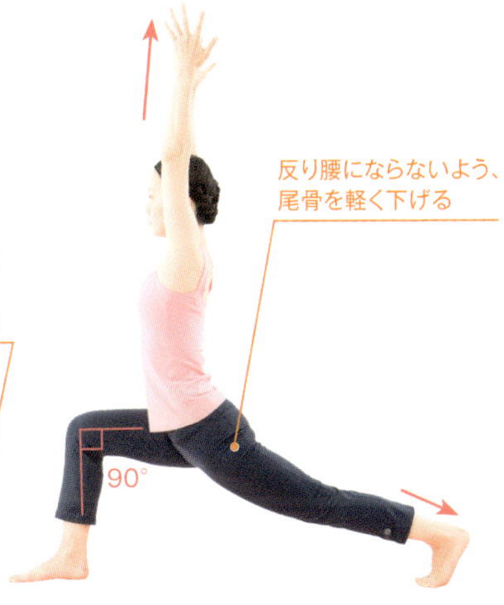
反り腰にならないよう、
尾骨を軽く下げる
90°

2 吸う ▶ 3呼吸

息を吸いながら上体を起こし、両腕を天井に向かって真っすぐ伸ばす。上体と足の伸びを意識しながら、3呼吸。足を入れ替えて1〜2を同様に。

英雄のポーズⅡ 初級

【ヴィーラバドラ・アーサナⅡ／Virabhadrasana Ⅱ】

＊ Virabhadraは「シヴァの化身（荒々しい戦士の名前）」の意味

サンスクリット名の「ヴィーラバドラ」は、ヨガ発祥の地、インドで信仰されているヒンドゥーの神。ヒンドゥーの三大神、シヴァの髪の毛から生まれた豪傑で、戦の神と信じられています。ヴィーラバドラをたたえる英雄のポーズは3種あり、どれも非常に高い人気を誇ります。なかでも英雄のポーズⅡは、現存するほとんどの流派のプログラムに登場する、人気の高いアーサナ。下半身を安定させて全身をくまなく伸ばすため、全身の血流の改善やデトックス効果、ストレスの軽減などに効果を発揮します。

主な効果

- ウエストを引き締める
- 便秘を緩和する
- 気持ちを落ちつける
- 集中力を高める

アドバイス

- 腰が反りすぎないよう、みぞおちとおへそを背骨のほうに近づける
- 上半身が前のめりにならないよう、後方の手と後ろに引いた足のかかとの外側で、見えない壁を押すイメージをもつと安定しやすい

［完成ポーズ］

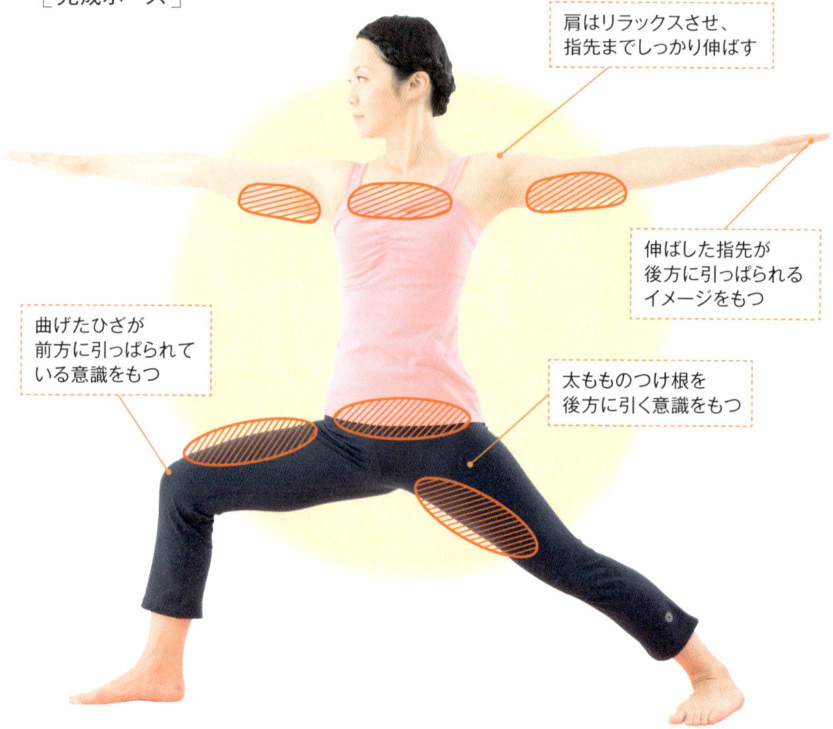

肩はリラックスさせ、指先までしっかり伸ばす
伸ばした指先が後方に引っぱられるイメージをもつ
曲げたひざが前方に引っぱられている意識をもつ
太もものつけ根を後方に引く意識をもつ

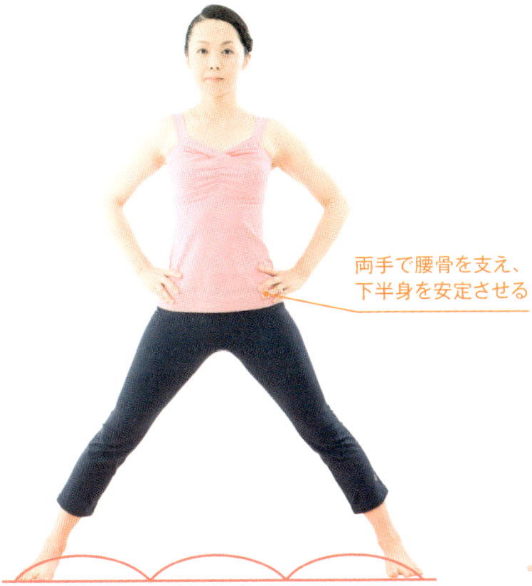
両手で腰骨を支え、
下半身を安定させる

1 吐く

足を腰幅の約3倍に開いて立つ。手は腰にあて、息を吐く。

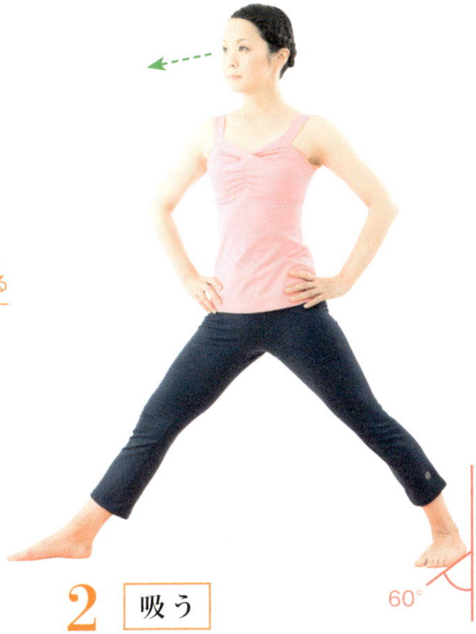
60°

2 吸う

息を吸いながら右のつま先を外側に向け、左のつま先は60度内側に向ける。目線と骨盤の向きは、左のつま先と同じ方向へ。

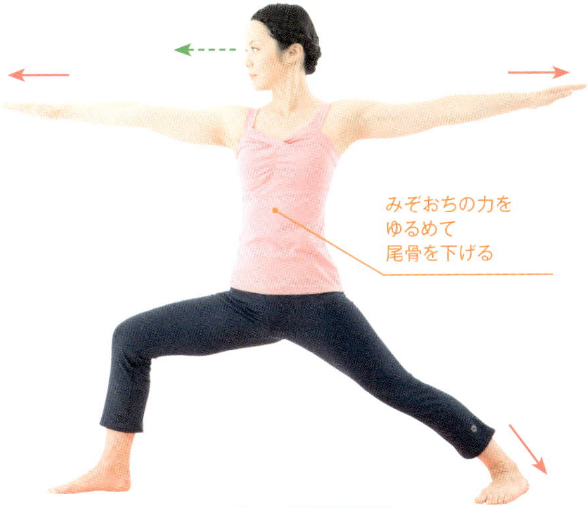
みぞおちの力を
ゆるめて
尾骨を下げる

3 吐く ▶ 3呼吸

息を吐きながら、右ひざを曲げて腰を落とし、両腕を肩の高さで広げる。目線を右手の指先に向け、3呼吸。足を入れ替えて1～3を同様に。

体側を伸ばすポーズ 中級

【ウッティタ・パルシュヴァ・コーナ・アーサナ／Utthita Parsvakonasana】
＊ Utthita は「伸ばされた」、Parsva は「横腹」、kona は「角度（をつける）」

普段伸ばす機会が少ない体側をストレッチするポーズです。三角のポーズ（p.50）のバリエーションとして扱われることも多いですが、正しい姿勢をとりやすいことから、より行いやすいポーズといえます。
体幹の力を使って体側をしっかり伸ばすことで、足のつけ根から足首のラインと、わき腹から肩のラインをくまなくストレッチすることができます。全身の血流が促進され、爽快感が得られるほか、太ももが引き締まる、骨盤の歪みを整えるといったうれしい効果も。

主な効果

- 骨盤の歪みを整える
- 太ももを引き締める
- 便秘を緩和する
- 気持ちをすっきりさせる

アドバイス

- 引いたかかとの外側で見えない壁を押すイメージをもつと、体側が伸びる感覚が得やすい
- 尾骨を床に向け、骨盤を天井に向かって引き上げると下半身が安定する

［完成ポーズ］

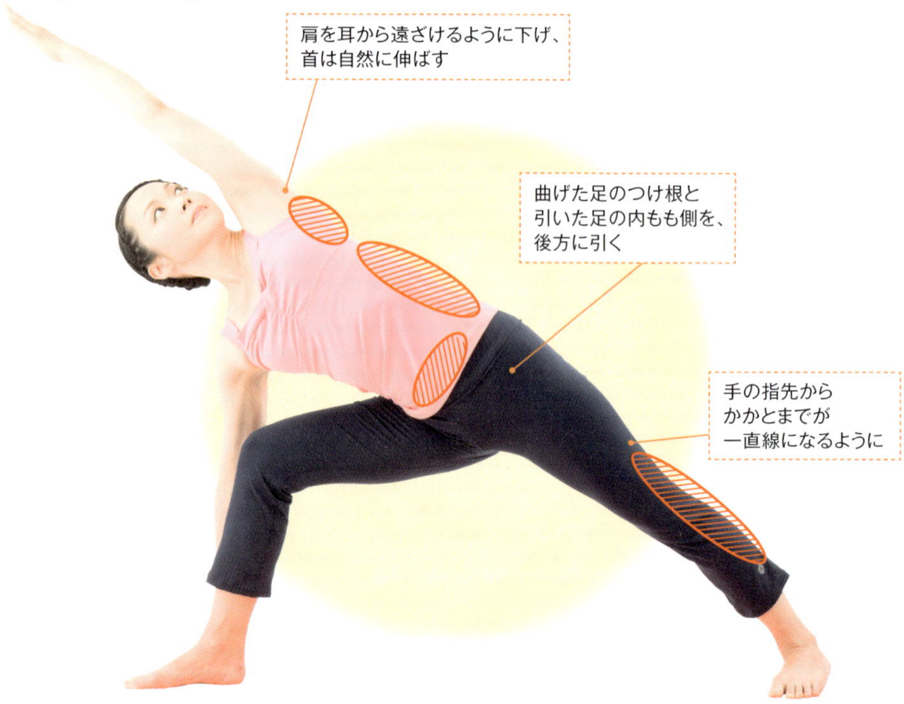

肩を耳から遠ざけるように下げ、首は自然に伸ばす
曲げた足のつけ根と引いた足の内もも側を、後方に引く
手の指先からかかとまでが一直線になるように

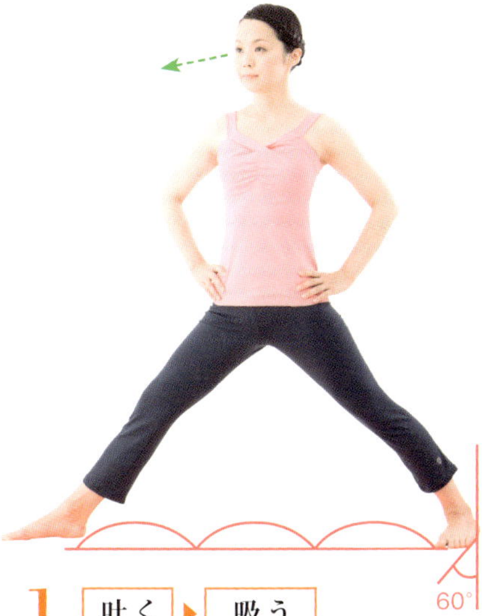
60°

1 吐く ▶ 吸う

足を腰幅の約3倍に開いて立ち、腰に手をあてて息を吐く。息を吸いながら右のつま先は外に、左のつま先は正面より60度内側に向ける。目線と骨盤は自然に、左のつま先と同じ方向へ。

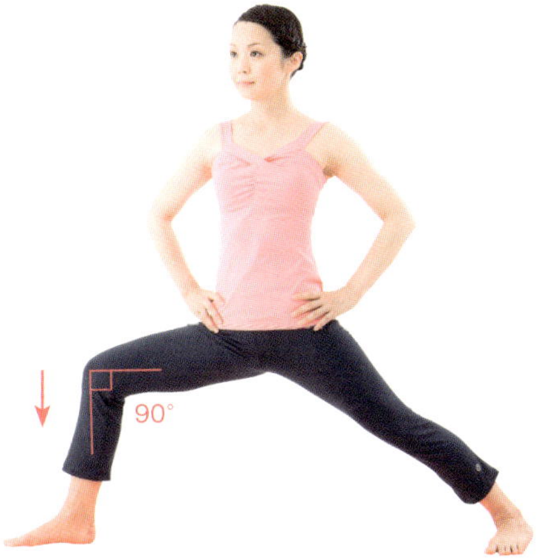
90°

2 吐く

息を吐きながら、右ひざを90度に曲げて腰を落とす。骨盤は床と平行を保って。

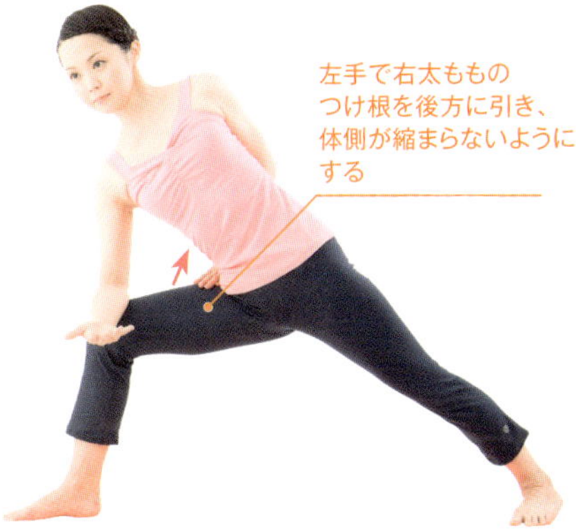
左手で右太ももの
つけ根を後方に引き、
体側が縮まらないように
する

3 吐く

息を吐きながら、右ひじを右ひざに置き、ひざが内側に入らないように押さえる。左手は背中側から右太もものつけ根に回し、体側が縮まないようスペースをつくる。

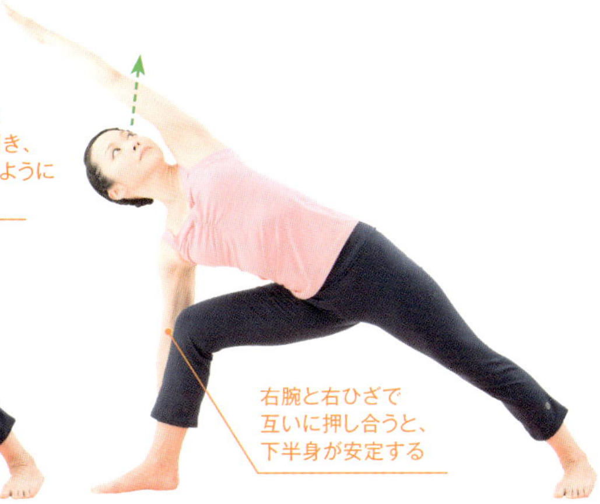
右腕と右ひざで
互いに押し合うと、
下半身が安定する

4 吸う ▶ 3呼吸

息を吸いながら、右手を右足の外側の床につき、左手は斜め上に向かって伸ばす。目線は天井へ。この姿勢で3呼吸したら、足を入れ替えて1〜4を同様に。

＊右手を床につけるのが難しい場合は、足首をつかんでもよい。

三角のポーズ 中級

【ウッティタ・トリコーナ・アーサナ／Utthita Trikonasana】
＊ Utthita は「伸ばした」、Trikona は「三角」の意味

手足を伸ばして全身で三角形を描くポーズで、代表的なアーサナのひとつ。伝統的なスタイルでは上体を倒すことにポイントが置かれますが、呼吸と動作を調和させるフロースタイルのヨガでは、体側を伸ばすことを重視して行います。腰まわりをしっかり伸ばすことで、腰痛の緩和や疲労回復、ウエストの引き締め効果を得られます。また、胸を開くことで深い呼吸ができるようになり、眠気や倦怠感を解消。全身に活力を与えて、元気にしてくれるポーズです。

主な効果

- ウエストを引き締める
- 腰痛を緩和する
- 全身の疲労を緩和する
- 便秘を緩和する

アドバイス

- 骨盤を無理に正面に向けようとすると、股関節を痛めることがある。1のときに、骨盤を引いた足のつま先と同じ方向に向けて

［完成ポーズ］

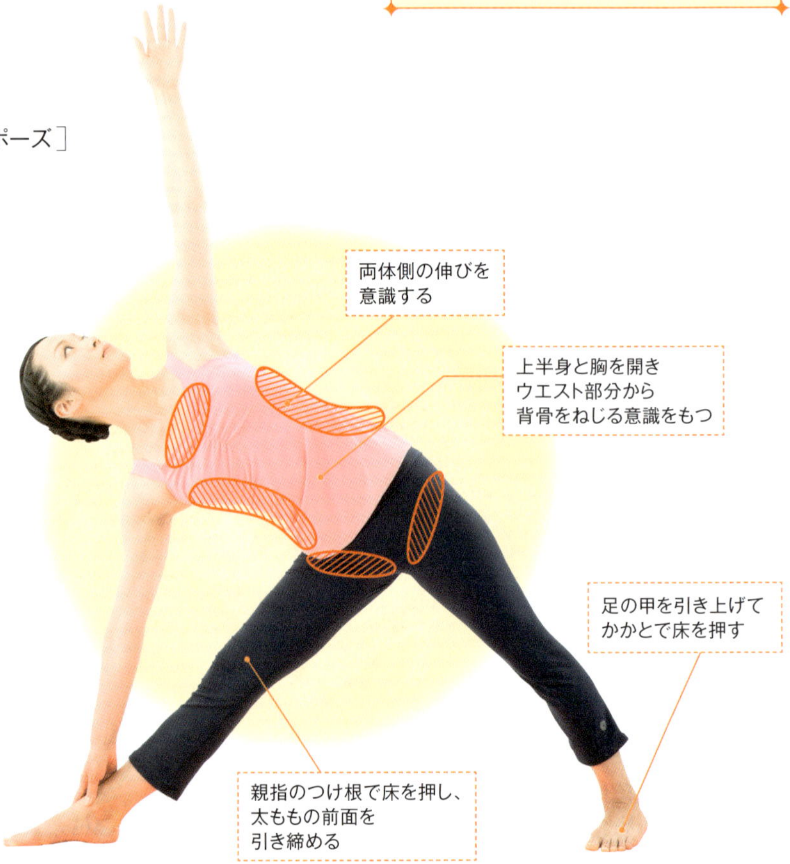
両体側の伸びを意識する
上半身と胸を開きウエスト部分から背骨をねじる意識をもつ
足の甲を引き上げてかかとで床を押す
親指のつけ根で床を押し、太ももの前面を引き締める

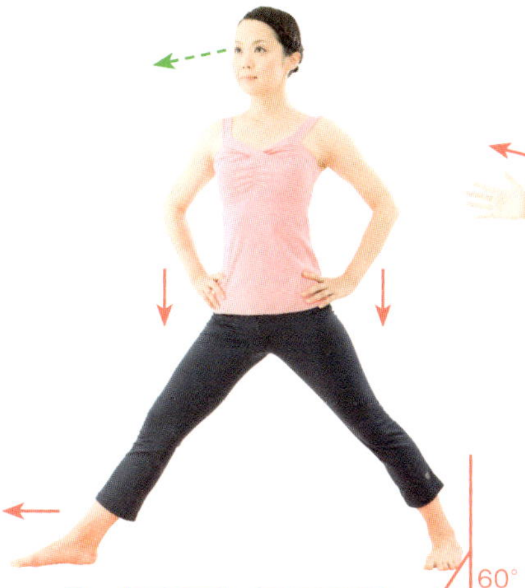
60°

1 吐く ▶ 吸う

足を腰幅の約2.5倍に開いて立ち、腰に手をあてて息を吐く。息を吸いながら右のつま先は外に、左のつま先は正面より60度内側に向ける。目線と骨盤は自然に、左のつま先と同じ方向へ。

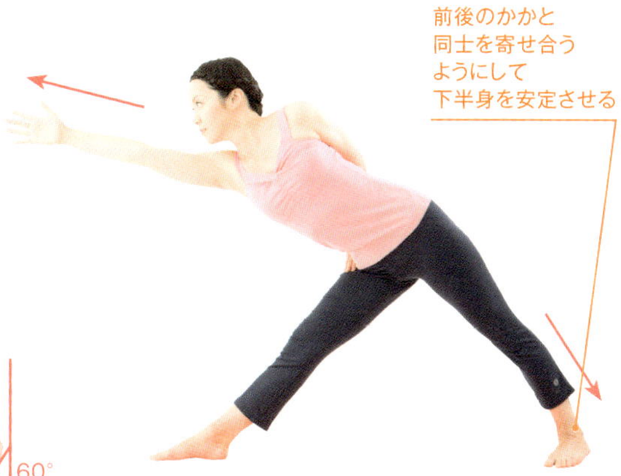
前後のかかと
同士を寄せ合う
ようにして
下半身を安定させる

2 吸う

引いた足のかかとで床を押しながら息を吸い、右腕を真横に伸ばして上体を右に傾ける。左手は背中側から太もものつけ根に回し、体側が縮まらないようスペースをつくる。

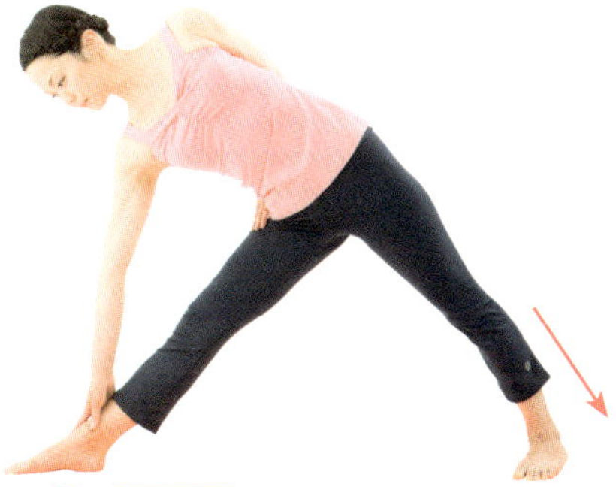

3 吐く

息を吐きながら上体を倒し、右手を右足首、またはすねに添える。右手の位置は、気持ちよく呼吸できるところを選んで。

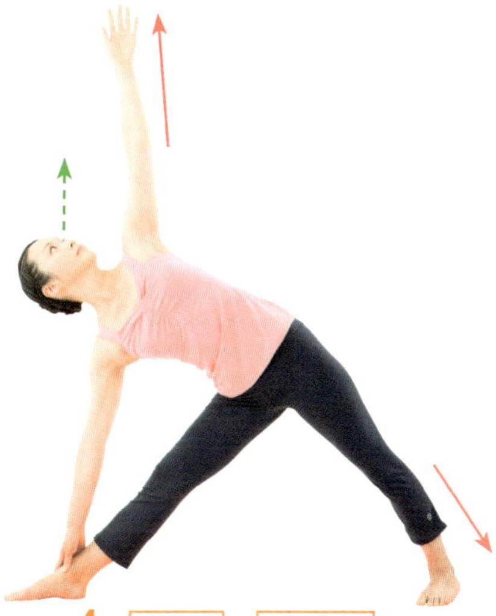

4 吸う ▶ 3呼吸

息を吸いながら左手を天井に向かって真っすぐ伸ばし、目線は天井に向ける。この姿勢で3呼吸。足を入れ替えて1〜4を同様に。

＊目線を天井に向けるのが難しい場合は、正面、または床に向けてもよい。

英雄のポーズⅠ 中級

【ヴィーラバドラ・アーサナⅠ／ Virabhadrasana Ⅰ】
＊ Vrabhadra は「シヴァの化身（荒々しい戦士の名前）」の意味

ヴィーラバドラをたたえる英雄シリーズのひとつで、ヨガを代表するポーズです。ヨガスタジオなどで行われるプログラムでは、英雄のポーズⅡ（p.46）と連続して行われることも。ハイランジ（p.45）に似ていますが、英雄のポーズⅠでは後ろ足のかかとを床につけて行うため、下半身強化により効果を発揮します。
骨盤を正面に向けて下半身を安定させることで、お尻や太ももを引き締める効果が期待できるほか、充足感を味わうことができます。

主な効果

- お尻を引き締める
- 太ももを引き締める
- 肩こりを緩和する
- 集中力を高める

アドバイス

- 後ろに引いた足のかかとが浮いてしまう場合は、前に出した足を外に開いて、腰幅を広くすると安定しやすい
- 腰が反りすぎないよう、みぞおちとおへそを背骨のほうに近づける

［完成ポーズ］

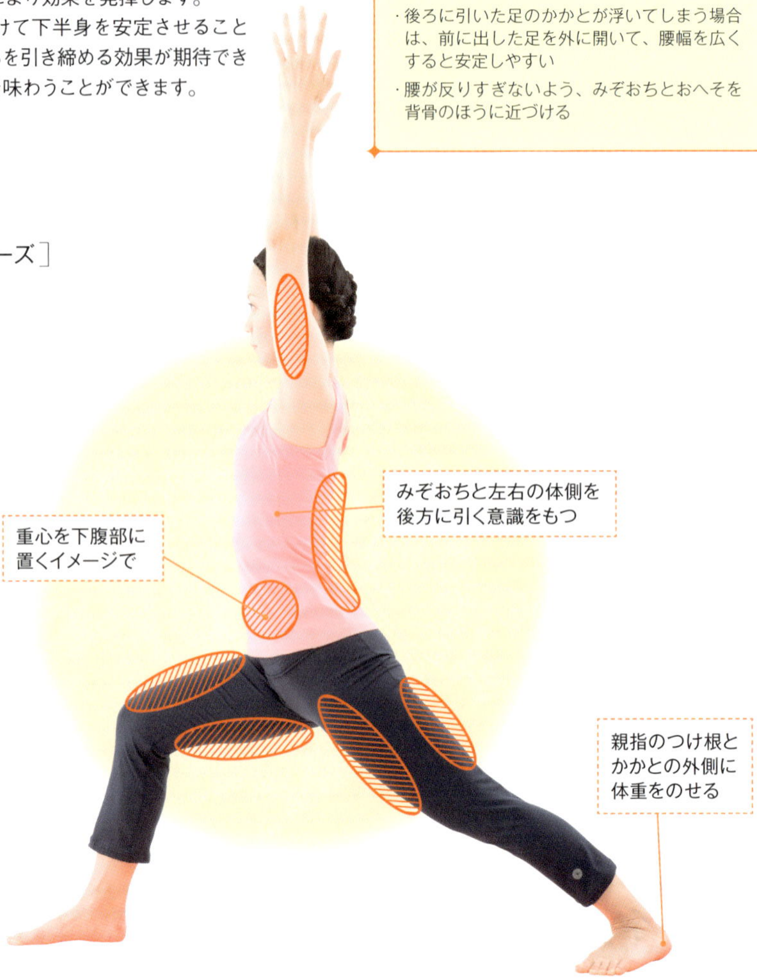

みぞおちと左右の体側を後方に引く意識をもつ
重心を下腹部に置くイメージで
親指のつけ根とかかとの外側に体重をのせる

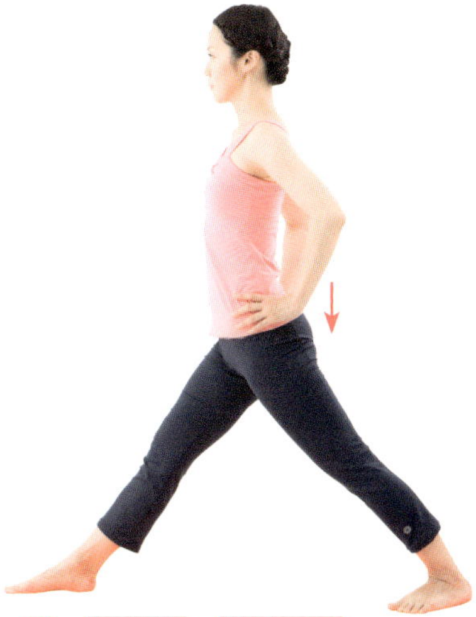

1 吐く ▶ 吸う

息を吐きながら、右足を前にして両足を前後に開いて立ち、右のつま先は正面に、左のつま先は正面よりやや外側に向ける。腰に手をあてて、息を吸う。

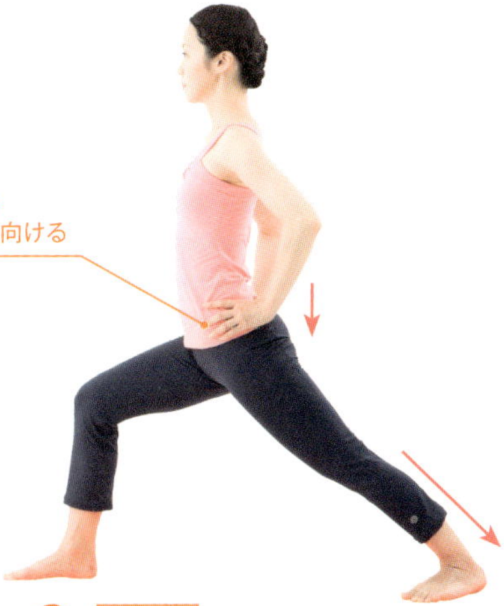
骨盤は
正面に向ける

2 吐く

息を吐きながら、右ひざを右のかかとの真上にくるまで曲げて、腰を沈める。左のかかとを後ろにつき出して、下半身を安定させる。

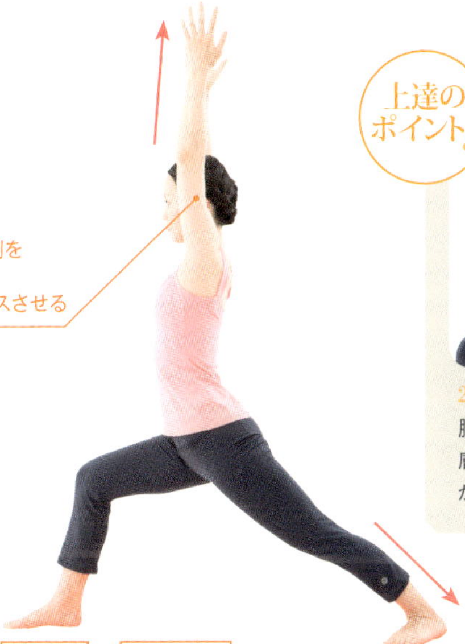
二の腕の内側を
後方に回し、
肩をリラックスさせる

3 吸う ▶ 3呼吸

息を吸いながら、両手を天井に向かって伸ばし、てのひらを内側に向ける。この姿勢で3呼吸。足を入れ替えて1〜3を同様に。

上達のポイント!

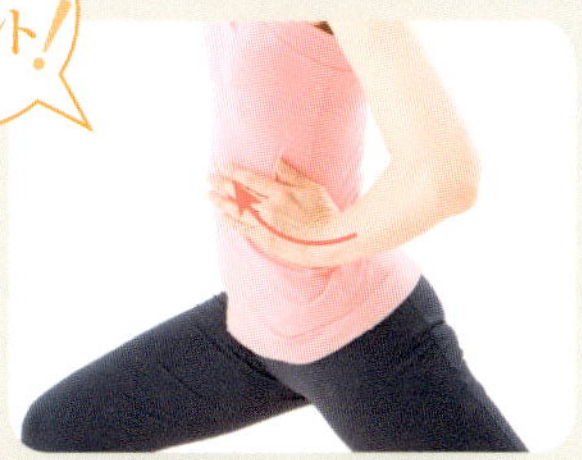

2の姿勢のとき、左のてのひらで左の腰骨から肋骨に向かって、表面の皮膚をなぞるように持ち上げると、骨盤が自然に正面を向きます。

英雄のポーズⅢ 中級

【ヴィーラバドラ・アーサナⅢ／Virabhadrasana Ⅲ】
＊ Vrabhadra は「シヴァの化身（荒々しい戦士の名前）」の意味

ヴィーラバドラをたたえる英雄シリーズのなかで、最も難易度が高いポーズです。骨盤から生まれたエネルギーが、背骨を通って手の指先から足の先にまで伸び、浸透していくイメージをもってポーズをキープしましょう。
高い集中力が求められるポーズですが、正しい姿勢で姿勢をキープすることによって、筋力、柔軟性、バランス力が総合的に向上します。なかでも下半身を強化する効果が非常に高く、お尻から太もも、ふくらはぎまでをくまなく引き締める効果が期待できます。

主な効果

- 二の腕を引き締める
- 内臓の働きを高める
- 足全体を引き締める
- 集中力を高める

アドバイス

- このポーズの前に壁の角に立ち、山のポーズ（p.40）を行なって下腹部を引き上げるイメージをつかむと、姿勢が安定する
- 上半身だけを倒すのではなく、股関節を支点に頭頂部から足までを一直線にするイメージでバランスをとると、姿勢がキープしやすい

［完成ポーズ］

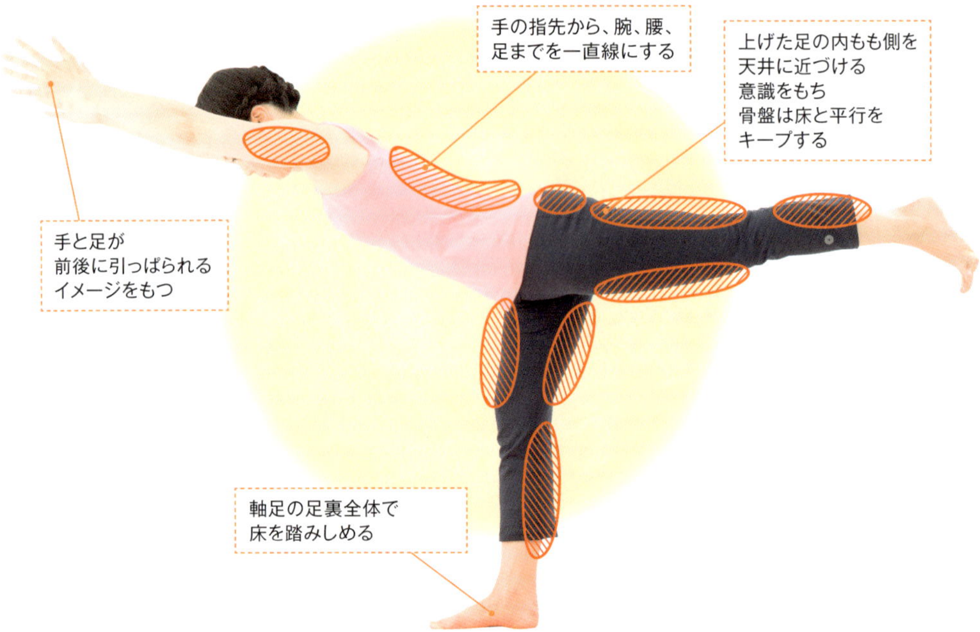

手の指先から、腕、腰、足までを一直線にする
上げた足の内もも側を天井に近づける意識をもち骨盤は床と平行をキープする
手と足が前後に引っぱられるイメージをもつ
軸足の足裏全体で床を踏みしめる

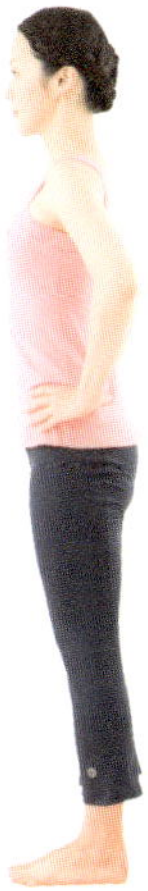

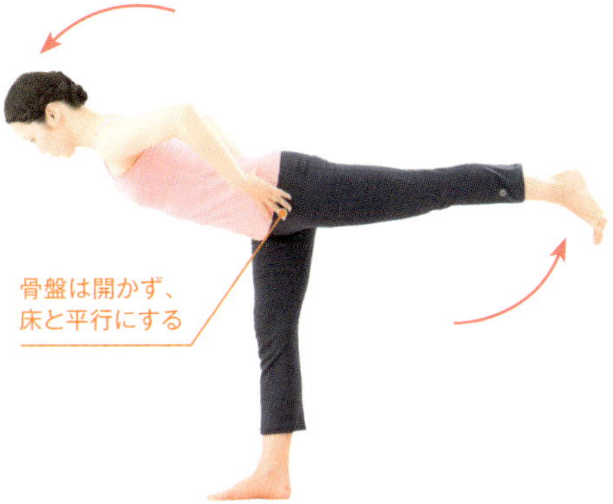
骨盤は開かず、
床と平行にする

1 自然に呼吸

自然に呼吸をしながら両足をそろえて立ち、腰に手をあてる。

2 吐く

息を吐きながら股関節を支点に左足を上げ、同時に上体を床に近づける。上体から左足にかけてのラインを一直線上にし、床と平行にする。

＊バランスがとれない場合は、できる範囲で傾ければよい。

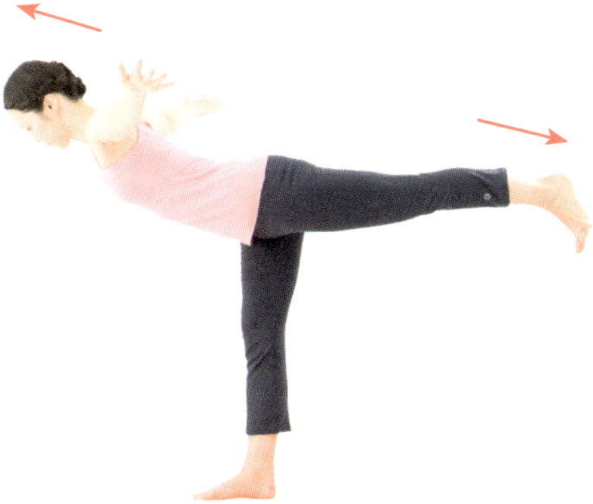

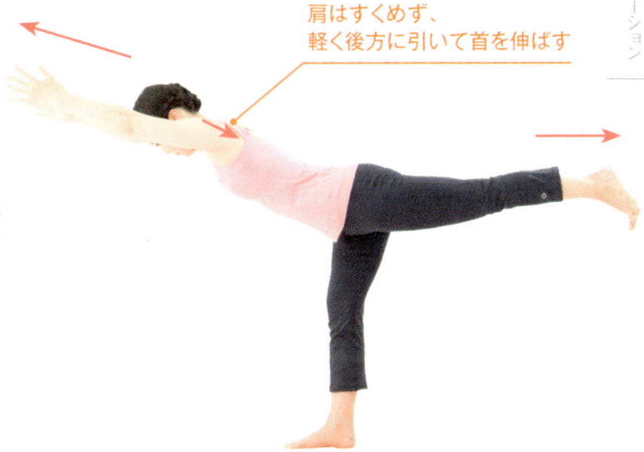
肩はすくめず、
軽く後方に引いて首を伸ばす

3 吸う

息を吸いながら両手を真横に広げる。頭頂部と足裏が前後に引っぱられるイメージをもち、全身を伸ばす。

4 吐く ▶ 3呼吸

息を吐きながら両手を前方に伸ばし、てのひらを内側に向ける。この姿勢で3呼吸。足を入れ替えて1～4を同様に。

＊バランスがとれない場合は、3を完成のポーズとする。

わき腹を強く伸ばすポーズ 上級

【パールシュヴォッターナ・アーサナ／Parsvottanasana】
＊Parsva は「体側」または「横腹」、Ut は「強烈な」、tan は「伸ばす」の意味

その名の通りわき腹を伸ばすポーズで、股関節の柔軟性と体幹のバランスを高めるのに最適です。股関節の柔軟性と下半身の安定感が必要なポーズですが、背中が丸まらないように下腹部を引き締め、上体を引き上げながら行うことで、体側を心地よく伸ばすことができます。腹部を引き締める効果があり、内臓の不調も改善してくれます。また、胸を開いて深く呼吸をすることで、集中力が高まり気持ちも安定します。慣れてくるとひと呼吸ごとにからだがリラックスしていくのを実感できるでしょう。

主な効果

- お腹を引き締める
- 二の腕を引き締める
- 内臓の働きを高める
- 気持ちを落ちつける

アドバイス

- 上体を倒していくとき、同時に後方に引き戻されていくようなイメージをもち、力を拮抗させると、体側の伸びを感じやすい
- 後ろに引いた足のかかとが浮いてしまう場合は、前に出した足を外側に開いて、腰幅を広くすると、安定しやすい

［完成ポーズ］

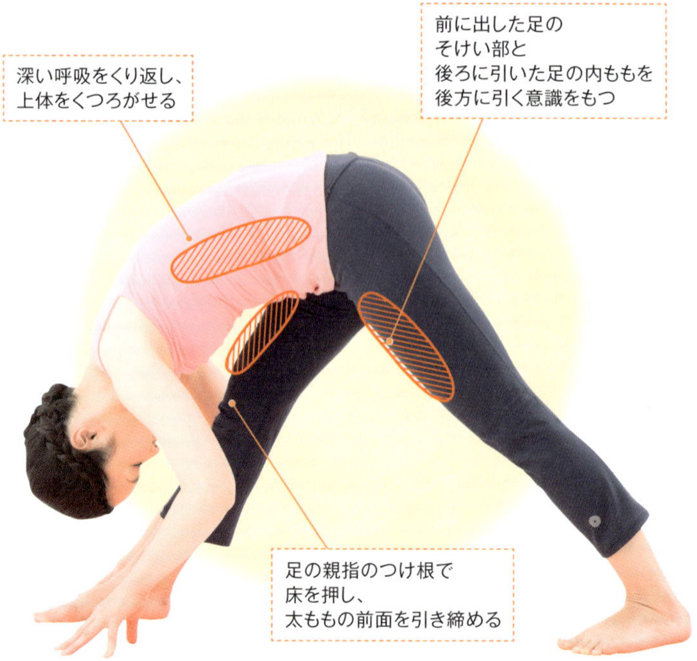
深い呼吸をくり返し、
上体をくつろがせる
前に出した足の
そけい部と
後ろに引いた足の内ももを
後方に引く意識をもつ
足の親指のつけ根で
床を押し、
太ももの前面を引き締める

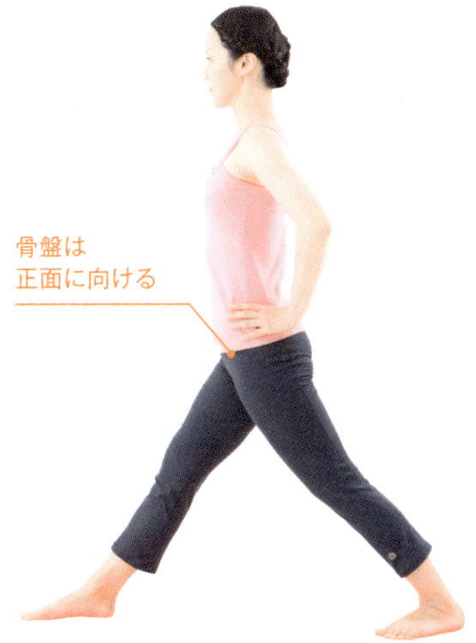
骨盤は
正面に向ける

1 吐く ▶ 吸う

右足を前にして両足を前後に開いて立ち、息を吐く。右のつま先は正面に、左のつま先は正面よりやや外側に向け、左右のかかとは一直線上に。腰に手をあてて、息を吸う。

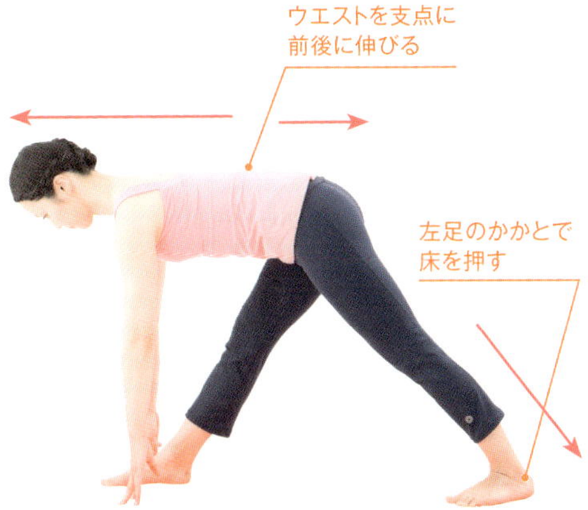
ウエストを支点に
前後に伸びる
左足のかかとで
床を押す

2 吐く

息を吐きながら上体を股関節から倒し、床と平行にする。指先は肩の真下につき、床を押して上体を引き上げる。

＊背中が丸まってしまう場合は、手の下にブロック(p.28)を置く。

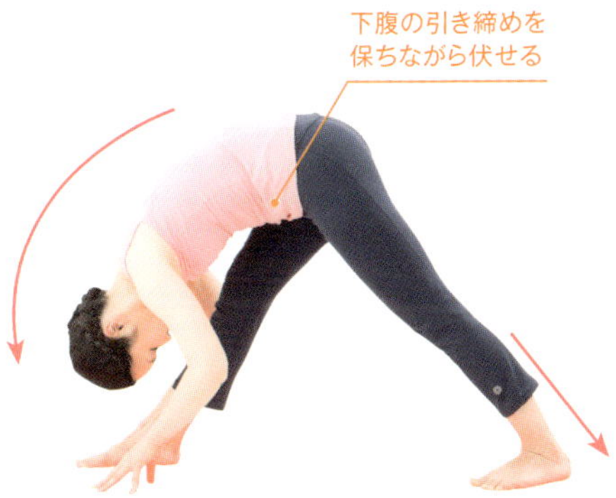
下腹の引き締めを
保ちながら伏せる

3 吐く ▶ 3呼吸

息を吐きながら上体を倒し、おでこを右足に近づける。この姿勢で3呼吸。足を入れ替えて1～3を同様に。

これもOK!

腕を強化したい人は…

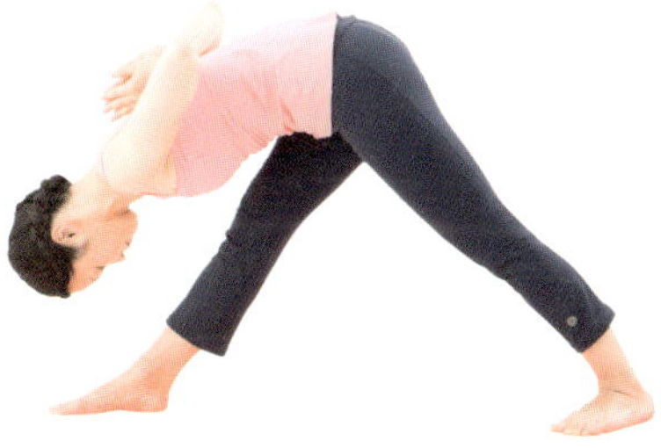

1の姿勢のあと背中で手を合わせ、3の要領で上体を倒します。このとき、背中を手に押しつけるイメージで、背筋をしっかり伸ばしましょう。

座位のアーサナ

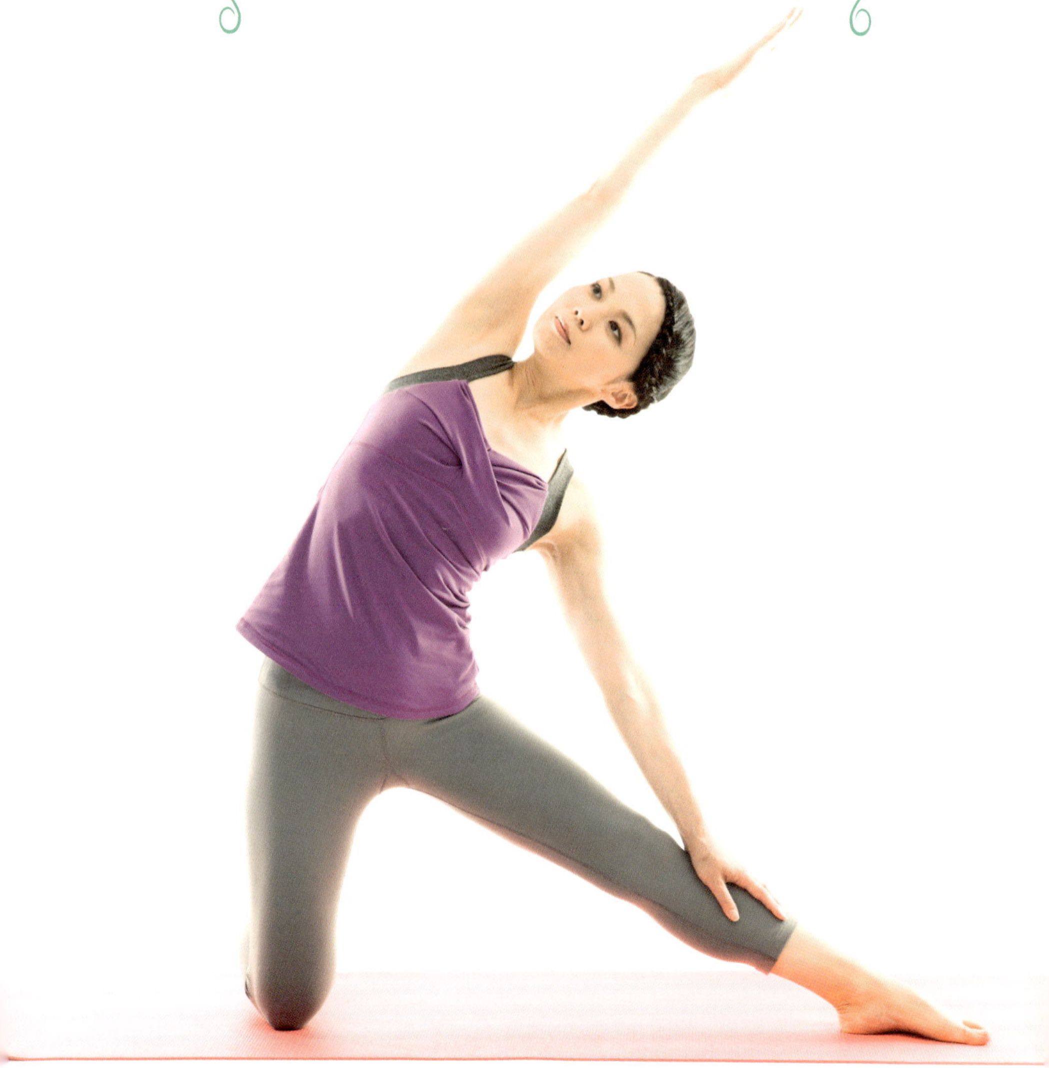

座位のアーサナとは

床に近い位置で行うアーサナ全般を指します。からだを安定させやすいため、ヨガ初心者でも挑戦しやすいのが特徴。全身のこりや緊張を緩和し、柔軟性を高める効果が期待できます。本書では、坐骨《ざこつ》を床につけるもの、四つんばいになるもの、仰向けになるものなど、さまざまなバリエーションを紹介します。

座位のアーサナは、床に体重をあずけ、気持ちを落ちつかせながら行うことが大切。下腹部を軽く引き締めることで姿勢が安定し、最小限の力でポーズをキープできます。

座位のアーサナを行うときのポイント

- ✔ お尻を床につけるポーズのときは、坐骨を大地に根づかせるイメージをもつ
- ✔ 下腹部と太ももの内側を軽く引き締めて下半身を安定させる
- ✔ 床と接している部位に均等に体重を分散させる
- ✔ 負荷を感じる部位に呼吸を送り込むイメージをもつ

ここで紹介する主なアーサナ 16

安楽座 初級

【スカ・アーサナ／Sukhasana】
＊ Sukha は「楽な」または「容易な」の意味

その名の通り「安らかに、楽に」座るポーズで、坐骨を床につけて座る、座位のアーサナの基本姿勢となります。正しい姿勢で行えば、長時間楽に同じ姿勢を保つことができるため、瞑想を行う際にも最適です。
安楽座は、ほかのポーズ以上に呼吸をていねいに行うよう意識しましょう。花瓶に水を注ぎ入れるイメージで、吸った息をゆっくり骨盤に送り込み、頭頂部からやわらかく抜けるイメージで息を吐きます。ゆったりした呼吸とともに、安楽座の心地よさを味わいましょう。

主な効果
- 姿勢を整える
- 股関節の柔軟性を高める
- 気持ちを落ちつける
- 集中力を高める

アドバイス
- ほかのポーズを行う前後にこの姿勢をとり、瞑想を行うと、気持ちが落ちついてポーズに集中しやすくなる

［完成ポーズ］

1 自然に呼吸

自然に呼吸をしながら、足を交差させて座る。ひざがそれぞれの腰の延長線上にくるようにし、背筋を伸ばして。てのひらは上向きにして、ひざの上に置く。
＊坐骨を床につけて座る感覚がつかめない場合は、お尻の下に折りたたんだブランケット（p.28）を敷く。

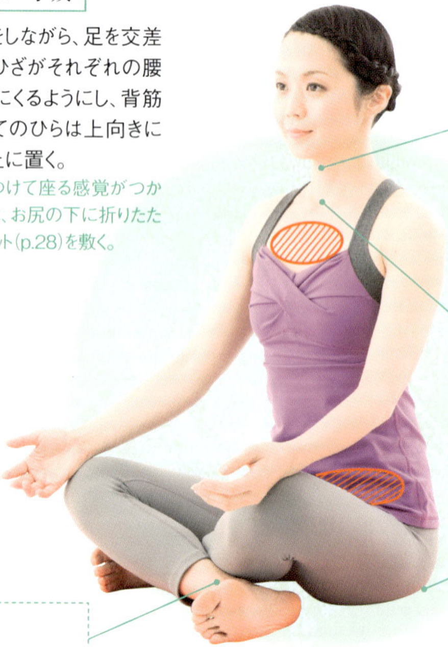

のどの奥の力を抜き
リラックスする
胸は天井に向かって
軽く引き上げ、
肩甲骨は腰のほうに
下げる意識をもつ
坐骨を床につけて、
骨盤を立てる
親指のつけ根を
軽く押し出し、
外くるぶしは床から浮かせる
＊上記以外の効きどころに、背中がある

猫のポーズ 初級

【ビダーラ・アーサナ／Bidalasana】
＊Bidalaは「猫」の意味

猫のように背中を丸めたり、反ったりするポーズです。呼吸に合わせてからだを動かすことで、集中力やからだの動きを意識する力が高まります。ウォームアップにも最適です。

主な効果

- 股関節の柔軟性を高める
- 背骨や骨盤の歪みを整える
- 冷えを緩和する
- 集中力を高める

アドバイス

- 2のポーズは腰に負担がかかるので、腰に痛みがある人は背中を丸める3のポーズのみを行う
- 2と3の呼吸を逆にすると、背中とみぞおちの緊張が和らぐ

［完成ポーズ］

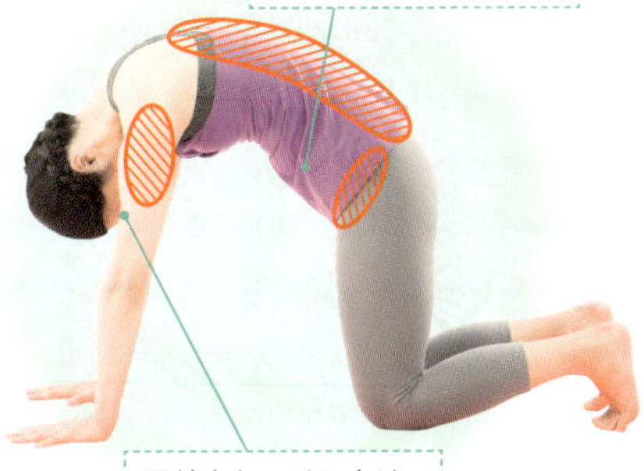
尾骨を下げ、
おへそを天井に
つき上げる意識をもつ
目線をおへそに向け、
お腹の下に空間を
つくるイメージで

1 吐く

肩の真下に手を、股関節の真下にひざをつけ、四つんばいになる。つま先は立てて。目線は床に向け、息を吐く。

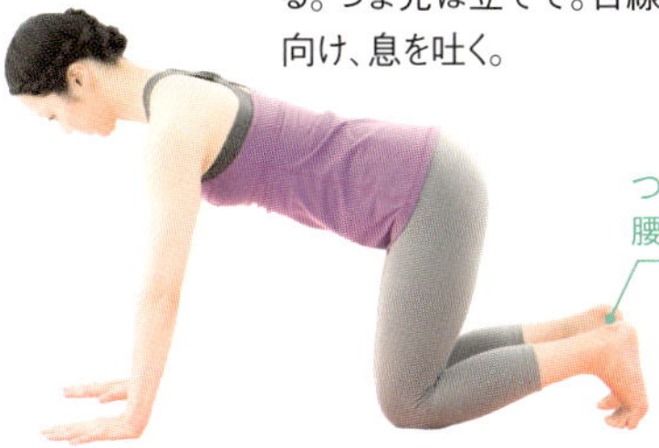
つま先も
腰幅にする

2 吸う

息を吸いながら背中を軽く反らし、頭と尾骨を持ち上げる。

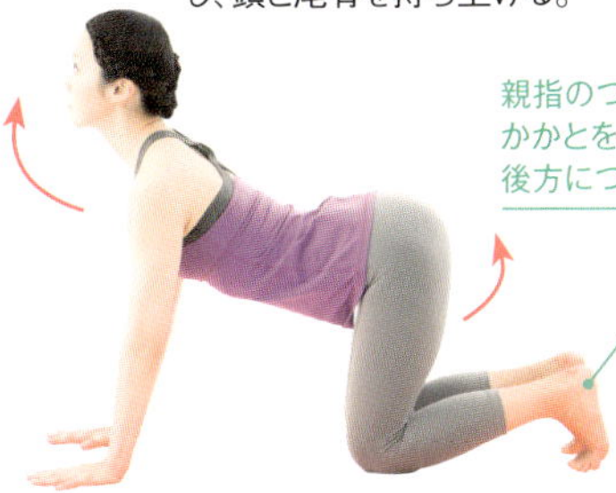
親指のつけ根と
かかとを
後方につき出す

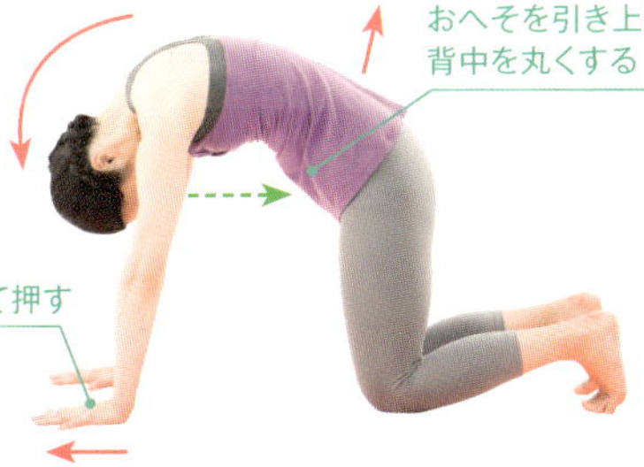
おへそを引き上げて
背中を丸くする
てのひらを
前方に向かって押す

3 吐く

息を吐きながら両手で床を押し、背中を丸めてお腹をへこませる。かかとを後方に突き出すようにし、目線はおへそに向けて。2〜3を呼吸に合わせて3回くり返す。

板のポーズ 初級

【クンバカ・アーサナ／Kumbhakasana】
＊Kumbha は「瓶」または「壷」、Kumbhaka は「止気」または「保気」の意味

両手足、４つの支点でからだを支えるポーズです。腕の力だけに頼らず、体幹を使って頭からかかとまでを板のように真っすぐ保つことで、猫背が改善し、姿勢を整えることができます。

主な効果

- 全身の疲労を緩和する
- 体幹を強化する
- 姿勢を整える
- お腹を引き締める

アドバイス

- ブロック（p.28）を太ももの間に挟むと、体幹が意識しやすくなる
- 肩は耳から遠ざけるイメージで引き、のどの奥の力を抜くと姿勢がキープしやすい

［完成ポーズ］

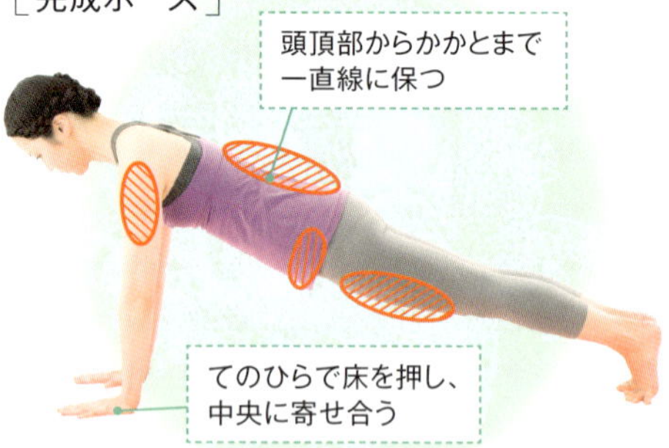
頭頂部からかかとまで一直線に保つ
てのひらで床を押し、中央に寄せ合う

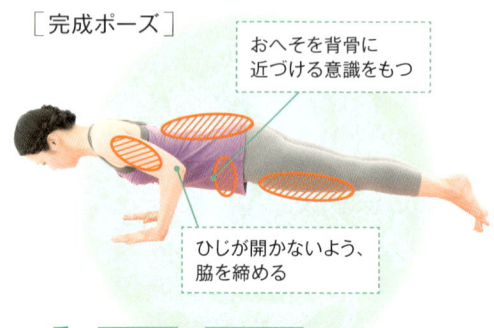

1 自然に呼吸 ▶ 3呼吸

肩の真下に手を、股関節の真下にひざをつく。つま先をそろえて立て、足の親指のつけ根とかかとをつき出して頭からかかとまで一直線に保ち、3呼吸。

四つの手のポーズ 中級

【チャトゥランガ・ダンダ・アーサナ／Chaturanga Dandasana】
＊Chaturanga は「四肢」、Danda は「棒」の意味

板のポーズから、ひじを曲げて上体を沈めるポーズです。板のポーズより負荷が大きく、体幹と二の腕の筋力が必要ですが、正しい姿勢で行えば、お腹や二の腕、体幹を強化できます。

主な効果

- 全身の疲労を緩和する
- 体幹を強化する
- 姿勢を整える
- お腹を引き締める

アドバイス

- ブロック（p.28）を太ももの間に挟むと、体幹が意識しやすくなる
- 骨盤が後方に引っぱられるイメージをもつと、上半身が自然に前方へ伸びる

［完成ポーズ］

おへそを背骨に近づける意識をもつ
ひじが開かないよう、脇を締める

1 吐く ▶ 3呼吸

板のポーズ（上記）になり、息を吐きながら脇を締めてひじを曲げ、からだを一直線にしたまま上半身を床に近づける。この姿勢で3呼吸。
＊腕で上体が支えられない場合はひざをついて行う。

針の糸通しのポーズ 初級

腕を脇の下に通して伸ばす様子から、針の糸通しのポーズとよばれます。肩甲骨のまわりを大きく動かすことで血流が改善し、慢性的な肩こりの緩和に効果が期待できます。

主な効果

- 肩こりを緩和する
- 二の腕を引き締める
- 肩甲骨の柔軟性を高める
- 気持ちをすっきりさせる

アドバイス

- 肩だけに重心を置くとバランスが崩れ、痛める原因に。両ひざにも体重を分散させて
- 下腹部を軽く引き締めると、からだのバランスが安定する

［完成ポーズ］

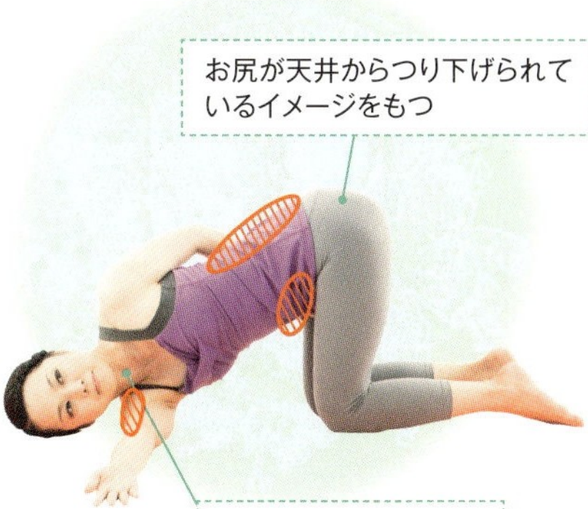
お尻が天井からつり下げられているイメージをもつ
首は縮めず頭頂部を前方に伸ばす

1 吸う

肩の真下に手を、股関節の真下にひざをつく。息を吸いながら右手を天井に向けて伸ばし、目線は指先に。

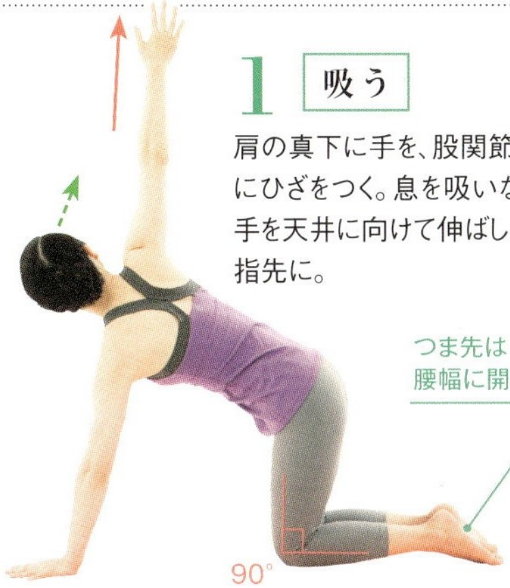
つま先は腰幅に開く
90°

2 吐く

息を吐きながら右腕を下ろし、左の脇を通して右肩を床につけ、左手で右手首をつかんで引っぱる。

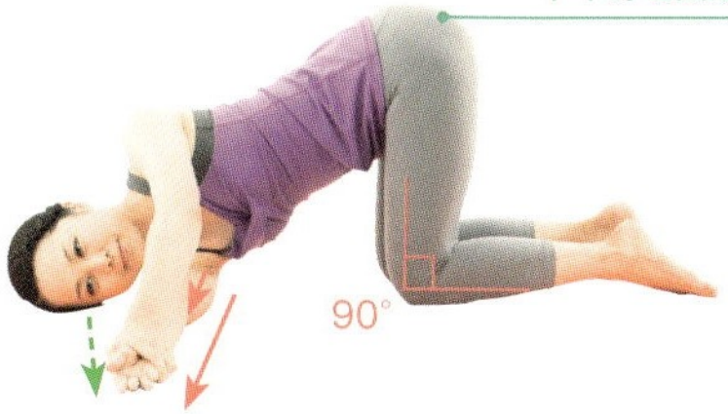
骨盤は床と平行にし、下半身を固定する
90°

3 吐く ▶ 3呼吸

息を吐きながら左手を背中にまわして右太ももの内側をタッチし、3呼吸。反対側も1～3を同様に。

＊手が内ももに届かない場合は、外もも、またはお尻をタッチする。

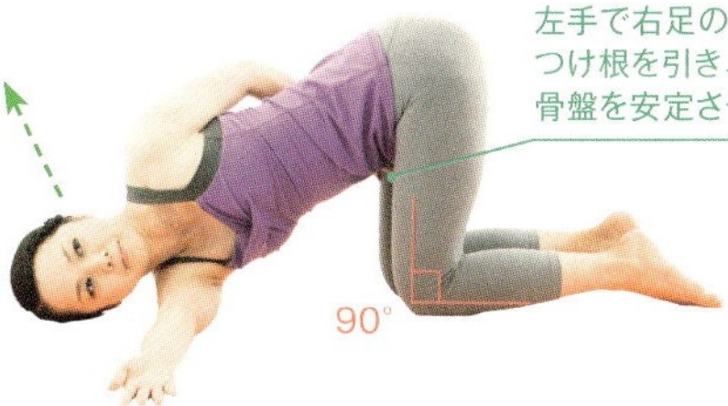
左手で右足のつけ根を引き、骨盤を安定させる
90°

猫伸ばしのポーズ 初級

【ウッタナ・シショーサナ／ Uttana Shishosana】
＊ Ut は「強烈な」、tan は「伸ばす」、Shisho は「子犬」の意味

猫が伸びをする姿によく似ていることから、猫伸ばしのポーズとよばれます。両脇が気持ちよく伸びるポーズで、ストレッチ効果が非常に高いのが特徴。ヨガのプログラムにおいては、腕や肩に負荷がかかるポーズの後に、休憩のポーズとして行われることも多いです。
背骨が伸びて血流がよくなるため、猫背や肩こりの緩和、胃腸の働きを高める効果が期待できます。また胸を開くことで、気持ちを前向きにする、不安感を解消するといった効果も。

主な効果

- 内蔵の働きを高める
- 腰痛を緩和する
- 気持ちを落ちつける
- 気持ちを前向きにする

アドバイス

- 背骨を無理に伸ばそうとすると腰を痛めることも。深い呼吸をくり返しながら、重力に身をゆだねると腰が気持ちよく伸びる

［完成ポーズ］

腰が反りすぎないよう
ひざは 90 度に保つ
てのひら全体で
床をとらえる
胸や脇をゆったり伸ばし
上半身を重力にゆだねる

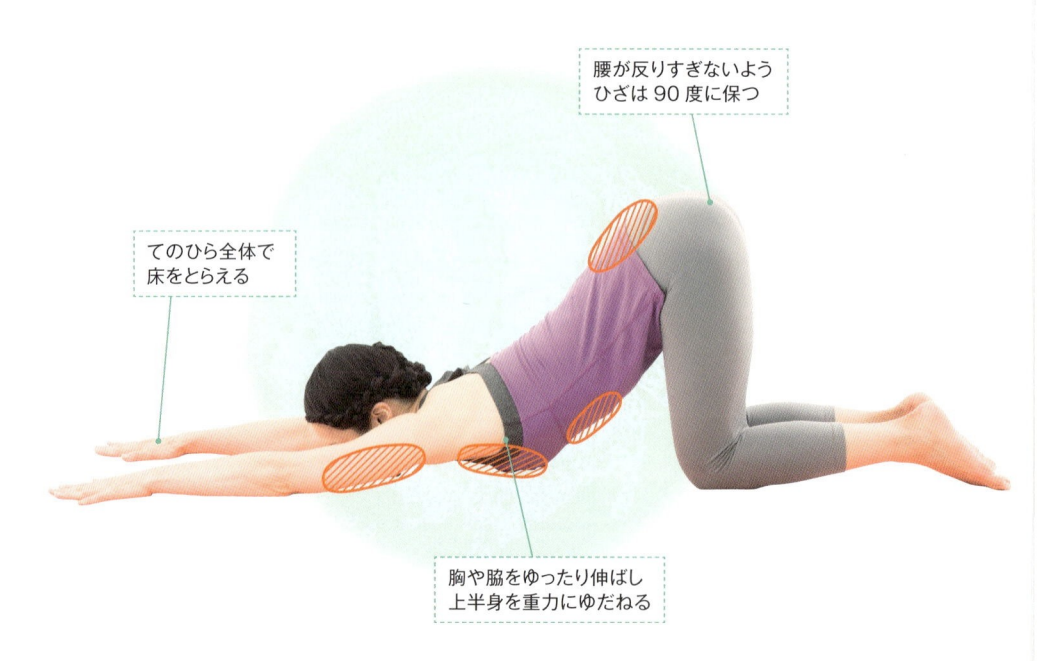

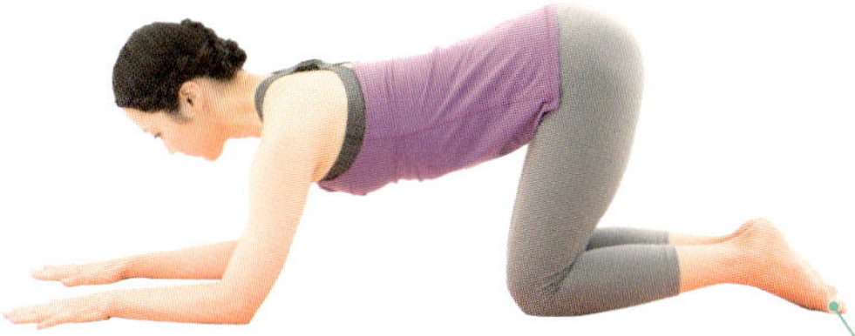
左右のつま先も腰幅に開く

1 吸う

肩の真下にひじを、股関節の真下にひざをつき、息を吸う。

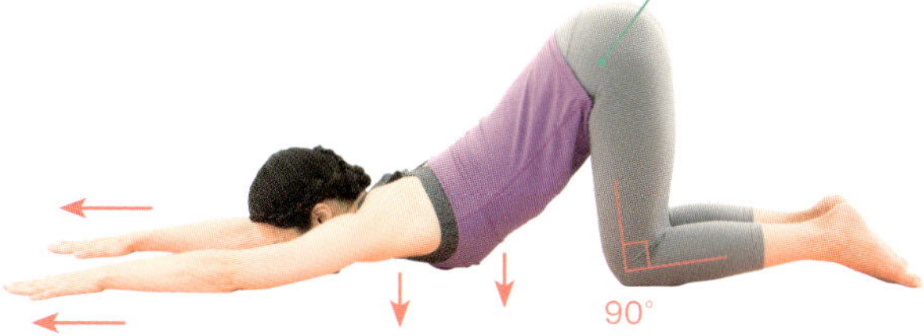
股関節の位置は動かさず、
ひざの真上をキープする
90°

2 吐く ▶ 3呼吸

息を吐きながら、腕を交互に前に押し出し伸ばしきる。背中を反らせ、あごを床につけて3呼吸。

＊あごを床につけるのが難しい場合は、おでこを床につけてもよい。

これもOK!

わき腹をより伸ばしたい人は…

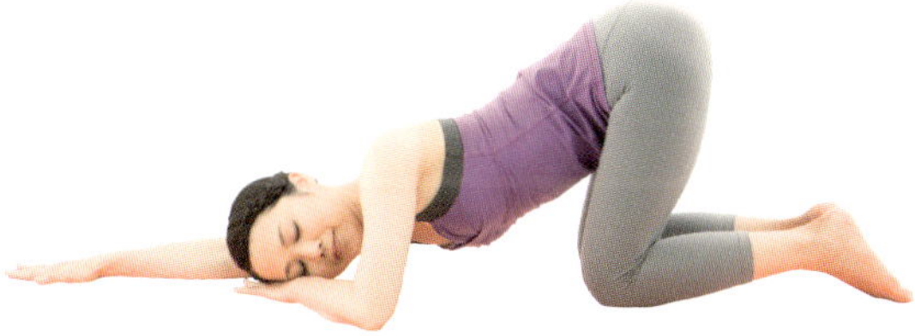

1の姿勢のあと、左ひじを外側に出し、右腕を前方に伸ばして上半身を床に近づけます。曲げた左手の甲に右のこめかみをのせ、目を閉じて3呼吸。反対側も同様に行いましょう。猫伸ばしのポーズより、わき腹をしっかり伸ばすことができます。「片手伸ばしのポーズ」ともよばれることも。

仰向けの一本足のポーズ 初級

【スプタ・パーダーングシュタ・アーサナ／ Sputa Padangusthasana】
＊ Supta は「仰向けの」、Pada は「足」、Angustha は「足の親指」の意味

仰向けになって、太ももの裏、ふくらはぎ、股関節と、足全体を伸ばすポーズです。股関節まわりの柔軟性を高めるほか、足全体の引き締めにも効果を発揮します。

主な効果

- 足全体を引き締める
- 婦人科系の不調を緩和する
- 股関節の柔軟性を高める
- 気持ちを落ちつける

アドバイス

- 1 の姿勢はわき腹を強く伸ばすポーズ(p.56)、2 の姿勢は一本足のポーズ(p.98) をイメージすると感覚がつかみやすい

［完成ポーズ］

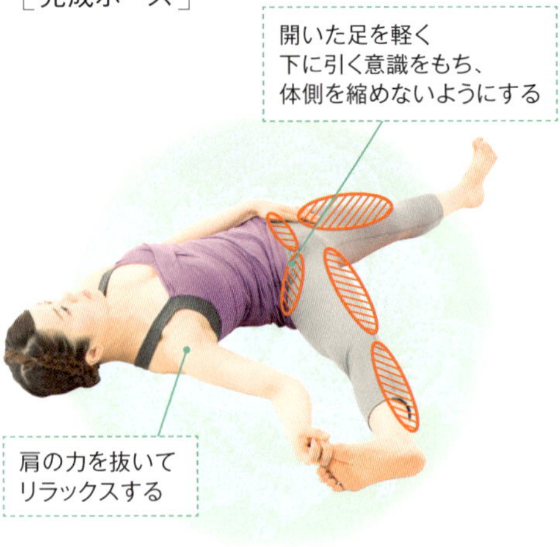
開いた足を軽く
下に引く意識をもち、
体側を縮めないようにする
肩の力を抜いて
リラックスする

1 吸う

仰向けになり、息を吸いながら右足を上げて、親指を右手の人さし指と親指でつかむ。左ひざはできるだけ伸ばして。
＊足の指がつかめない場合は、親指のつけ根にベルト(p.28)をかけて行う。

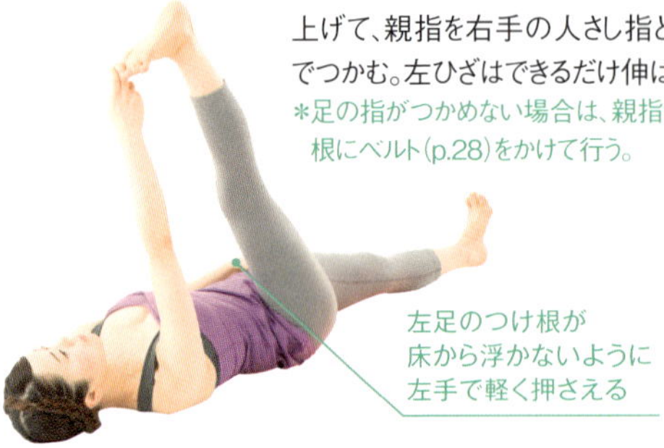
左足のつけ根が
床から浮かないように
左手で軽く押さえる

2 吐く

息を吐きながら、足を外側にゆっくり倒す。この姿勢で3呼吸。足を入れ替えて1～2を同様に。

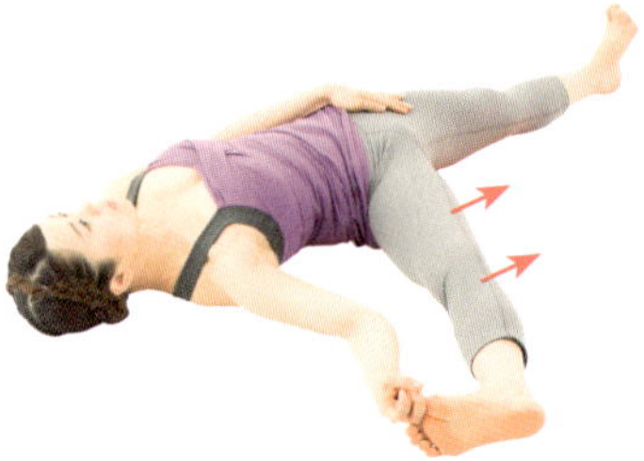

これもOK!

太ももの裏をより伸ばしたい人は…

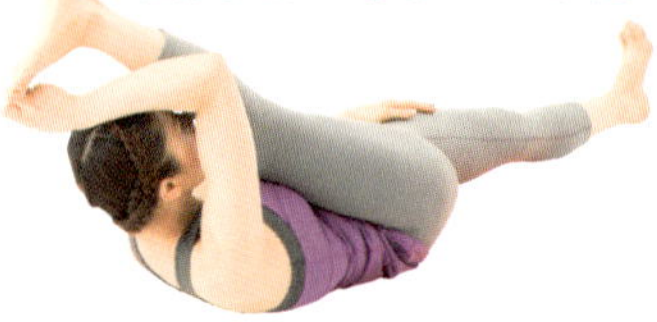

2の姿勢のあと、足を天井に向かって持ち上げます。上体を起こしてすねに顔を近づけ、3呼吸して。

杖のポーズ 初級

【ダンダ・アーサナ／Dandasana】
＊Danda は「杖」または「棒」の意味

両手を杖のようにしてからだを支えることから杖のポーズといわれています。「長座」とよばれることも。座位の基本となるポーズで、正しく行うことで、坐骨に体重をのせて骨盤を立てる感覚をつかむことができます。
腹筋と背筋でからだを支えるため、ウエストまわりの引き締め効果が期待できます。また、足全体をくまなくストレッチし、血行を促進するので、むくみを解消する効果も。

主な効果

- 姿勢を整える
- ウエストを引き締める
- 集中力を高める
- 気持ちを落ちつける

アドバイス

- つま先を上に向け、足裏で見えない壁を押すイメージをもつと、背筋が伸びる
- 腰が反りすぎないよう、みぞおちとおへそを背骨のほうに近づける

1 自然に呼吸

両足をそろえて床に座る。左右の坐骨に均等に体重がのっていることを確認して。

2 自然に呼吸

両手をお尻の後ろにつき、カップハンドにしてからだを支え、上体を引き上げる。
＊坐骨を床につける感覚がつかめない場合は、ブランケットやブロック(p.28)を坐骨の下に入れて高さを出す。

［完成ポーズ］

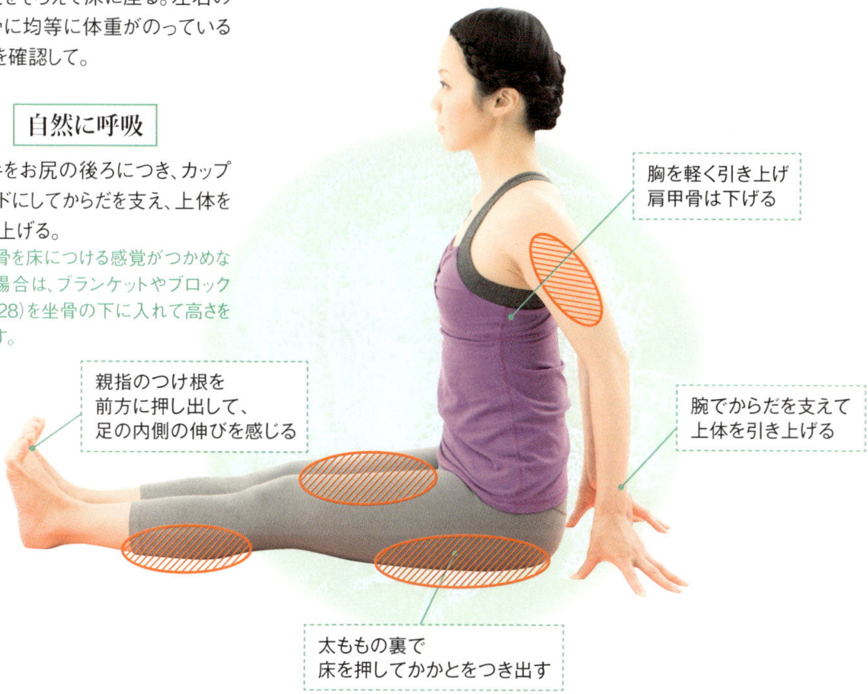
胸を軽く引き上げ
肩甲骨は下げる
親指のつけ根を
前方に押し出して、
足の内側の伸びを感じる
腕でからだを支えて
上体を引き上げる
太ももの裏で
床を押してかかとをつき出す

牛の顔のポーズ 中級

【ゴームカ・アーサナ／Gomukhasana】
＊Go は「牛」、mukha は「顔」の意味

上から見ると、両足が牛の角のように見えることから牛の顔のポーズとよばれています。股関節と肩甲骨の柔軟性が必要なので、難易度はやや高めですが､得られる効果や心地よさから、ヨガのなかでも人気の高いアーサナです。
深い呼吸をくり返しながらポーズをキープすることで、肩甲骨や股関節の柔軟性を高め、肩まわりの歪みを解消する効果が期待できます。また、上半身と下半身の筋肉を刺激するため、全身の血行が促進され、代謝や肌ツヤをよくする、老廃物を排出するといった効果も。

主な効果

- 二の腕を引き締める
- お尻を引き締める
- 肩こりを緩和する
- 全身の疲労を緩和する

アドバイス

- 無理をして足と手を同時に組もうとすると、肩や股関節を痛める原因に。どちらかを単独で練習するなど、時間をかけてゆっくりととり組んで

［完成ポーズ］

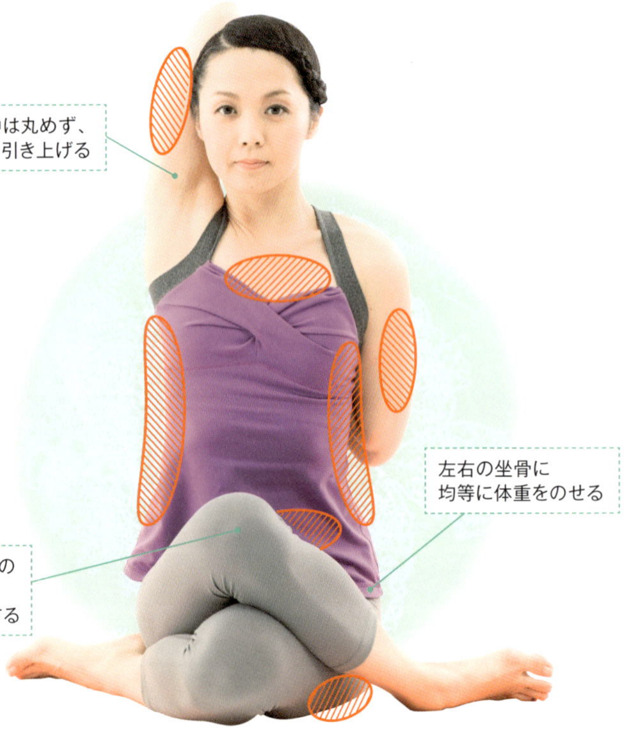
背中は丸めず、胸を引き上げる
左右の坐骨に均等に体重をのせる
両ひざをからだの中心で重ね、中心軸を意識する

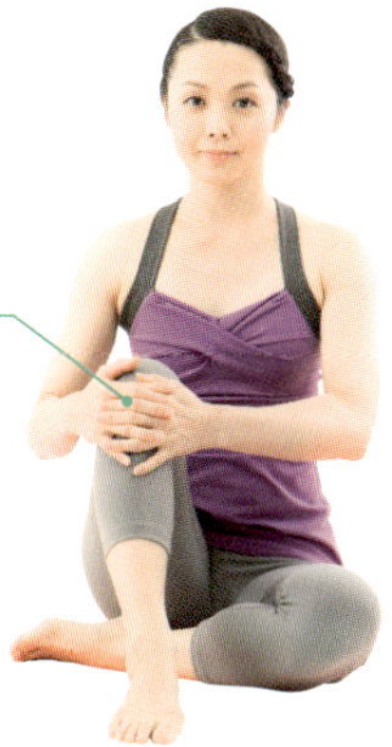
両手でひざを
からだに
引き寄せる

1 自然に呼吸

左ひざを倒して曲げ、かかとを恥骨に近づけて座る。右ひざを立て、手は右ひざの上で組む。

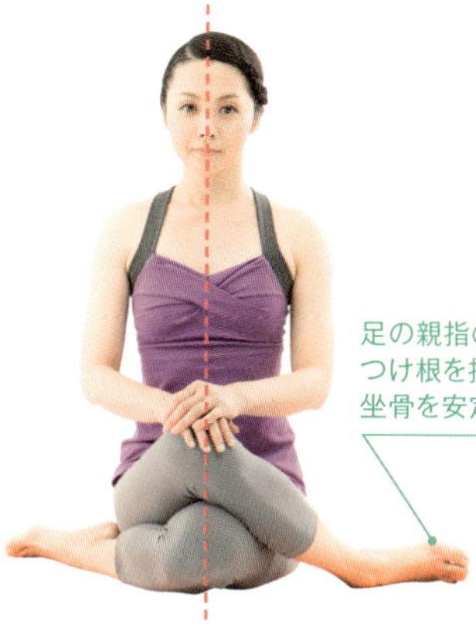
足の親指の
つけ根を押し出して
坐骨を安定させる

2 自然に呼吸

自然な呼吸をくり返しながら、右足で左ひざをまたいで足を組み、左右のひざをからだの中心で重ねてそろえる。

*股関節やひざに負担がかかる場合は、お尻の下にブロックやブランケット(p.28)を敷く。

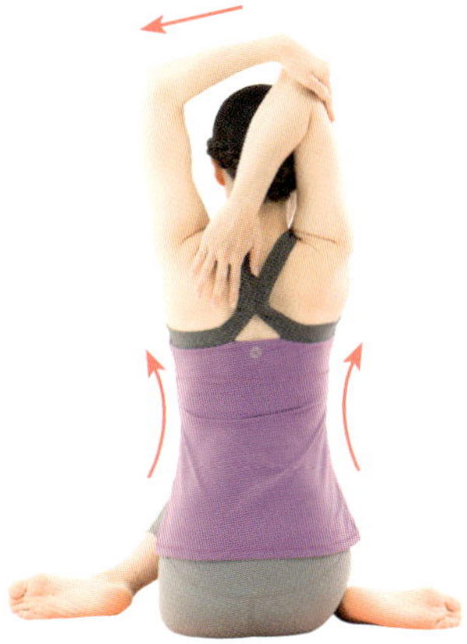

3 吸う

息を吸いながら右手を天井に向かって伸ばし、ひじを曲げる。左手で右ひじを軽く押し、二の腕を伸ばして。

*4の姿勢が難しい場合は、3を完成のポーズとする。

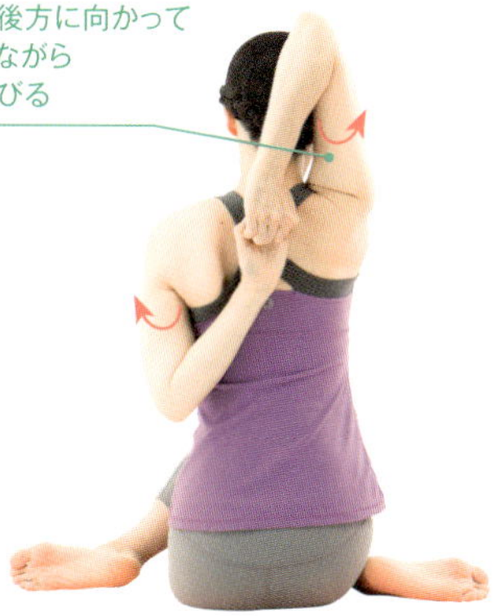
左右の二の腕の内側を
それぞれ後方に向かって
回転させながら
上下に伸びる

4 吐く ▶ 3呼吸

息を吐きながら左手を下からまわして右手と組み、3呼吸。足と手を入れ替えて1～4を同様に。

*手が組めない場合は、ベルト(p.28)やタオルを左右の手でつかみ、上下に引っぱり合う。

ライオンのポーズ　初級

【シンハ・アーサナ／ Simhasana】
＊ Simha は「ライオン」または「獅子」の意味

お腹から息を吐きながら、ライオンが雄叫びをあげるように目、口、のどを大きく開くポーズです。自分の中に眠っている野生の感覚を呼び覚まし、体内のエネルギーを活性化させましょう。

主な効果

- 表情筋を鍛える
- お腹を引き締める
- ストレスを軽減する
- 気持ちをすっきりさせる

アドバイス

- 体内の毒素や不純物、不安感やイライラ、執着心といった思いをすべて吐き出すイメージで行うと効果が高まる

［完成ポーズ］

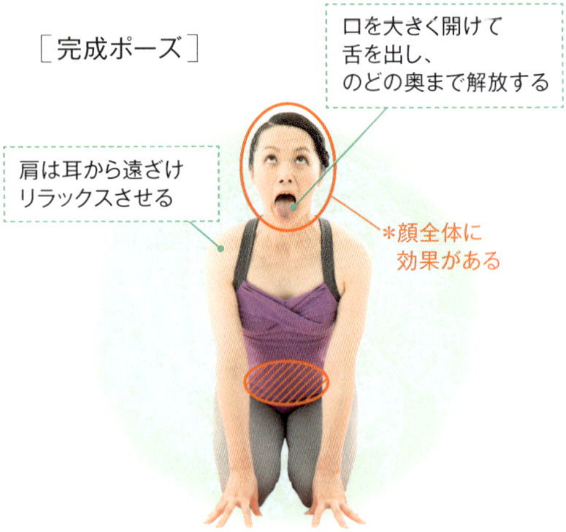
口を大きく開けて
舌を出し、
のどの奥まで解放する
肩は耳から遠ざけ
リラックスさせる
＊顔全体に
効果がある

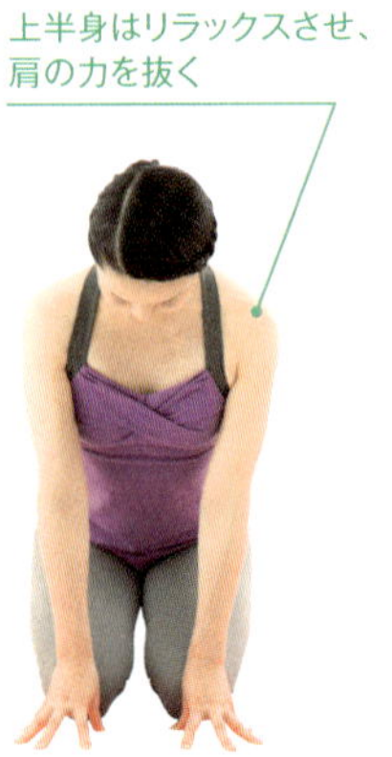
上半身はリラックスさせ、
肩の力を抜く

1　吐く

つま先を立てて正座になり、上体を軽く前傾させてひざに手首をあて、指先は床につける。下を向いて肩を耳から遠ざけるように下げ、ひと息吐く。

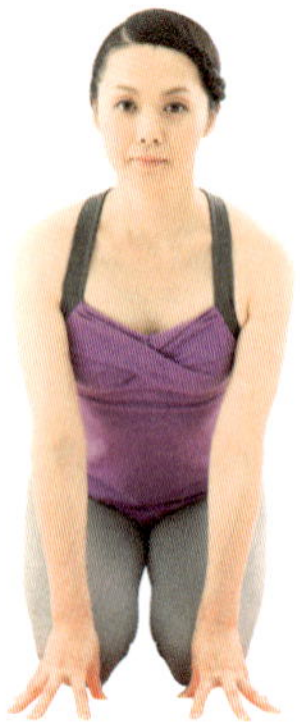

2　吸う

顔を上げて背筋を伸ばし、ゆっくり長く息を吸い込む。

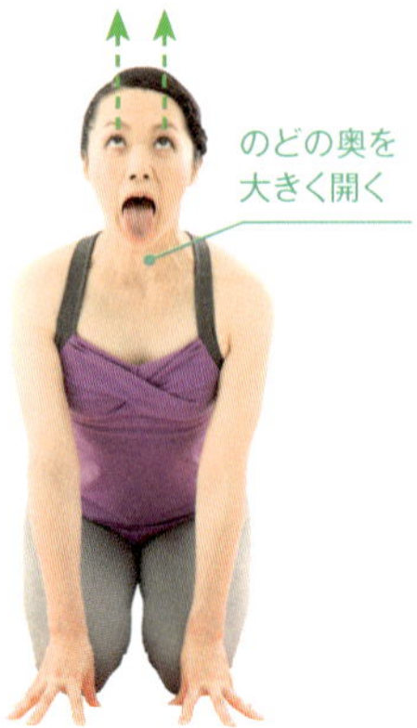
のどの奥を
大きく開く

3　吐く

一気に息を吐きながら両目を大きく見開いて目線を上に向け、口を大きく開けて舌を出す。

Vのポーズ 中級

【ナーヴァ・アーサナ／Navasana】
＊Navaは「舟」の意味

横から見たときにアルファベットの「V」になるように姿勢をキープする、腹筋を使うポーズです。足の力だけではなく、下腹部を引き締めて姿勢を保つため、お腹の引き締め効果が大。

主な効果

- お腹を引き締める
- 太ももを引き締める
- 腰痛を緩和する
- 便秘を緩和する

アドバイス

- お尻の下に折りたたんだブランケット（P.28）を敷いたり、ひざを曲げた2の姿勢をキープしながら、腰を痛めないように負荷を調整して

［完成ポーズ］

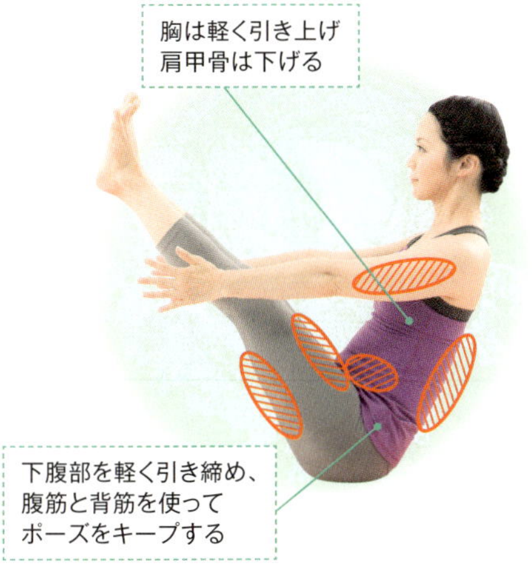
胸は軽く引き上げ
肩甲骨は下げる
下腹部を軽く引き締め、
腹筋と背筋を使って
ポーズをキープする

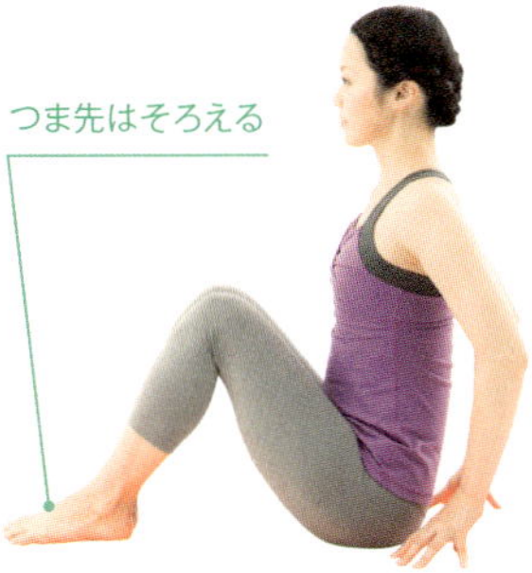
つま先はそろえる

1 吸う

息を吸いながら両ひざを立てて座り、背中の後ろに指をついてからだを支える。

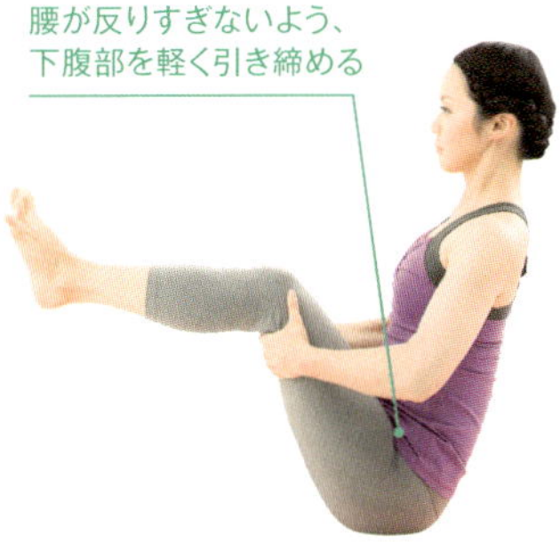
腰が反りすぎないよう、
下腹部を軽く引き締める

2 吐く

息を吐きながら、ひざ裏を手で支えて足を上げる。ひざ下を床と平行にし、胸を引き上げて背筋を伸ばす。

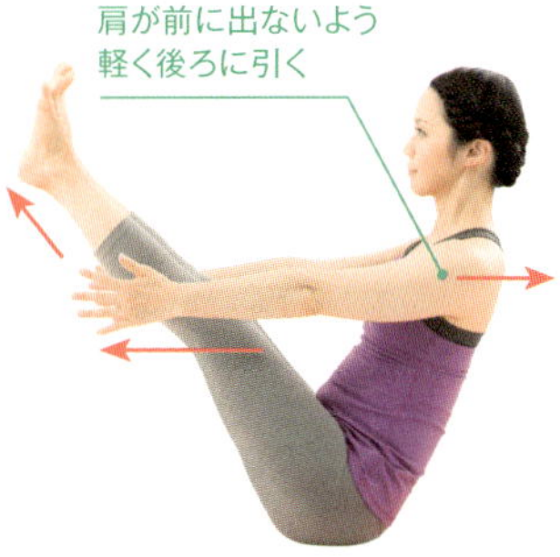
肩が前に出ないよう
軽く後ろに引く

3 吸う ▶ 3呼吸

息を吸いながらひざを伸ばし、腕は真っすぐ前に伸ばす。てのひらを内側に向け、この姿勢で3呼吸。

魚のポーズ 初級

【マツヤ・アーサナ／Matsyasana】
＊Matsya は「魚」の意味

ヒンドゥーのヴィシュヌ神の化身とされる、マツヤ（魚）をたたえるポーズとされています。ヨガスタジオでは、あまりからだを動かさずに行えるため、プログラムの後半に、仕上げのポーズのひとつとして使用されることも。
胸を大きく開いて後屈するため、バストアップや呼吸器系を活性化させる効果が期待できます。また、首を長く伸ばしてゆったりと呼吸をすることで、肩甲骨まわりのこり固まった筋肉がやわらかくなり、肩こりの緩和、猫背の改善、姿勢を正すといった効果も得られます。

主な効果

- バストアップする
- 呼吸器系の不調を緩和する
- 気持ちをすっきりさせる
- 不眠を緩和する

アドバイス

- 1 の姿勢のとき、上半身で両腕が隠れるくらい、ひじ同士を中央に寄せる
- 鋤のポーズ（p.150）や肩立ちのポーズ（p.151）のあとに行うと、より効果が高まる

［完成ポーズ］

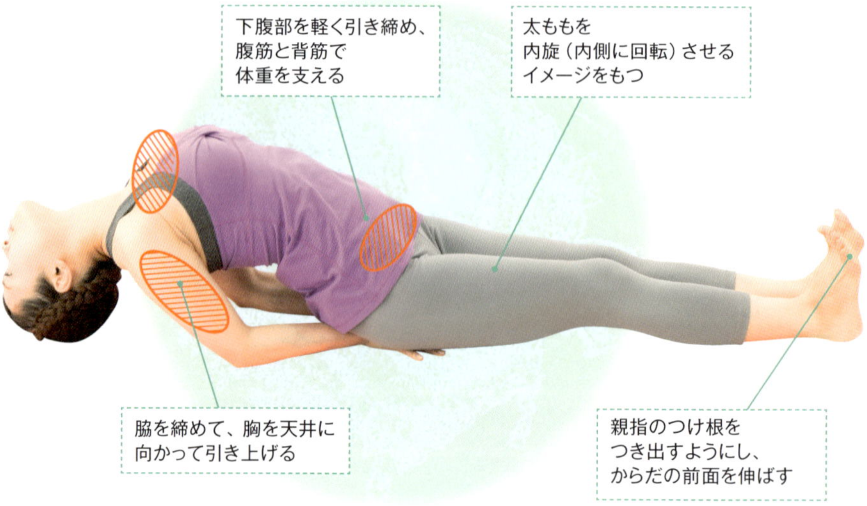
下腹部を軽く引き締め、
腹筋と背筋で
体重を支える
太ももを
内旋（内側に回転）させる
イメージをもつ
脇を締めて、胸を天井に
向かって引き上げる
親指のつけ根を
つき出すようにし、
からだの前面を伸ばす

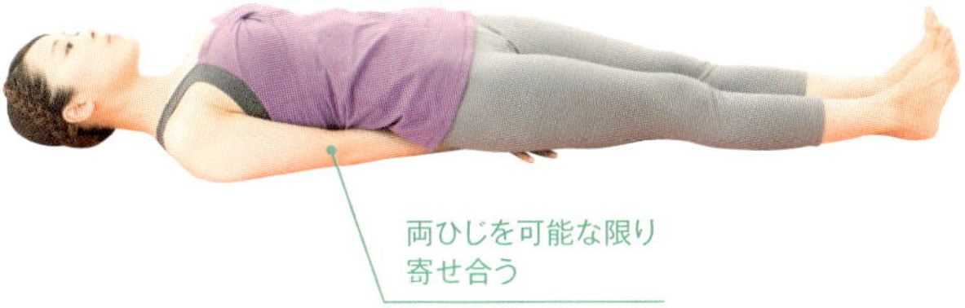
両ひじを可能な限り
寄せ合う

1 自然に呼吸

両足をそろえて伸ばし、仰向けになる。てのひらを床につけてお尻の下でそろえ、脇を締めて。

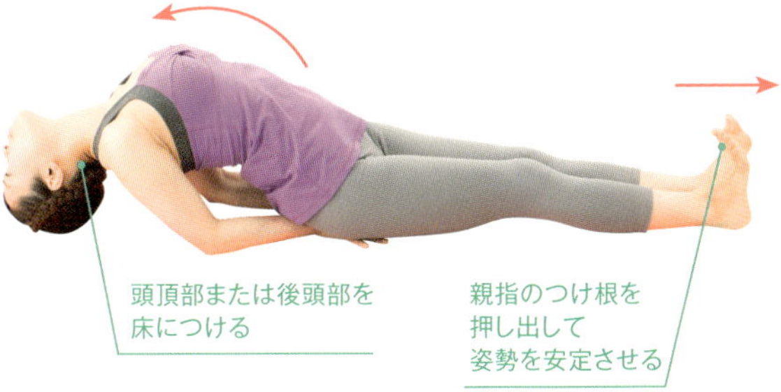
頭頂部または後頭部を
床につける
親指のつけ根を
押し出して
姿勢を安定させる

2 吸う ▶ 3呼吸

息を吸いながら胸を開き、ひじからてのひらで床を押して背中を反らせる。首の前側を伸ばして後頭部からゆっくりと頭頂部を床につけ、3呼吸。

これもOK!

足をより強化したい人は…

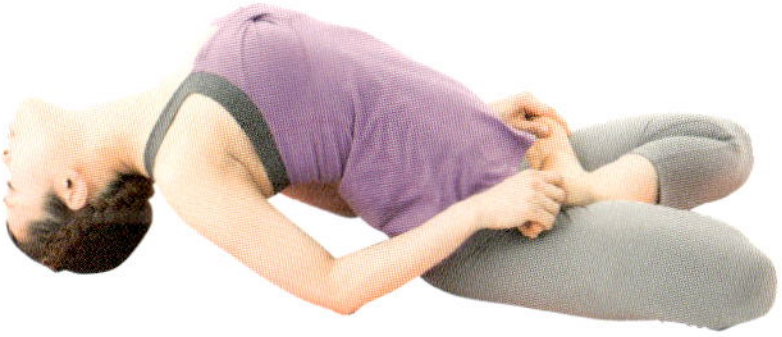

仰向けになり、右足の甲を左足のつけ根に、左足の甲を右足のつけ根にのせて組みます。両ひざを一度天井に向かって引き上げてから、両手でつま先をつかんで。息を吸いながらひじで床を押し、天井に向かって胸を引き上げて頭頂部を床につけ、3呼吸します。アシュタンガヨガ(p.179)ではかならず行うポーズで、魚のポーズより強度が高いのが特徴です。

ハッピーベイビーのポーズ 初級

【アーナンダ・バラ・アーサナ／ Ananda Balasana】
＊ Ananda は「至福」、Bala は「子ども」の意味

楽しそうに手足を動かす赤ちゃんをイメージして、仰向けの姿勢から、両手足を天井に向けるポーズです。高いリラックス効果が得られるほか、股関節や背骨のストレッチにも最適。

主な効果

- 足全体を引き締める
- ウエストを引き締める
- 腰痛を緩和する
- 便秘を緩和する

アドバイス

- 背中が丸まったり腰が反ったりしないよう、背骨が自然にS字を描くように姿勢をキープする
- 後屈のアーサナ（p.122 ～）のあとに行うと、腰をリラックスさせることができる

［完成ポーズ］

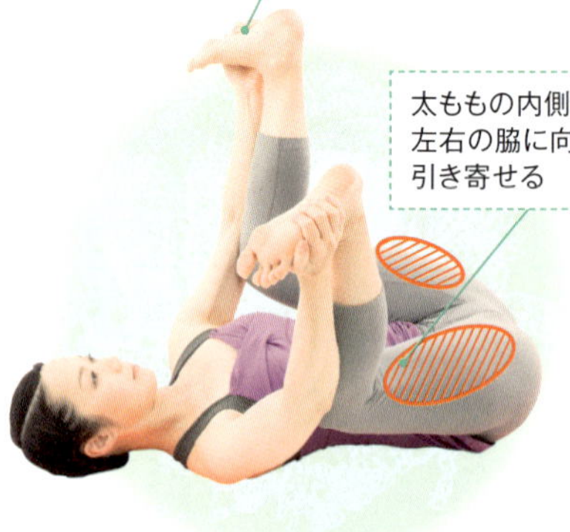

手と足裏は押し合う意識をもつ
太ももの内側を左右の脇に向かって引き寄せる

＊上記以外の効きどころに、足のつけ根がある

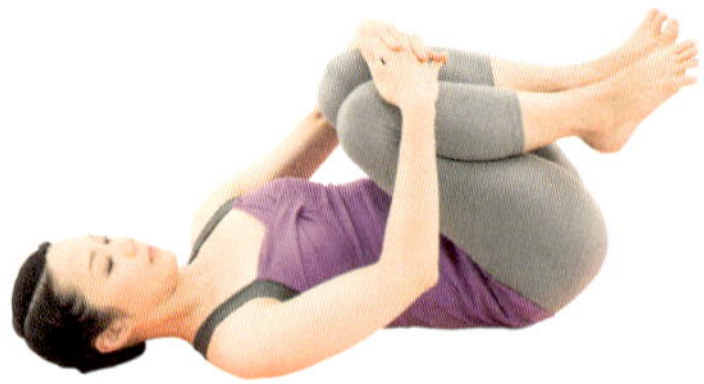

1 吐く

仰向けになり、息を吐きながら両手で両ひざを抱える。てのひらへひざを押しつけ、背骨は自然なカーブを保つ。

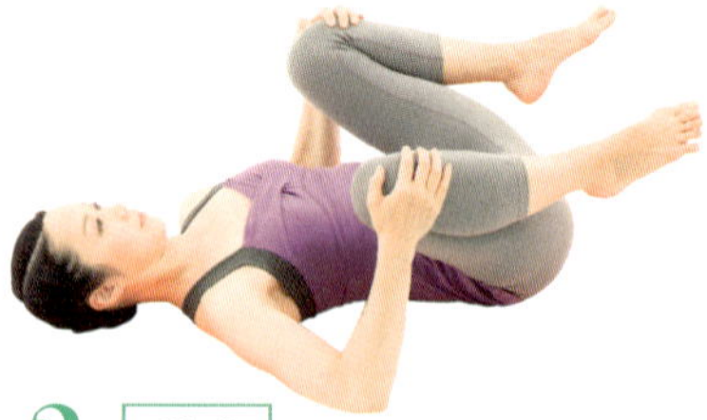

2 吸う

息を吸いながらひざを外側に開く。背骨のカーブを保ち、骨盤は安定させて。

3 吐く ▶ 3呼吸

ひざ下を天井に向かって伸ばし、足裏を外側からつかむ。この姿勢で3呼吸。
＊両足をつかめない場合は、土踏まずにベルト（p.28）やタオルをかける。

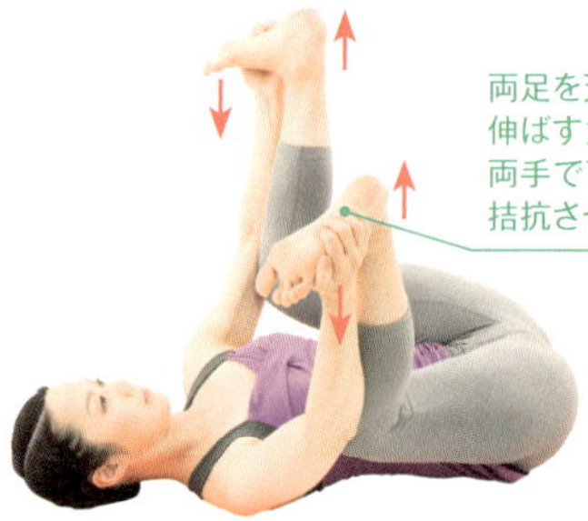

両足を天井に向かって伸ばす力と両手で下方に引く力を拮抗させる

かんぬきのポーズ 初級

【パリガ・アーサナ／ Parighasana】
＊ Parigha は「かんぬき」の意味

門の扉が開かないようにする横木の役割をもつ、かんぬきを模したポーズです。日常生活では意識することが少ない体側を気持ちよく伸ばすことで、心地よい開放感を味わえます。

［完成ポーズ］

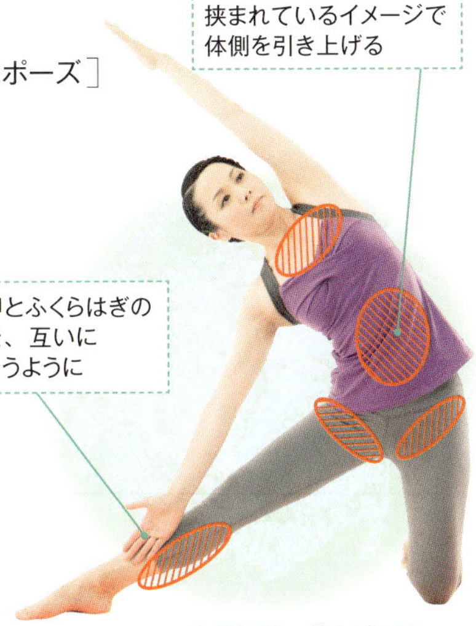
からだの前後を板に
挟まれているイメージで
体側を引き上げる
手の甲とふくらはぎの
内側を、互いに
押し合うように
＊上記以外の効きどころ
に、背中がある

主な効果

- お腹を引き締める
- ふくらはぎを引き締める
- 背中を引き締める
- 気持ちをすっきりさせる

アドバイス

- 下腹部を軽く引き締めて下半身を安定させ、からだが前のめりにならないようにする
- 足に顔をつけるポーズのバリエーション（p.76）の感覚をつかむために行われることも

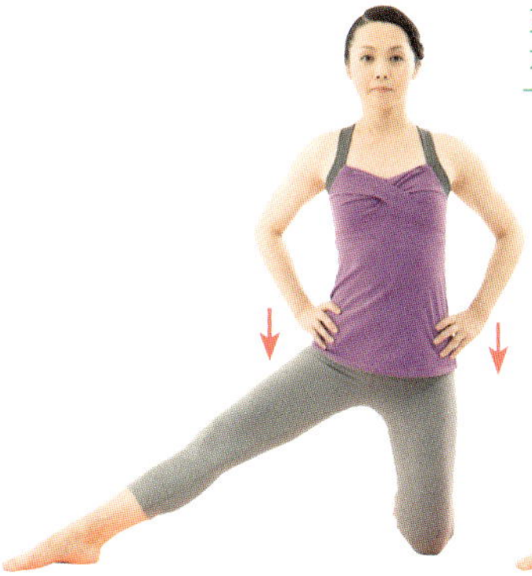

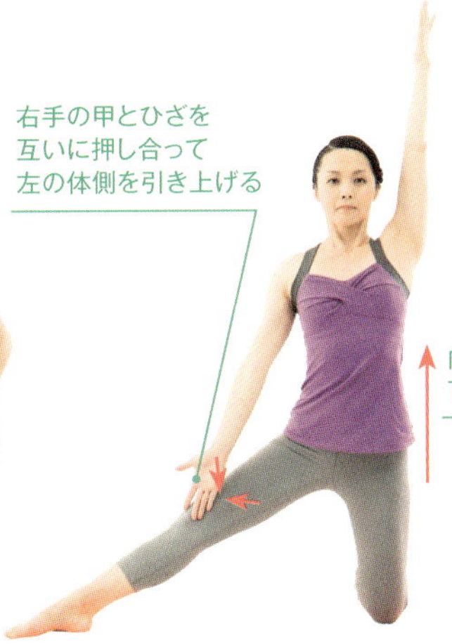
右手の甲とひざを
互いに押し合って
左の体側を引き上げる

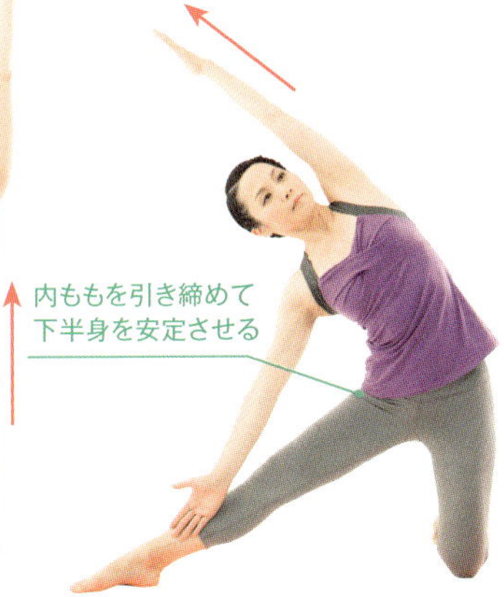
内ももを引き締めて
下半身を安定させる

1 吐く

左ひざで立ち、右足は真横に伸ばす。手を腰にあてて下半身を床に根づかせ、ひと息吐く。
＊つま先が床につかない場合は、かかとをつけてつま先を上げてもよい。

2 吸う

息を吸いながら、左手のてのひらを内側に向け、真っすぐ天井に向かって伸ばして上体を引き上げる。右手はてのひらを正面に向けて右ひざに添えて。

3 吐く ▶ 3呼吸

息を吐きながら上体を右に倒し、右手は足首に近づける。この姿勢で3呼吸。足を入れ替えて1〜3を同様に。

足に顔をつけるポーズのバリエーション 中級

【パリヴリッタ・ジャーヌ・シルシャ・アーサナ／Parivrtta Janu Sirsasana】
＊Parivrttaは「ねじった」または「回転した」、Januは「ひざ」、Sirsaは「頭」の意味

前屈のアーサナのひとつ、足に顔をつけるポーズ（p.113）に心地よいねじりを加えたバリエーションポーズで、片足の側屈です。
骨盤を安定させ、深い呼吸をくり返しながら上体を真横に倒すことで、骨盤周辺の柔軟性が高まります。腰まわりの血行が促進されるため、冷えやむくみ、婦人科系の不調の緩和といった効果が期待できます。また、免疫力を高めるポーズとしても有効なので、秋から冬にかけての体調を崩しやすい時期に、予防として行うのもよいでしょう。

主な効果

・ウエストを引き締める
・股関節の柔軟性を高める
・冷えを緩和する
・気持ちを落ちつける

アドバイス

・このポーズの前にかんぬきのポーズ（p.75）を行うと、ポーズの感覚がつかみやすい
・ポーズを解くときは、軽く伏せるようにしながら息を吐き、ゆっくりと上体を起こす

［完成ポーズ］

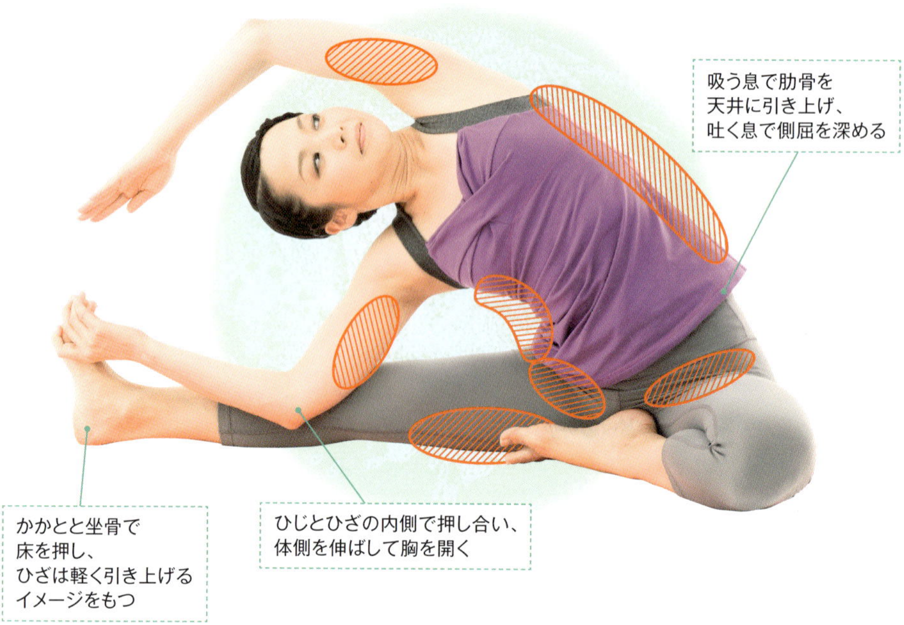
吸う息で肋骨を
天井に引き上げ、
吐く息で側屈を深める
かかとと坐骨で
床を押し、
ひざは軽く引き上げる
イメージをもつ
ひじとひざの内側で押し合い、
体側を伸ばして胸を開く

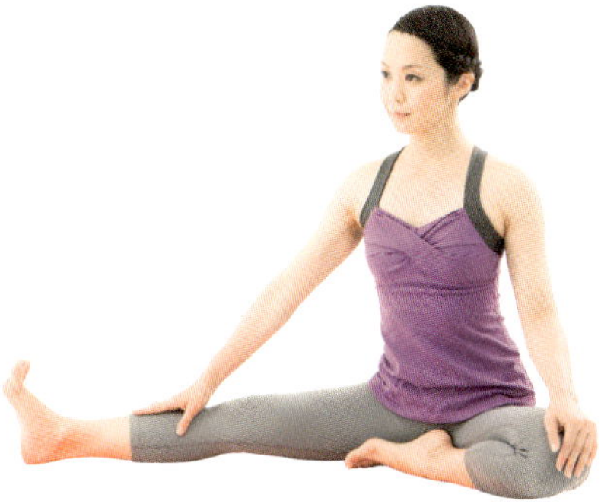

1 自然に呼吸

開脚して座り、左ひざは曲げてかかとを恥骨に近づける。

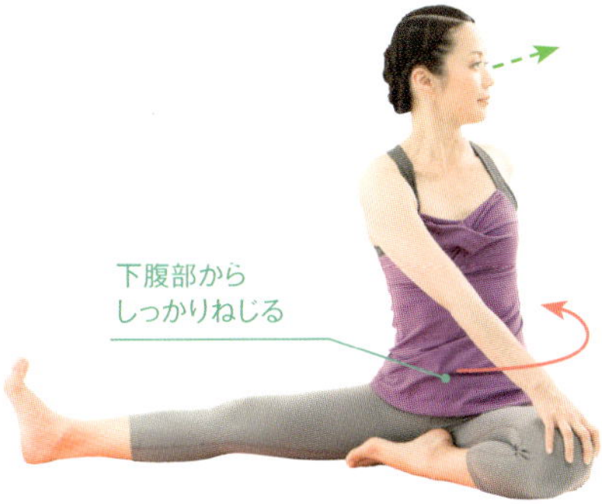
下腹部から
しっかりねじる

2 吐く

息を吐きながら上体を左にねじり、右手は左ひざに、左手はお尻の後ろについて上体を引き上げる。目線は斜め上へ。

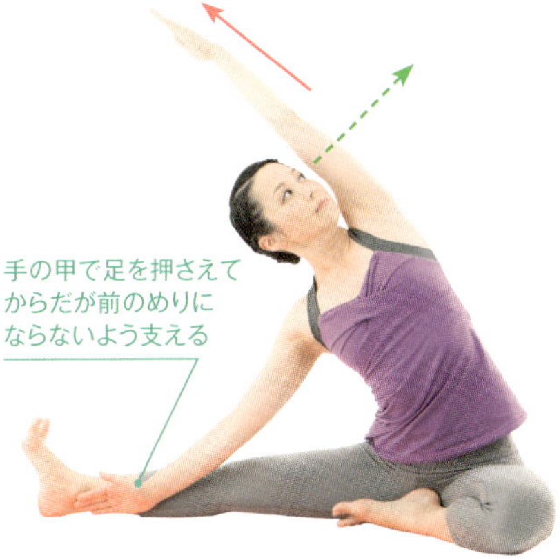
手の甲で足を押さえて
からだが前のめりに
ならないよう支える

3 吸う ▶ 吐く

上半身の向きをキープしたまま右手を移動させ、手の甲を足首にあてる。息を吸いながら、左手を天井に向かって伸ばして体側を引き上げ、吐きながら上体を右に倒していく。

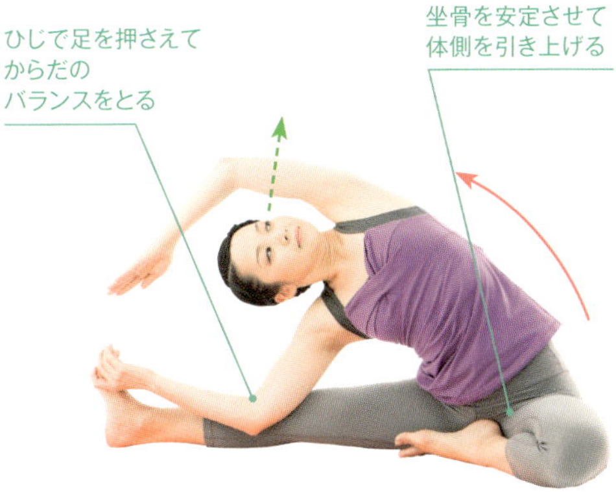
ひじで足を押さえて
からだの
バランスをとる
坐骨を安定させて
体側を引き上げる

4 吐く ▶ 3呼吸

息を吐きながら、上体をさらに右に倒して足の指をつかむ。目線は天井に向け、3呼吸。足を入れ替えて1〜4を同様に。

※足の指がつかめない場合は、ひざを曲げるか土踏まずにベルト(p.28)やタオルをかける。

花輪のポーズ 上級

【マーラー・アーサナ／ Malasana】

＊ Mala は「花輪」または「数珠」の意味

足に巻きつけた腕が花輪を模していることから、この名がつけられました。股関節の柔軟性を高めるポーズで、骨盤まわりの血流を促進し、婦人科系の不調改善に効果が期待できます。

⚜ 主な効果

- ･肩こりを緩和する
- ･肩甲骨の柔軟性を高める
- ･股関節の柔軟性を高める
- ･集中力を高める

⚜ アドバイス

- ･6の姿勢で足に腕を巻きつける際は、二の腕をやや内旋（内側に回転）させると行いやすい
- ･カラスのポーズ（p.106）の感覚をつかむために行われることも

［完成ポーズ］

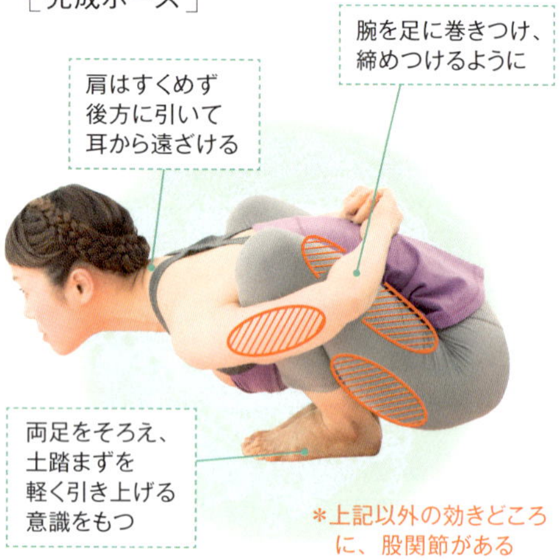
腕を足に巻きつけ、締めつけるように
肩はすくめず後方に引いて耳から遠ざける
両足をそろえ、土踏まずを軽く引き上げる意識をもつ
＊上記以外の効きどころに、股関節がある

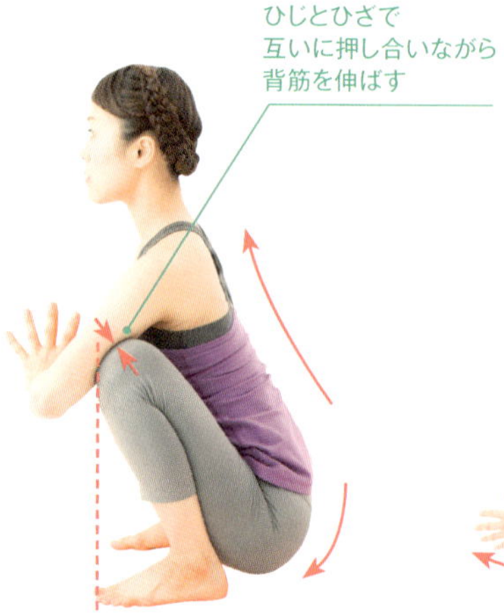
ひじとひざで互いに押し合いながら背筋を伸ばす

1 自然に呼吸

足を腰幅に開いてお尻を浮かせたまましゃがみ、胸の前で手を合わせる。下腹部は軽く引き上げ、肩甲骨を下げて。

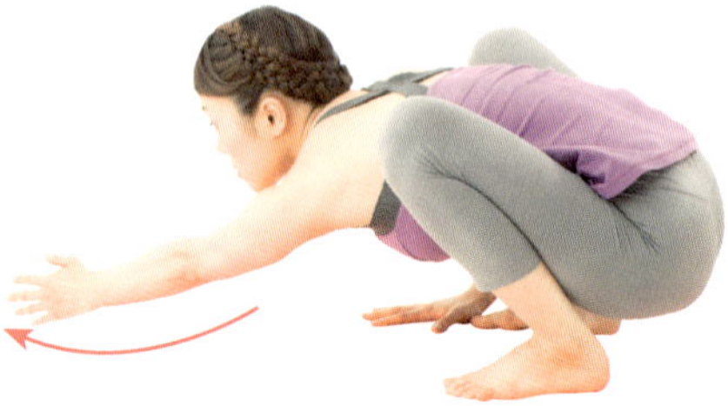

2 吸う

右手をつま先の側につき、息を吸いながら左腕を右斜め前に向かって伸ばす。

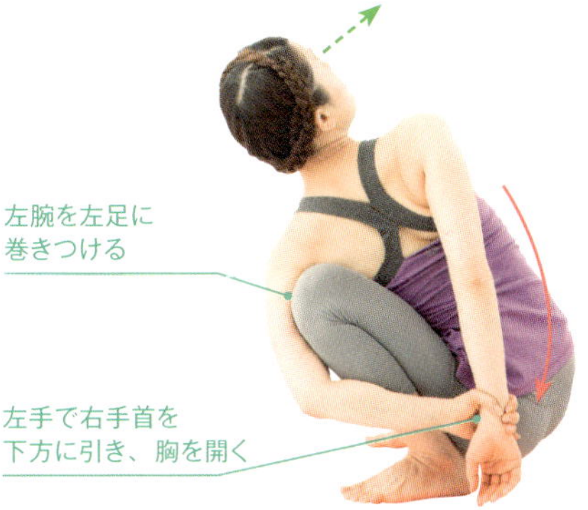
左腕を左足に
巻きつける
左手で右手首を
下方に引き、胸を開く

3 吐く

息を吐きながら、左腕を左ひざの外側から背中にまわす。右手も背中にまわし、左手で右手首をつかんで引っぱる。目線は斜め上に向け、3呼吸。1の姿勢に戻り、反対側も2〜3を同様に。

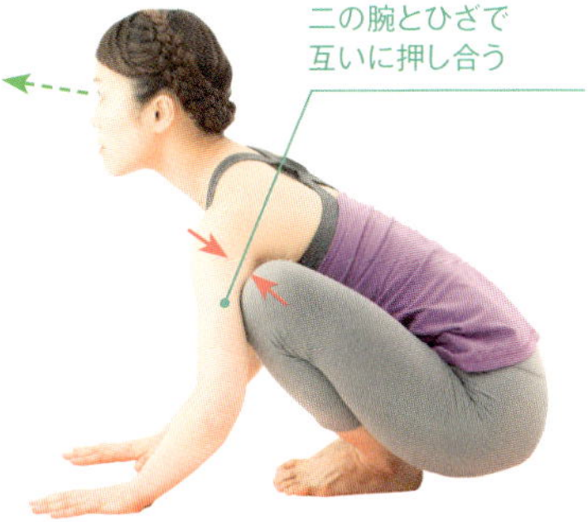
二の腕とひざで
互いに押し合う

4 吸う

上体を戻し、お尻を浮かせたまま両足の親指のつけ根とかかとをそろえてしゃがみ、土踏まずを引き上げる。両手を床について、息を吸う。

※かかとが床から浮く場合は、かかとの下に折りたたんだブランケット（p.28）を敷く。

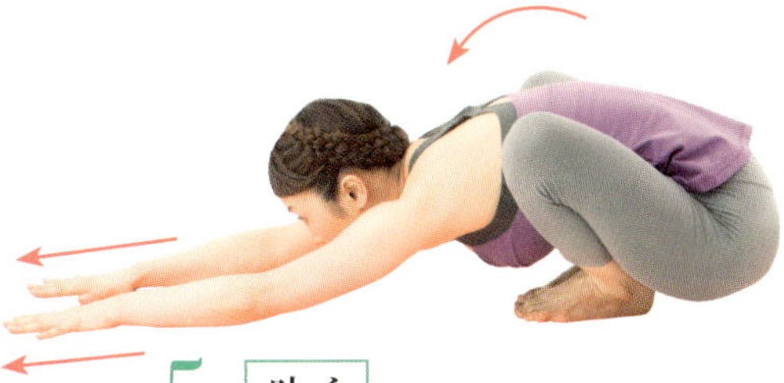

5 吐く

息を吐きながら上体を前に倒し、腕を前方に伸ばす。目線は指先へ。

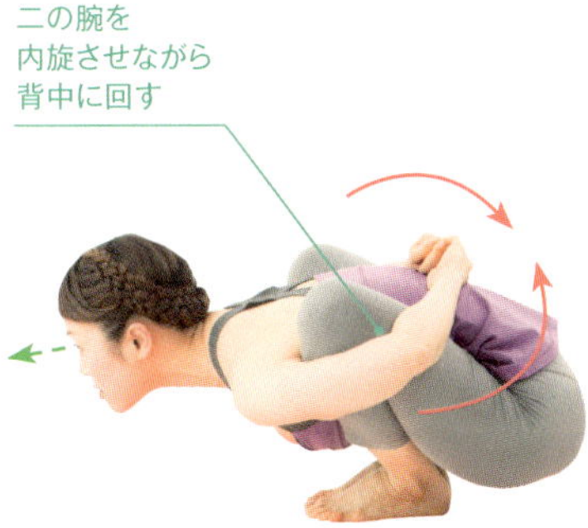
二の腕を
内旋させながら
背中に回す

6 吐く ▶ 3呼吸

息を吐きながら両腕を足の外側から背中にまわし、指を組む。顔を上げて目線を正面に向け、3呼吸。

＊背中で手を組めない場合は、背中にベルト（p.28）やタオルをまわし、両端をもつ。

ねじりのアーサナ

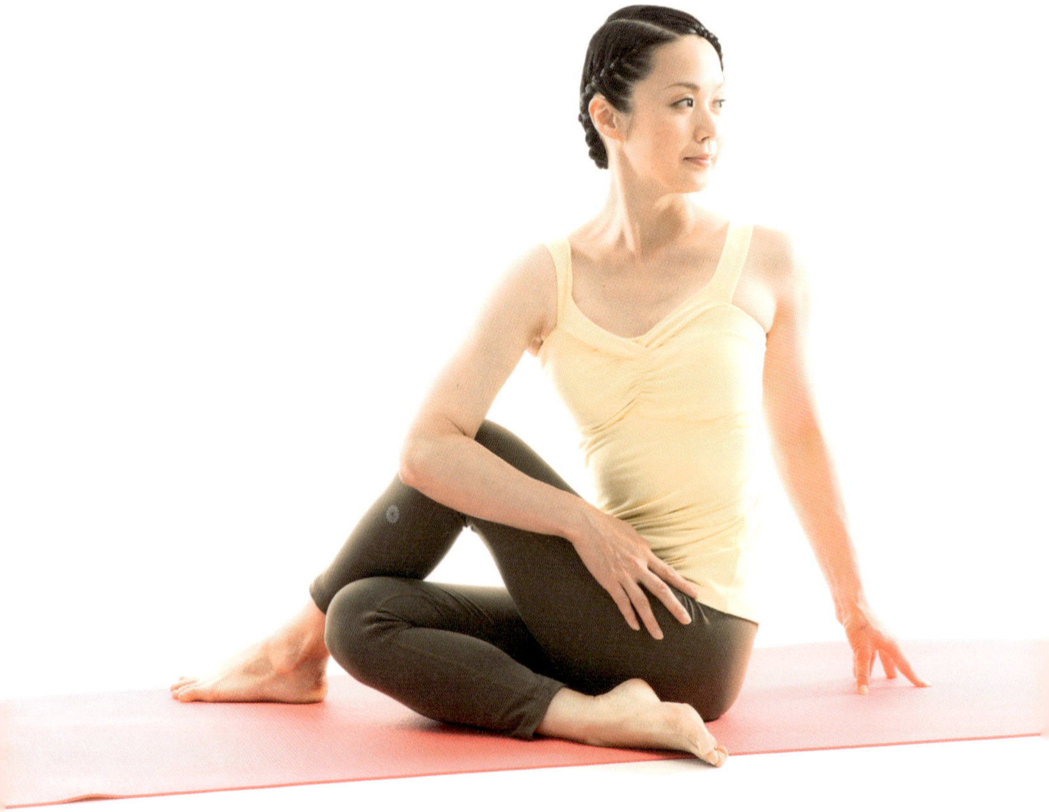

ねじりのアーサナとは

腹部をねじり、背骨に刺激を与えるポーズです。からだの中心に位置し、主要な臓器が集まる腹部をねじることで、臓器の働きが活発になります。体調面では便秘の解消、血行促進、お腹まわりの引き締めに効果的。精神面では緊張やイライラを緩和する、気持ちをすっきりさせるなどの効果が期待できます。

ねじりのアーサナを行うときは、吸う息で背筋を伸ばし、吐く息でねじりを深めましょう。初心者は、ねじったときに呼吸を止めてしまいがちなので意識して行なって。深い呼吸をくり返しながらねじることで臓器のぜん動運動が促され、より高い効果を得られます。

ねじりのアーサナを行うときのポイント

- ✔ 骨盤を安定させ、内臓からねじるイメージをもつ
- ✔ 手足を効果的に使い、からだ全体でねじりを深める
- ✔ 背骨を長くし、下方かららせん状にねじる意識をもつ
- ✔ エネルギーがからだの内から外に広がるイメージをもって、ねじる

ここで紹介する主なアーサナ 8

初級

中級

上級

安楽座のねじり 初級

【パリヴリッタ・スカ・アーサナ／ Parivrtta Sukhasana】

＊ Parivrtta は「ねじった」または「反転した」、Sukha は「楽な」の意味

ねじりの基本となるポーズで、安楽座（p.60）になって上半身をねじります。お腹を軽く引き上げ、体側を長く保つことで、ウエストの引き締めに効果を発揮します。

主な効果

- 姿勢を整える
- 股関節の柔軟性を高める
- ウエストを引き締める
- 気持ちを落ちつける

アドバイス

- お腹を天井に向かって引き上げ、体側を伸ばしながら行うと、背筋が伸びる
- 3の姿勢のあと正面にからだを戻して両手を腰の後ろにつき、軽く目を閉じてからだの変化を見守る。心が静まり、瞑想の準備に最適

［完成ポーズ］

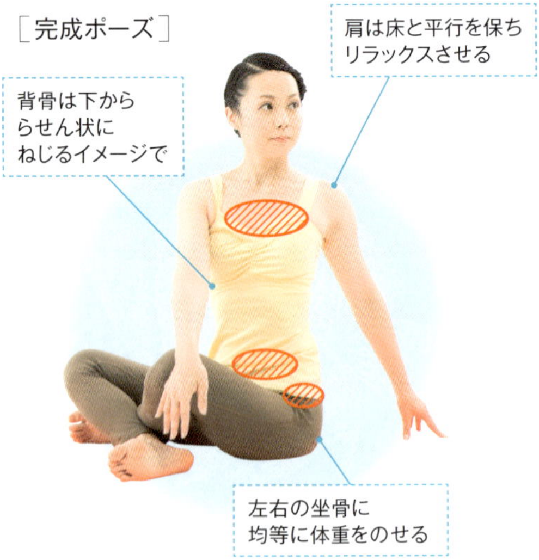

背骨は下から
らせん状に
ねじるイメージで
肩は床と平行を保ち
リラックスさせる
左右の坐骨に
均等に体重をのせる

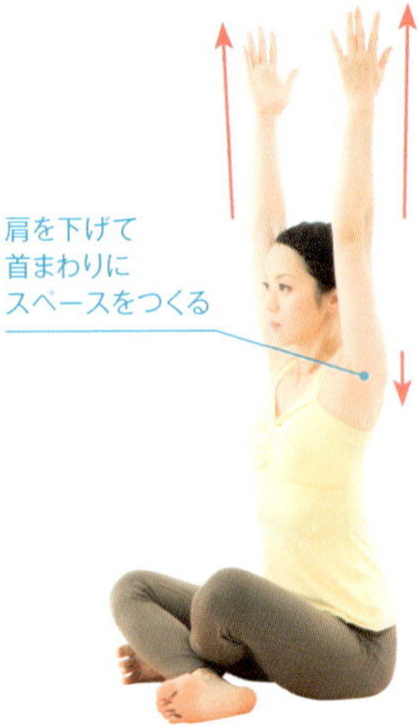

肩を下げて
首まわりに
スペースをつくる

1 吸う

安楽座（p.60）になり、息を吸いながら両手を天井に向かって伸ばす。てのひらは内側に向けて。

＊骨盤が安定しない場合は、お尻の下にブランケット（p.28）を敷く。

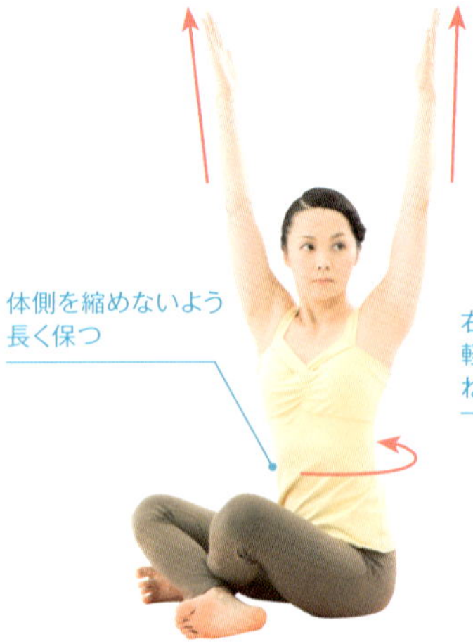

体側を縮めないよう
長く保つ

2 吐く

息を吐きながら、上体を左にねじる。真っすぐに伸ばした背骨をらせん状にねじるイメージで、両脇腹を長く保つ。

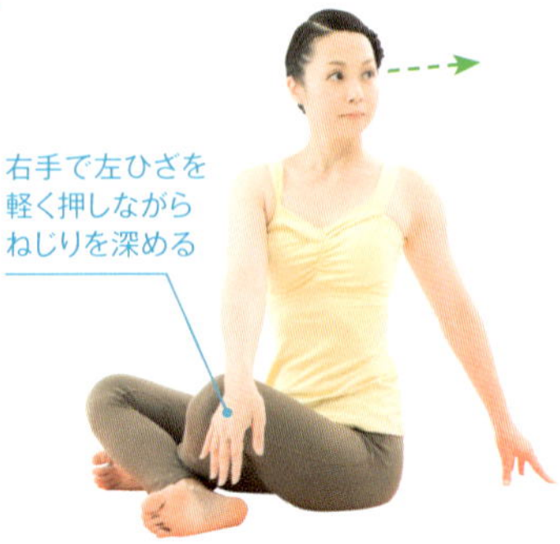

右手で左ひざを
軽く押しながら
ねじりを深める

3 3呼吸

右手を左ひざの外側に、左手を後方の床に置いて、ねじりをさらに深める。この姿勢で3呼吸。反対側も1〜3を同様に。

ねじりのポーズ 初級

【アルダ・マッツェンドラ・アーサナ／ Ardha Matsyendrasana】
＊ Ardha は「半分」、Matsyendra は「偉大なヨギーの名前（魚の王様という意）」の意味

骨盤を正面に向けたままねじり、深い呼吸を繰り返すことで、内臓が活性化されて消化・吸収機能が高まります。からだの内側と外側がほぐれていく心地よさを感じながら行いましょう。

［完成ポーズ］

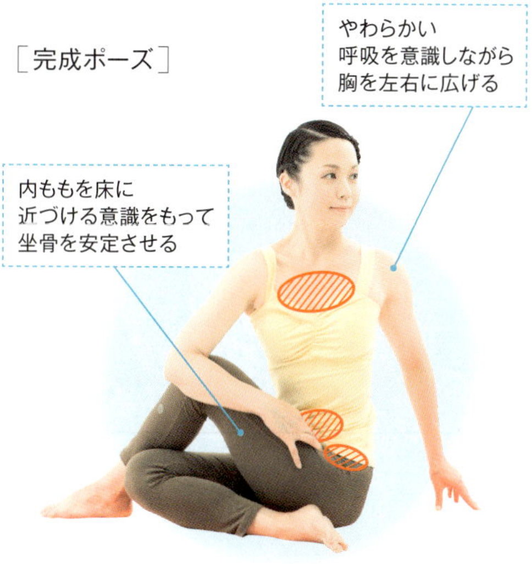

やわらかい
呼吸を意識しながら
胸を左右に広げる
内ももを床に
近づける意識をもって
坐骨を安定させる

主な効果

- 便秘を緩和する
- ウエストを引き締める
- 腰痛を緩和する
- 集中力を高める

アドバイス

- 吸う息で背骨をしっかり伸ばし、吐く息で坐骨を床に根づかせると自然にねじりが深まる。この感覚がつかめると、正しい姿勢でねじることができる

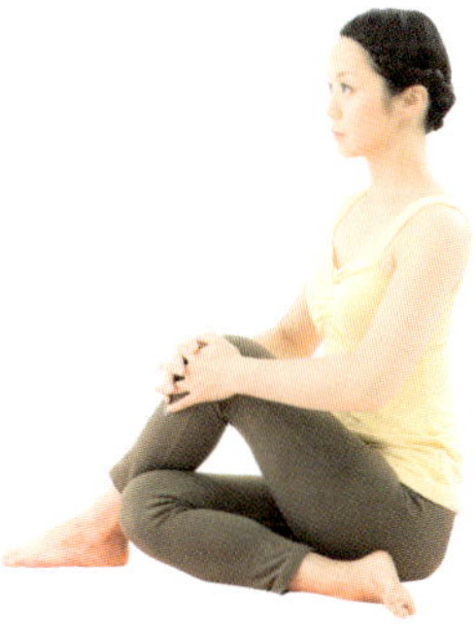

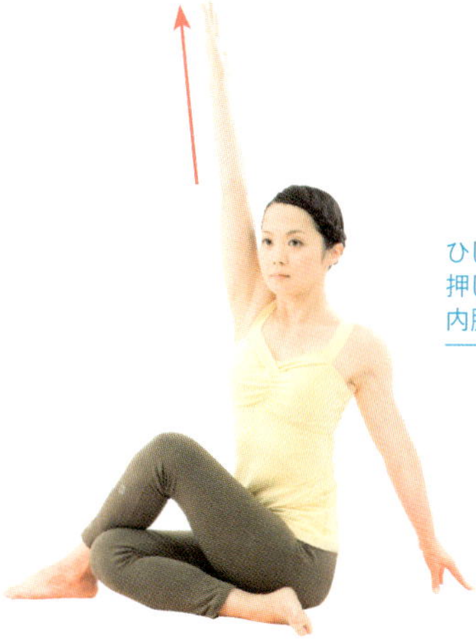

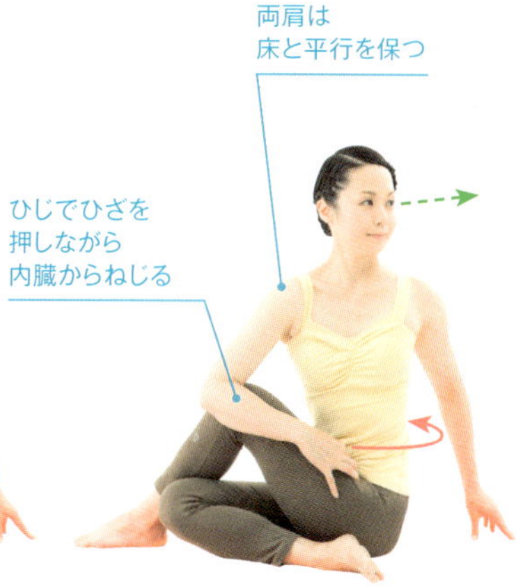

両肩は
床と平行を保つ
ひじでひざを
押しながら
内臓からねじる

1 吐く

右ひざを曲げ、かかとがお尻の左側にくるようにして座る。左ひざは立てて右ひざの外側に足をつく。左ひざの上で手を組み、ひと息吐いて。

2 吸う

息を吸いながら右手を天井に向かって伸ばし、体側を引き上げる。お尻が浮かないよう、左右の坐骨をしっかり床につける。

3 吐く ▶ 3呼吸

息を吐きながら右ひじを左ひざの外側にかけ、太ももに添える。ウエストから上半身をねじり、3呼吸。足を入れ替えて1〜3を同様に。

ワニのポーズ 初級

【ジャタラ・パリヴァルタナ・アーサナ／ Jathara Parivartanasana】
＊ Jathara は「腹」または「胃」、Parivartana は「ねじる」の意味

横に倒す足の動きが、ワニが左右にしっぽを振る動きに似ていることからこの名がついたそう。背骨に適度な刺激を与えることで、心身の緊張をほぐしてリラックスさせてくれます。

主な効果

・腰痛を緩和する
・便秘を緩和する
・気持ちを落ちつける
・不眠を緩和する

アドバイス

・3の姿勢のときに両ひざを胸に近づけると、背骨の緊張が緩み、胸が解放されてよりリラックスできる
・プログラムのあとのクールダウン（p.35）として行うことも

［完成ポーズ］

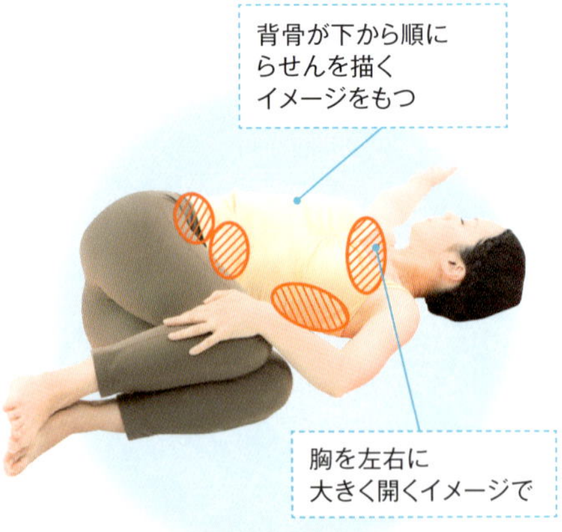
背骨が下から順に
らせんを描く
イメージをもつ
胸を左右に
大きく開くイメージで

＊上記以外の効きどころに、背骨がある

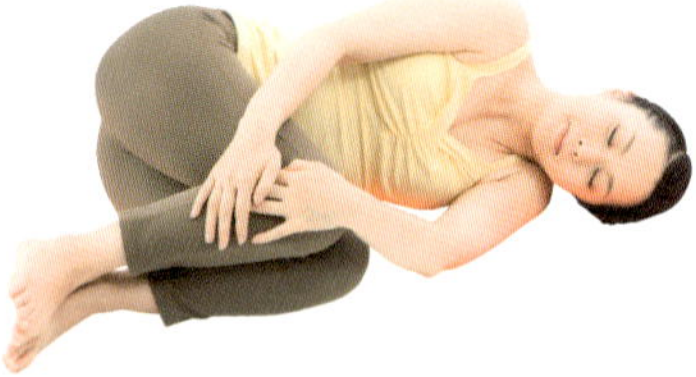

1 吐く

左向きにゴロンと横になり、両足をそろえて曲げる。息を吐きながらひざを抱えて。全身の力を抜き、目は閉じる。

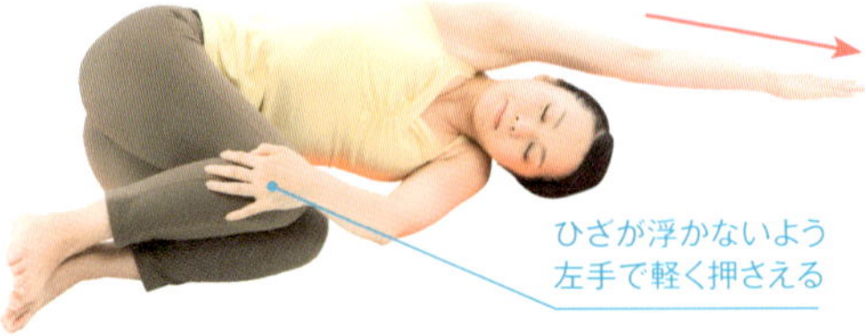
ひざが浮かないよう
左手で軽く押さえる

2 吸う

左手で右ひざを押さえ、息を吸いながら右手を頭上に向かって伸ばす。

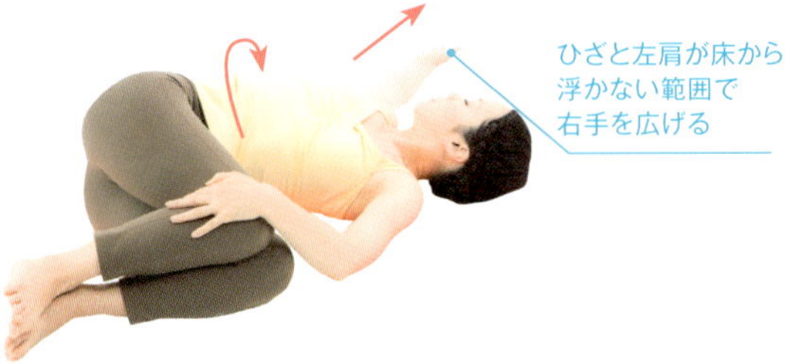
ひざと左肩が床から
浮かない範囲で
右手を広げる

3 吐く ▶ 3呼吸

息を吐きながら、右手を開いて背中側に伸ばし、上半身をねじる。右のてのひらは天井に、顔は伸ばした手の方向に向けて。この姿勢で3呼吸。反対側も1〜3を同様に。

腰かけねじりのポーズ 初級

【パリヴリッタ・ウットゥカータ・アーサナ／ Parivrtta Utkatasana】
＊ Parivrtta は「反転した」または「ねじった」、Utkata は「力強い」の意味

椅子に腰かけるイメージで腰を落とし、上半身をねじるポーズです。お腹と足が鍛えられ、ポーズを終えたあとは気分が爽快になります。ウエストやヒップのシェイプアップ効果も。

［完成ポーズ］

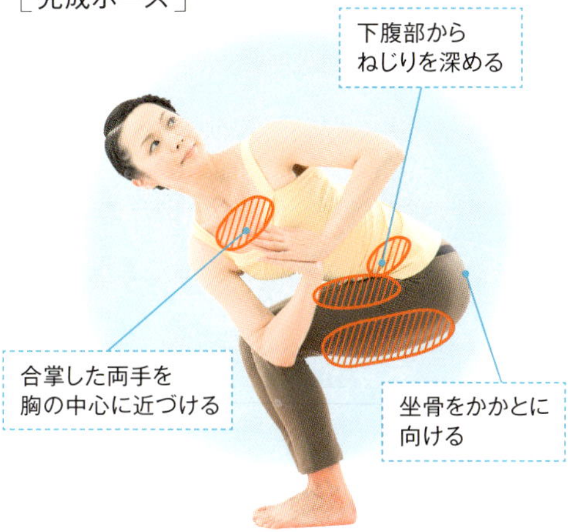
下腹部から
ねじりを深める
合掌した両手を
胸の中心に近づける
坐骨をかかとに
向ける

主な効果

- 太ももを引き締める
- お腹を引き締める
- 内臓の働きを高める
- 気持ちをすっきりさせる

アドバイス

- ねじったときに下腹部を引き締めると、下半身が動かず安定する
- 3の姿勢から、ねじった方向と逆の足を引いて、三角のポーズⅣ(p.86)の3に移行すると、より体幹が鍛えられる

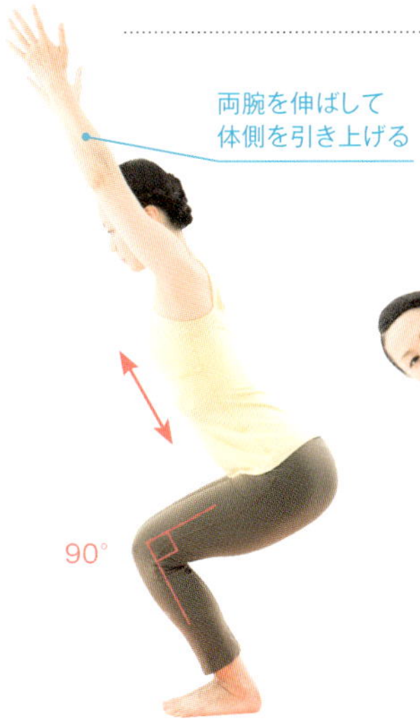
両腕を伸ばして
体側を引き上げる
90°

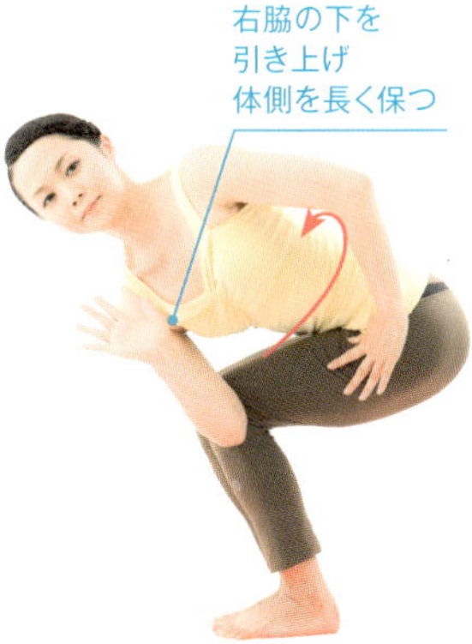
右脇の下を
引き上げ
体側を長く保つ

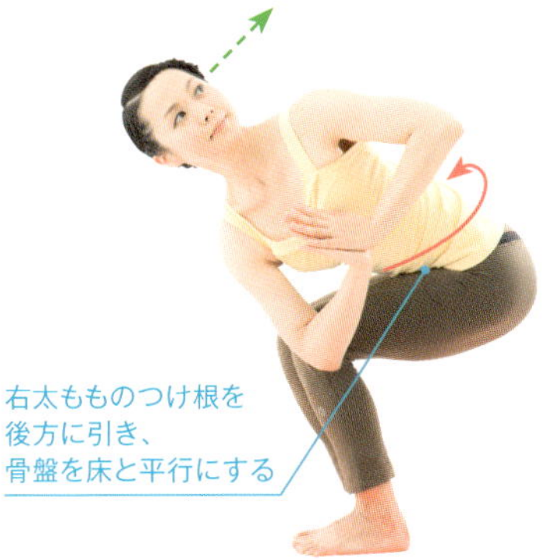
右太もものつけ根を
後方に引き、
骨盤を床と平行にする

1 吸う ▶ 吐く

足をそろえて立ち、息を吸いながら腕を前方に伸ばす。息を吐きながらひざを90度に曲げて腰を落とし、両腕を天井に向かって伸ばす。

2 吸う

息を吸いながら上半身を左にねじり、右ひじを左ひざの外側にかける。左手は左の太ももに添え、肩を後ろに引いて胸を開いて。

3 吐く ▶ 3呼吸

息を吐きながら、胸の前で手を合わせてねじりを深める。目線は斜め上に向け、3呼吸。反対側も1～3を同様に。

三角のポーズⅣ 中級

【パリヴリッタ・パールシュヴァ・コーナ・アーサナ／ Parivrtta Parsvakonasana】
＊ Parivrtta は「反転した」、Parsva は「横腹」、kona は「角度（をつける）」の意味

立位のアーサナ、三角のポーズ（p.50）のバリエーションのひとつ。初心者でも無理なく行えることから、スタジオなどで行われるプログラムでも頻出するポーズです。全身をくまなく伸ばし、大きな直角三角形をつくるイメージで行いましょう。
柔軟性、平衡感覚、筋力をバランスよく使うことで、全身に充足感を得られます。腹部に大きくねじりを加えて内臓を刺激するため、内臓の働きが活発になり、消化促進や便秘を緩和する効果も期待できます。

主な効果

- 全身の疲労を緩和する
- お尻を引き締める
- 便秘を緩和する
- 気持ちを前向きにする

アドバイス

- 下腹部を引き締めることで下半身が床に根づき、より姿勢が安定する
- 伸ばした手と後ろに引いた足が前後に引っぱられるように姿勢を保つと全身が伸びる

［完成ポーズ］

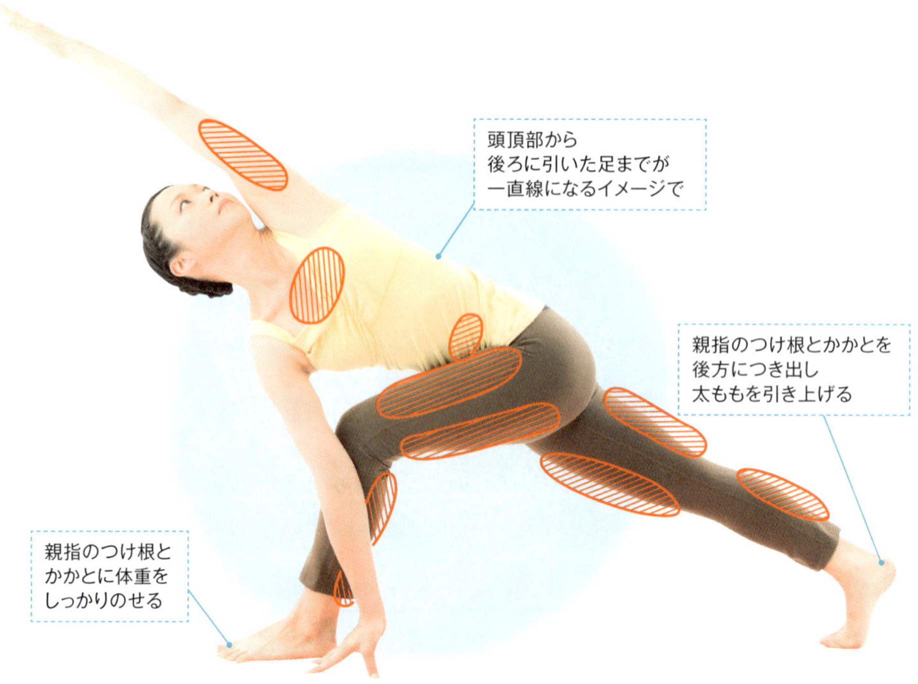
頭頂部から
後ろに引いた足までが
一直線になるイメージで
親指のつけ根とかかとを
後方につき出し
太ももを引き上げる
親指のつけ根と
かかとに体重を
しっかりのせる

＊上記以外の効きどころに、背骨がある

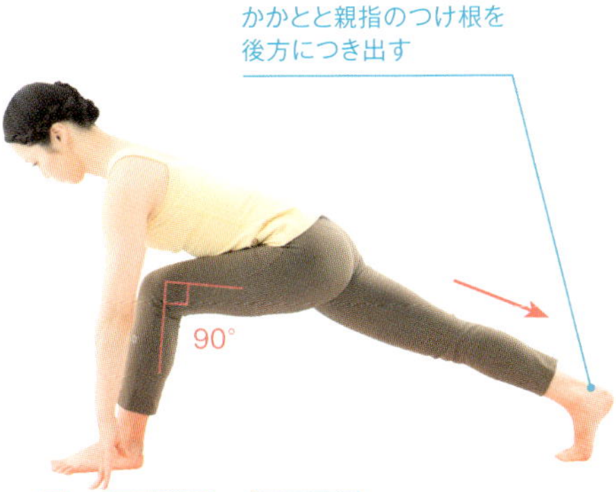
かかとと親指のつけ根を
後方につき出す
90°

1 吸う ▶ 吐く

山のポーズ(p.40)で立ち、手は腰に置く。息を吸いながら、右足を大きく後ろに引いて腰を落とし、左ひざは90度に曲げる。左足の両脇に手をついて、息を吐く。

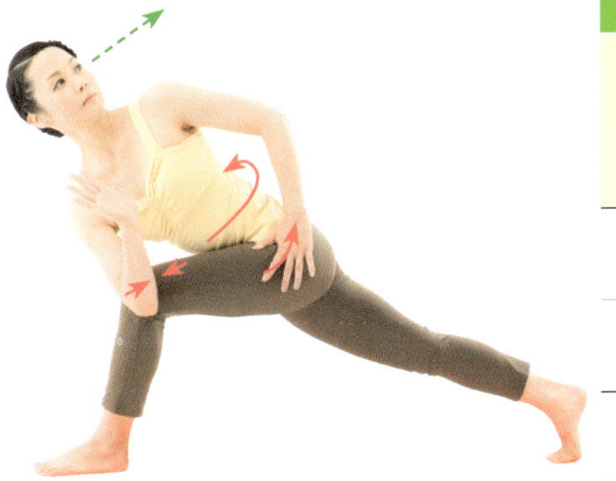

2 吸う

息を吸いながら右ひじを左ひざの外側にあて、ひじとひざで押し合いながら上体を引き上げる。左手は左足のつけ根に置き、体側が縮まないよう後方に引いて。

＊下半身が安定しない場合は、右ひざから甲にかけてを床について行う。

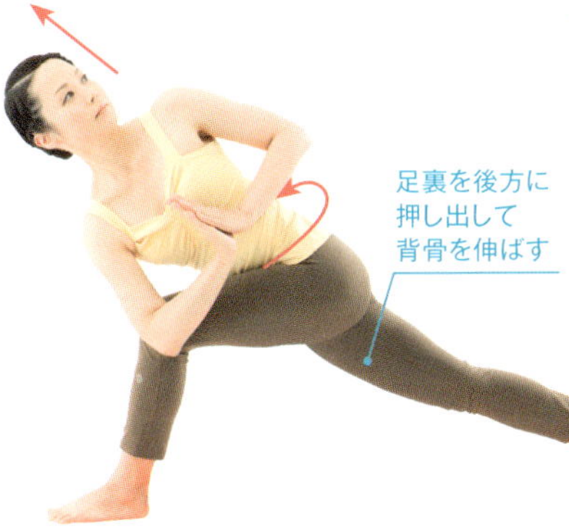
足裏を後方に
押し出して
背骨を伸ばす

3 吐く

息を吐きながら胸の前で手を合わせ、右の体側を左の内ももに近づけるようにしてねじりを深める。このとき、右の骨盤が下がらないように意識して。

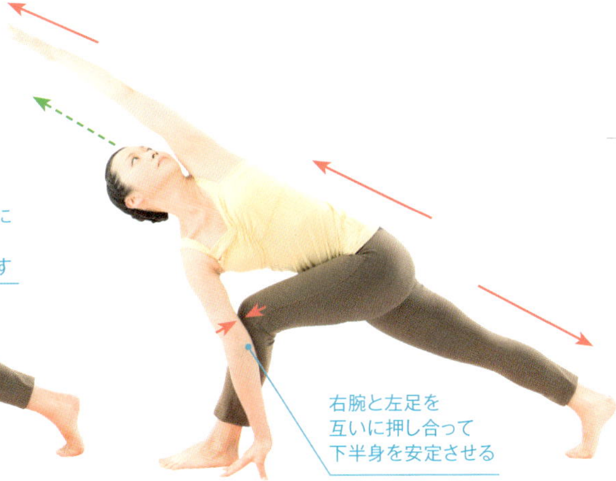
右腕と左足を
互いに押し合って
下半身を安定させる

4 吐く ▶ 3呼吸

息を吐きながら右手を左足の外側につき、左手を体側に添って伸ばす。目線は左手の指先に。この姿勢で3呼吸。足を入れ替えて1〜4を同様に。

三角のポーズⅡ　中級

【パリヴリッタ・トリコーナ・アーサナ／ Parivrtta Trikonasana】
＊ Parivrtta は「反転した」、Trikona は「三角」の意味

三角のポーズ（p.50）にねじりを加えたポーズです。パワーヨガを象徴するポーズのひとつで、「三角ねじりのポーズ」とよばれることも。
後ろ足から上半身に向かってねじりを深めることで、足首から腰、背骨、肩まで全身を伸ばすことができます。頭、指先、足先の末端があらゆる方向に伸びる意識をもちながら行うと、バランス感覚が整う、平衡感覚が身につくなどの効果が期待できます。そのほか、腰や背中の疲れを解消する、イライラした心を鎮めるといった効果も。

主な効果

- お腹を引き締める
- 足全体を引き締める
- ストレスを軽減する
- 集中力を高める

アドバイス

- 前に出した足のひざを軽く曲げたり、足幅をせばめたりすると、下半身が安定しやすくなる
- ひざをつっぱると筋を傷める原因に。負担を感じたらひざを軽く曲げて行う

［完成ポーズ］

両腕は、床から
天井に向かって
一直線にする
前の足のつけ根の外側と
後ろの足の内ももを
後方に引く意識をもつ
後ろ足を強く踏み込み、
ここからねじりが
はじまるイメージをもつ
親指のつけ根で
床を押し、
太ももの前面を
引き上げる

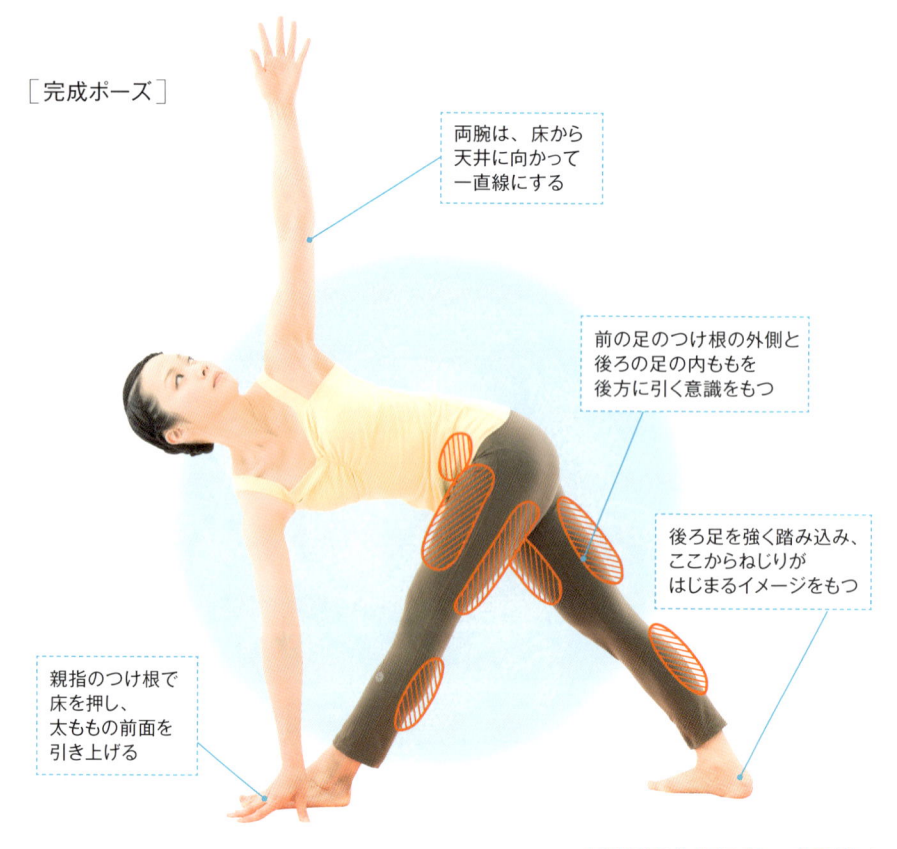

＊上記以外の効きどころに、背骨がある

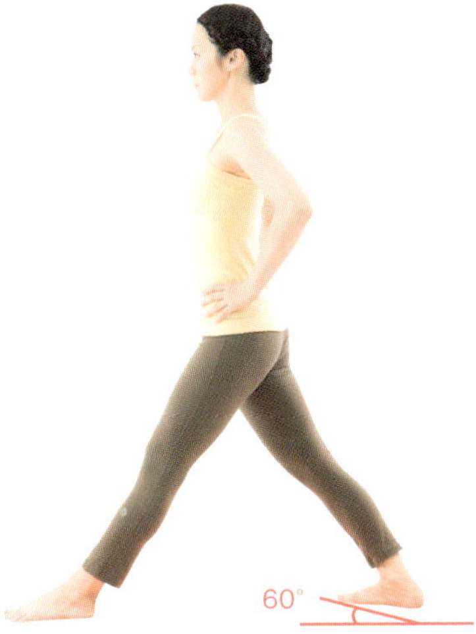
60°

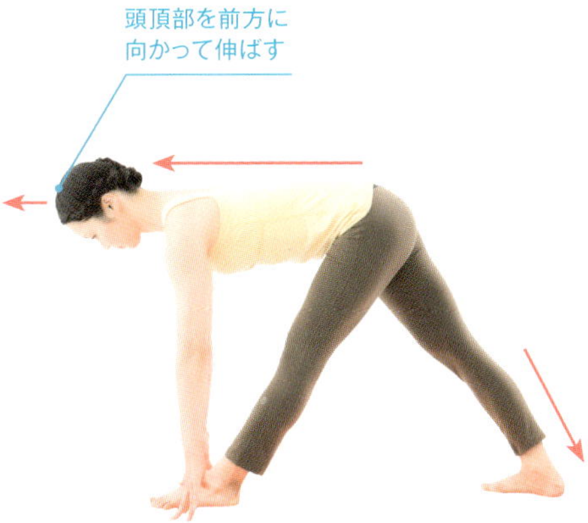
頭頂部を前方に
向かって伸ばす

1 吸う ▶ 吐く

山のポーズ（p40）で立ち、手は腰に置く。息を吸いながら右足を後ろに引いて、右のつま先を約60度外側に向ける。手は腰に置き、両ひざをゆったり伸ばして骨盤は正面に向けて。

2 吸う

息を吸いながら、背筋を伸ばしたまま上体を倒す。肩の真下に手をつき、お腹を引き上げ、上体を床と平行にする。

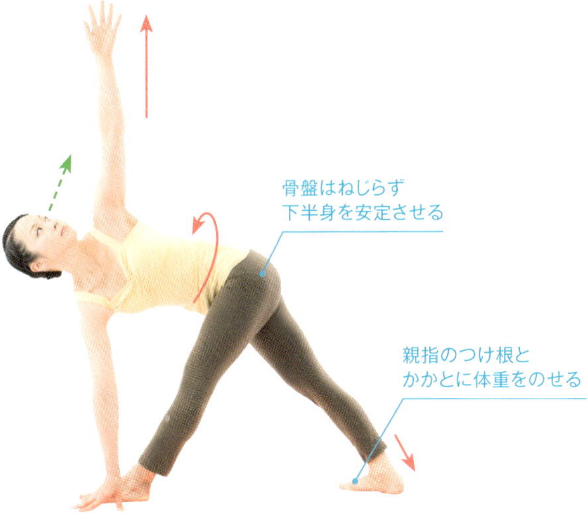
骨盤はねじらず
下半身を安定させる
親指のつけ根と
かかとに体重をのせる

3 吐く ▶ 3呼吸

息を吐きながら右手を左足の外側につき、上体をねじって左腕を天井に向かって伸ばす。てのひらは正面に向けて。目線は指先に向け、3呼吸。足を入れ替えて1〜3を同様に。

＊右手が床につかない場合は、手の下にブロック（p.28）を置く。

半月ねじりのポーズ 中級

【パリヴリッタ・アルダ・チャンドラ・アーサナ／Parivrtta Ardha Chandrasana】

＊ Parivrtta は「反転した」、Ardha は「半分」、Candra は「光り輝くもの」の意味

大井に向かって伸ばした手の指先から、上げた足のつま先、床についた足、床に下ろした手の指先を結ぶと半月を描くことからこの名でよばれています。見た目はシンプルですが、片足を上げて骨盤の平衡状態を保つ必要があるため、難易度は高め。
下半身を安定させて上体をねじることで、体幹と全身の筋力をくまなく鍛えることができます。また、骨盤まわりに刺激が与えられて血流が促進されるので、代謝がよくなる、月経痛や便秘を緩和するといった効果も。

主な効果

- ウエストを引き締める
- ふくらはぎを引き締める
- 便秘を緩和する
- 集中力を高める

アドバイス

- 下腹部を引き締め、からだの中心軸を意識することでポーズが安定する
- 英雄のポーズⅢ（p.54）や三角のポーズⅡ（p.88）を行なってバランス感覚を養うことで、姿勢がキープしやすくなる

［完成ポーズ］

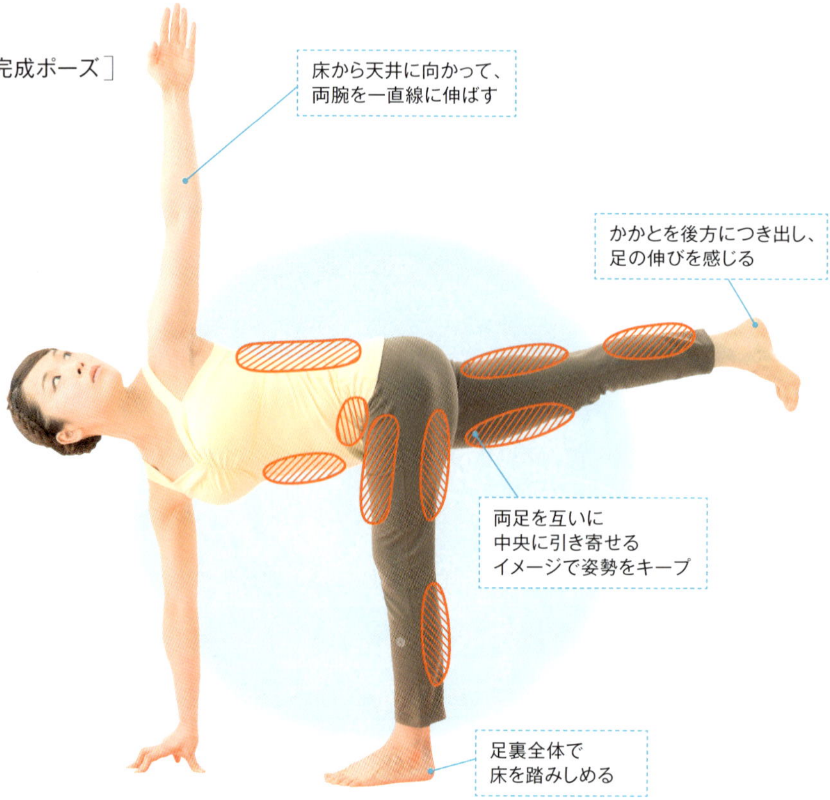

床から天井に向かって、両腕を一直線に伸ばす
かかとを後方につき出し、足の伸びを感じる
両足を互いに中央に引き寄せるイメージで姿勢をキープ
足裏全体で床を踏みしめる

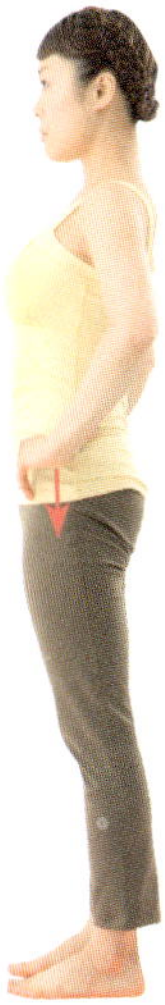

1 自然に呼吸

山のポーズ（p.40）で立ち、手は腰に置いて下半身を床に根づかせる。

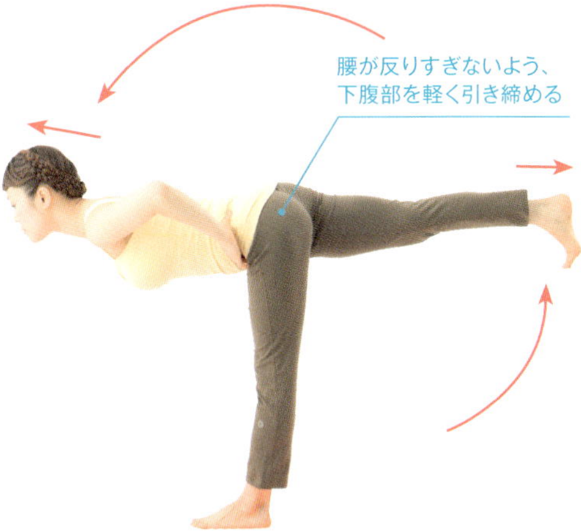
腰が反りすぎないよう、
下腹部を軽く引き締める

2 吐く

息を吐きながら股関節から上体を倒し、右足を後ろに引き上げて床と平行にする。このとき、右の内ももを天井に向かって引き上げ、骨盤を床と平行に保つ。

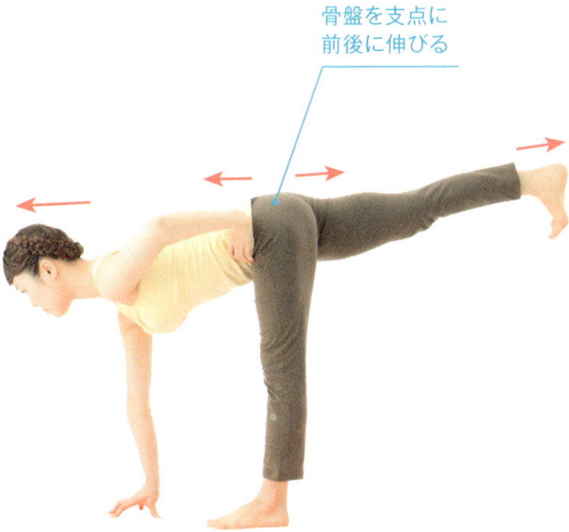
骨盤を支点に
前後に伸びる

3 吐く

息を吐きながら右手を肩の真下の床に置く。頭頂部を前に伸ばすと同時に、右足のかかとを後方につき出す。

＊右手を床につくのが難しい場合は、手の下にブロック（p.28）を置く。

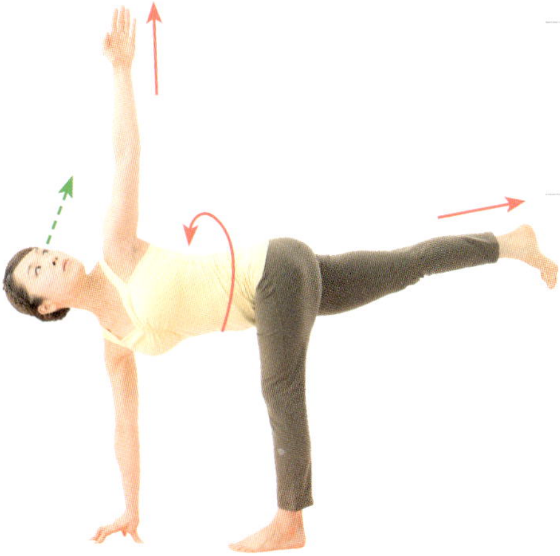

4 吐く ▶ 3呼吸

息を吐きながら左腕を真っすぐ天井に向かって伸ばし、上体のねじりを深める。目線は左の指先を見つめ、3呼吸。足を入れ替えて1〜4を同様に。

＊左手を伸ばして姿勢がキープできない場合は、腰に置いたまま上体をねじる。

ねじりのポーズのバリエーション 上級

【マリーチ・アーサナC／MarichyasanaC】
＊Marichy は「太陽神一族の賢者、マリーチ」の意味

片ひざを立てて、下腹部と背骨を深くねじるポーズです。サンスクリット名の「マリーチ」は、インドで信仰されているヒンドゥーの太陽神一族の賢者で、宇宙の創造神ブラフマーの息子。4種類あるマリーチをたたえるアーサナは、片ひざを立てて行うという共通点をもちます。
このポーズは、肩の柔軟性を高めて肩甲骨まわりの血流を促進するため、肩こりを緩和する効果が期待できます。また、上半身を下腹部からしっかりねじることで、内臓の働きが活性化し、便秘を緩和する効果も。

主な効果

- 姿勢を整える
- 肩甲骨の柔軟性を高める
- 内臓の働きを高める
- 気持ちをすっきりさせる

アドバイス

- 無理をすると、骨盤周辺や仙骨を痛めることも。自分の柔軟性に応じ、無理のない範囲で行なって
- このポーズの前に腰かけねじりのポーズ(p.85)を行うと、坐骨や骨盤が安定する

［完成ポーズ］

体側を長く保ち、胸を左右に開く
下腹部からねじりを深めていく
太ももの裏を床に押しつけ、かかとに向かって押し出す意識をもつ
右足裏の内側でしっかりと床を押して下半身を安定させる

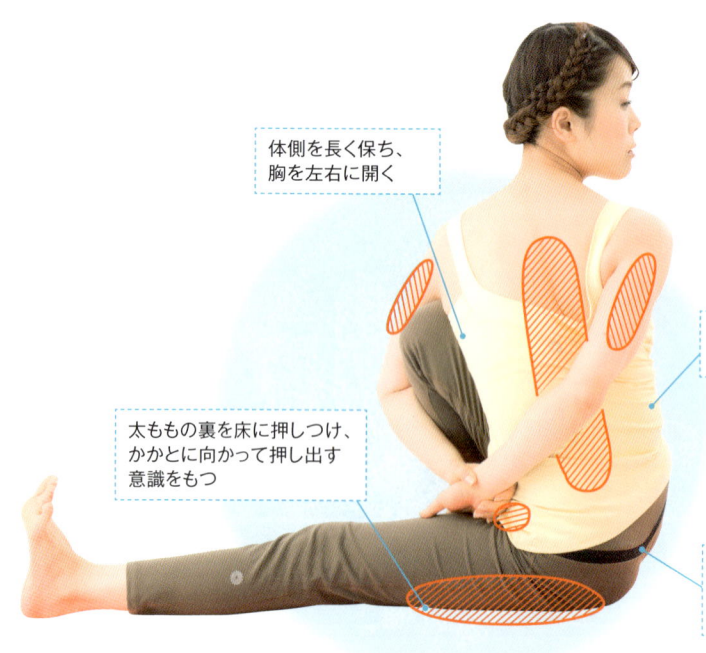

＊上記以外の効きどころに、足のつけ根がある

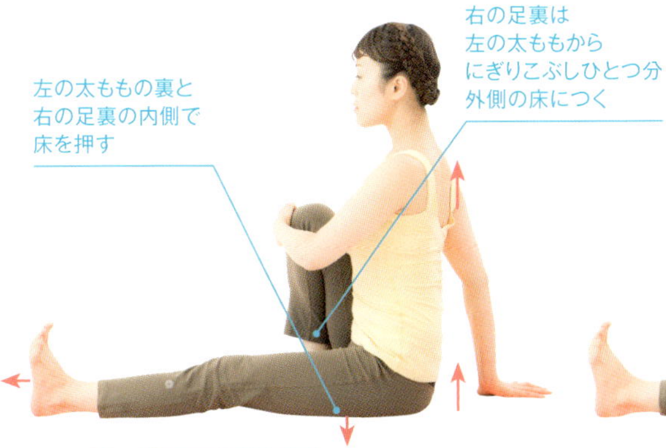
左の太ももの裏と
右の足裏の内側で
床を押す
右の足裏は
左の太ももから
にぎりこぶしひとつ分
外側の床につく

1 自然に呼吸

杖のポーズ(p.67)で座る。右ひざを立てて左手で抱え、胸に引き寄せて背筋を伸ばす。このとき、からだの前面を引き上げるのではなく、背中の上部をつり上げて体側を長く保つようにする。

＊背骨が伸びている感覚が得られない場合は、お尻の下にブランケット(p.28)を敷く。

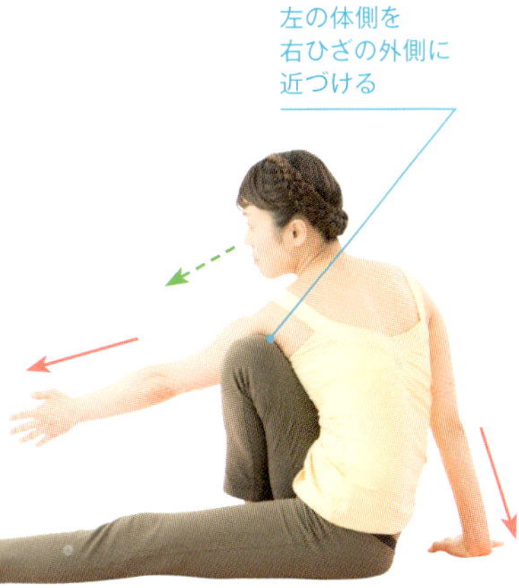
左の体側を
右ひざの外側に
近づける

2 吸う

息を吸いながら右手で床を押し、左腕を右ひざの外側にかけて右斜め前に向かって伸ばす。

＊慣れないうちはこの姿勢から左ひじを曲げ、顔の前で片手拝みをして完成とする。

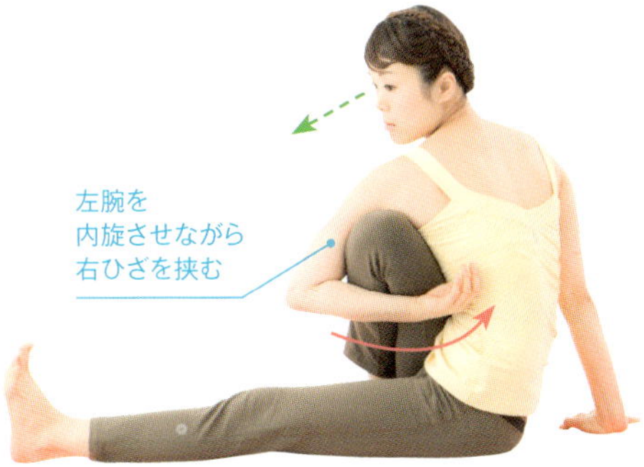
左腕を
内旋させながら
右ひざを挟む

3 吐く

息を吐きながら左腕を右足に巻きつけ、締めつけながら背中にまわす。目線は肩越しに左のつま先へ向けて。

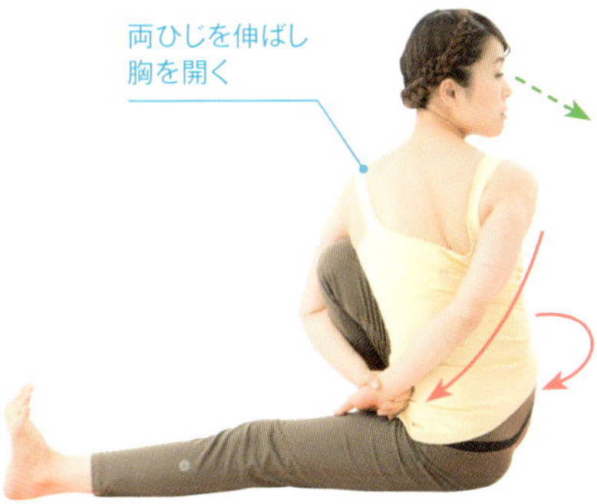
両ひじを伸ばし
胸を開く

4 吐く ▶ 3呼吸

息を吐きながら右手を床から離して背中にまわし、左手で右手首をつかんでねじりを深める。目線は後方に向け、3呼吸。足を入れ替えて1〜4を同様に。

バランスのアーサナ

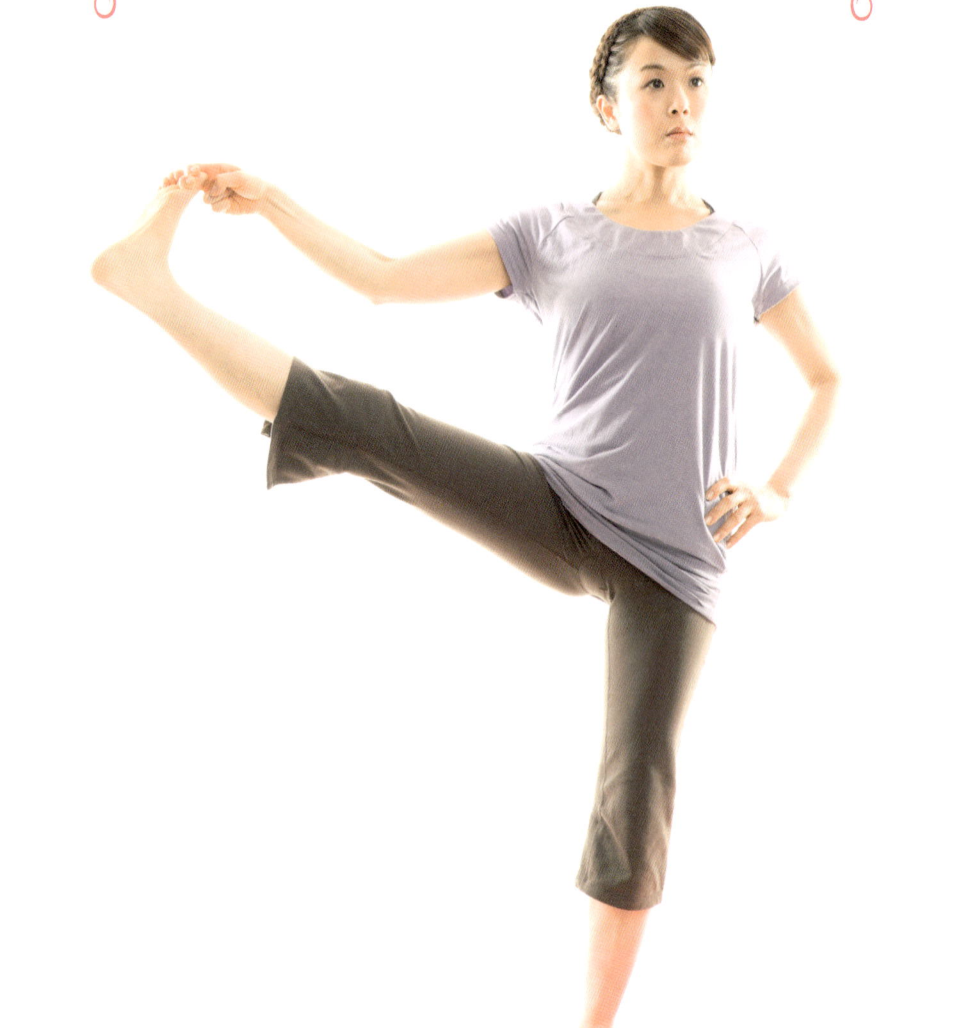

バランスのアーサナとは

　足や手で体重を支えてバランスをとるアーサナです。集中力を高める、体幹を鍛える、姿勢や歩き方を美しくするなどの効果が期待できます。カラスのポーズや賢者のバランスポーズといった、手で体重を支える「アームバランス」のポーズは、恐怖心を伴いますが、克服することで自分への信頼が生まれます。また、全身のシェイプアップ効果も絶大です。

　体幹が整い、体重をのせる場所を意識できるようになれば、小さな力でポーズをキープできます。手や足の力だけでバランスをとろうとすると、からだに余計な力が入ってけがの原因になるので注意しましょう。

バランスのアーサナを行うときのポイント

- ✔ からだの左右、前後、上半身と下半身の重心の位置を確認しながらポーズを深める
- ✔ 足でバランスをとるポーズは、親指、小指のつけ根、かかとの外側、内側の４点に均等に体重をのせ、土踏まずを引き上げる
- ✔ 緊張している場合はゆるめる、落ち込んでいる場合は前向きになるなど、感情も中庸を保つ

ここで紹介する主なアーサナ 8

立ち木のポーズ 初級

【ヴリクシャ・アーサナ／ Vricshasana】
＊ Vricshsa は「木」の意味

大地に根をはる木をイメージしてバランスをとるポーズです。からだの中心軸を感じながら行うことで、バランス感覚が養われ、姿勢を整える効果が得られます。

主な効果

・姿勢を整える
・足のむくみを緩和する
・集中力を高める
・気持ちを落ちつける

アドバイス

・足裏に意識を集中させると、姿勢が安定する
・3の姿勢のときに、枝葉を広げるように腕を左右に広げるなど、自分が心地よく感じる方法でバランスをとってもよい

［完成ポーズ］

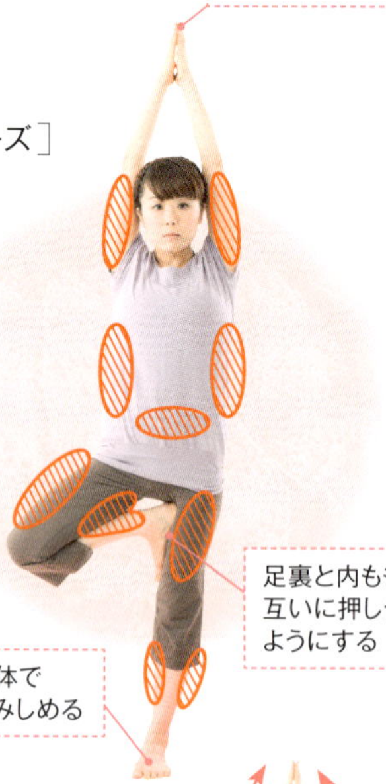

指先を天井に向け、全身を伸ばす
足裏と内ももを互いに押し合うようにする
足裏全体で床を踏みしめる

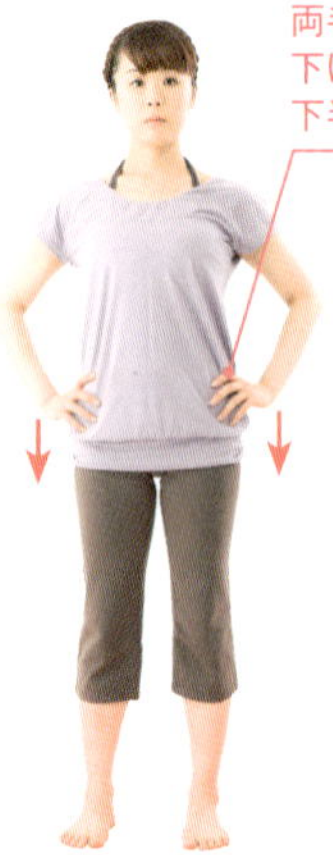

両手で骨盤を下げるようにして下半身を根づかせる

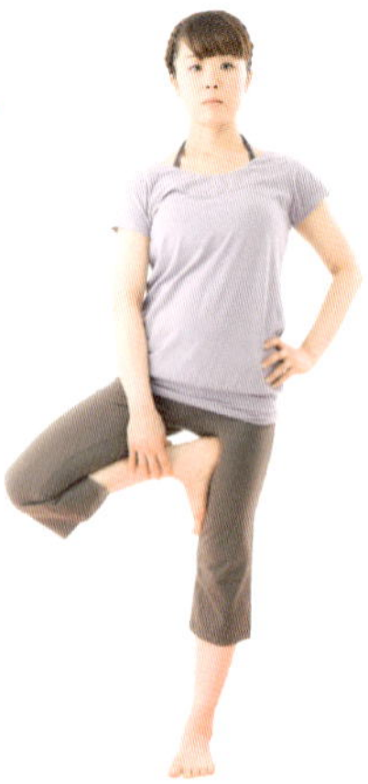

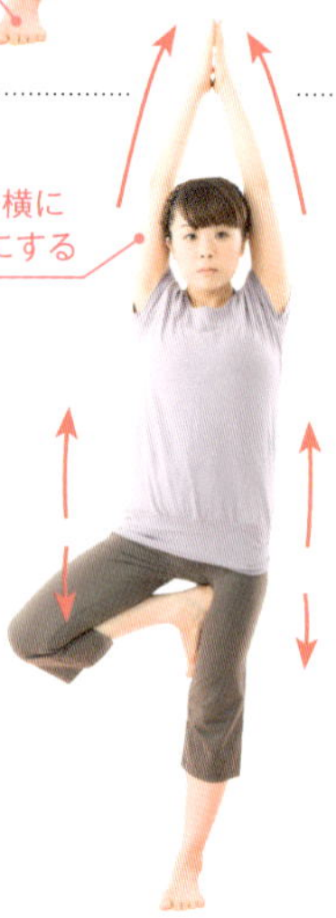

腕は耳の横にくるようにする

1 自然に呼吸

山のポーズ(p.40)で立ち、腰に手を置く。足裏を床に根づかせ、下半身を安定させる。

2 自然に呼吸

右手で右足首をつかみ、右の足裏を左太ももに当てる。右のつま先は床に向けて。
＊バランスがとれない場合は、右のつま先を床につけ、かかとを左足首に添える。

3 吐く ▶ 吸う ▶ 3呼吸

息を吐きながら胸の前で手を合わせ、吸いながら天井に向かって伸ばす。胸と背筋の伸びを感じながら3呼吸。足を入れ替えて1〜3を同様に。

壮美のポーズ 初級

【ナタラジャ・アーサナ／Natrajasana】
＊Nata は「踊り」、raja は「王様」の意味

サンスクリット名の「ナタラジャ」は、踊りの神様という意味をもち、力強さと優美さを兼ね備えたポーズです。腕、お腹、背中を伸ばすことで、スタイルアップ効果が期待できます。

主な効果

・足全体を引き締める
・お尻を引き締める
・冷えを緩和する
・気持ちを前向きにする

アドバイス

・軸足のひざをつっぱると筋を痛める原因に。軽く曲げるとひざに負担がかかりにくい
・3の姿勢の前に尾骨を床に向かって下げる意識をもつことで、腰への負担が軽減する

［完成ポーズ］

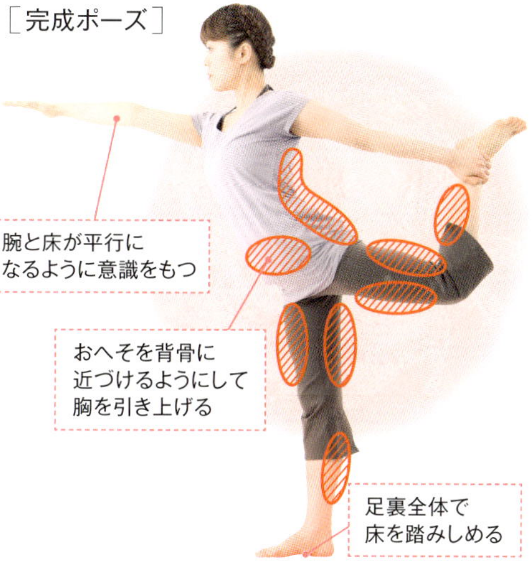
腕と床が平行に
なるように意識をもつ
おへそを背骨に
近づけるようにして
胸を引き上げる
足裏全体で
床を踏みしめる

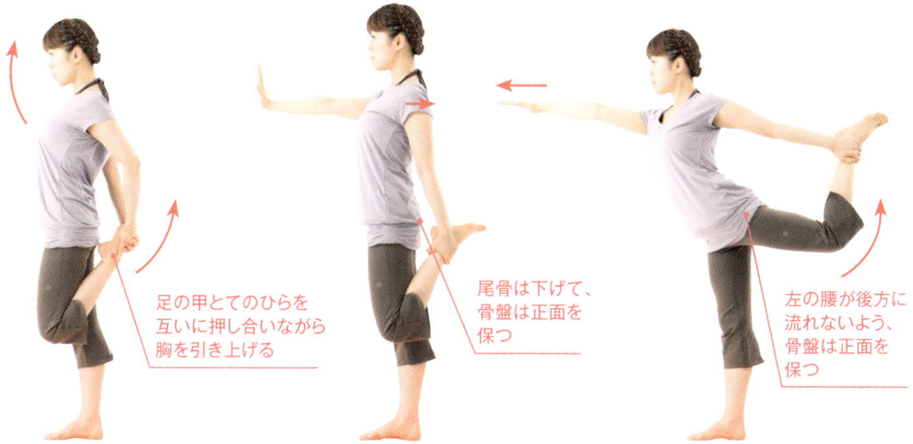
足の甲とてのひらを
互いに押し合いながら
胸を引き上げる
尾骨は下げて、
骨盤は正面を
保つ
左の腰が後方に
流れないよう、
骨盤は正面を
保つ

1 吸う

両足をそろえて立ち、左足を後ろに曲げて両手で甲をもつ。息を吸いながら胸を引き上げ、肩甲骨を寄せて。

2 吐く

左手で左足首を外側からつかみ、右手を正面に伸ばして息を吐く。てのひらを正面に向け、肩を後ろに引く。

3 吸う ▶ 3呼吸

息を吸いながら左足を後方に引き上げる。右手のてのひらは床に向けて前に伸ばし、3呼吸。足を入れ替えて1〜3を同様に。

一本足のポーズ 初級

【ウッティタ・ハスタ・パーダーングシュタ・アーサナ／ Utthita Hasta Padangusthasana】
＊ Utthita は「伸ばされた」、Hasata は「手」、Pada は「足」、Angustha は「足の親指」の意味

片足を上げて体側を伸ばし、一本足でバランスをとるポーズです。股関節の柔軟性を高めるとともに、平衡感覚とバランス感覚を同時に養うことができます。
上げた足側の体側は縮めないようにし、骨盤を水平に保つことが大切。そうすることで、腰が心地よく伸びていく感覚が得られます。足やお尻の引き締め効果が期待できるほか、股関節の柔軟性が高まって血流が促進され、内臓や婦人科系の不調が緩和。バランスをとりながら姿勢をキープすることで、集中力もアップします。

主な効果

- 足全体を引き締める
- 婦人科系の不調を緩和する
- 気持ちをすっきりさせる
- 集中力を高める

アドバイス

- 上げた足の方の体側を縮めないように、骨盤を床と平行に保つと姿勢が安定しやすい
- このポーズの前に仰向けの一本足のポーズ（p.66）を行うと、上げた足の力を拮抗させる感覚がつかみやすい

［完成ポーズ］

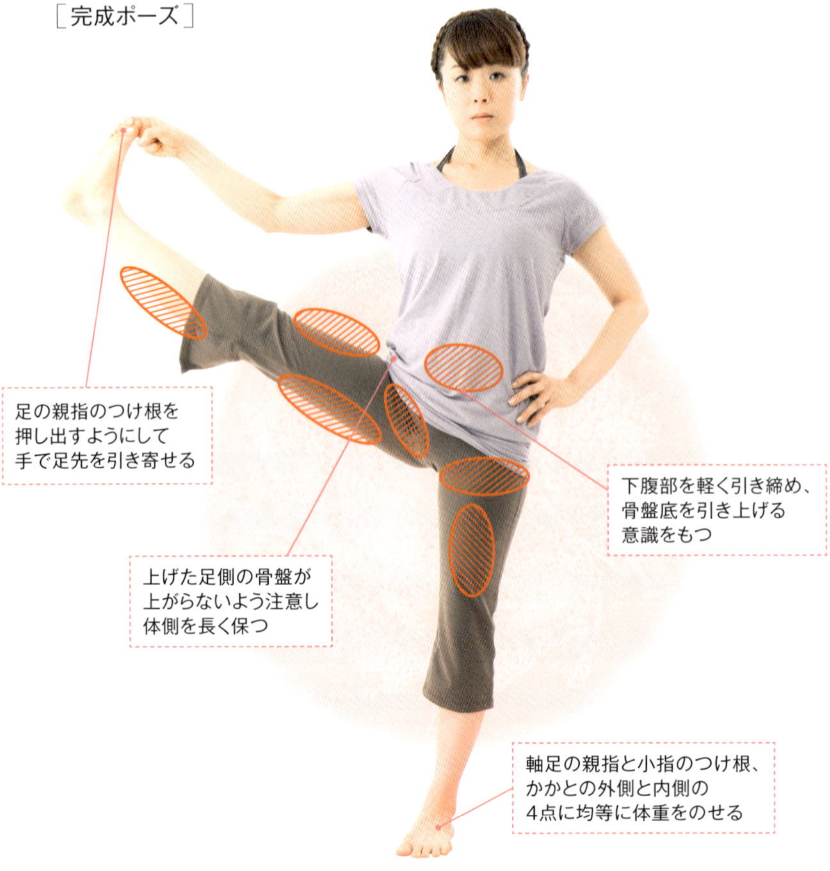
足の親指のつけ根を
押し出すようにして
手で足先を引き寄せる
下腹部を軽く引き締め、
骨盤底を引き上げる
意識をもつ
上げた足側の骨盤が
上がらないよう注意し
体側を長く保つ
軸足の親指と小指のつけ根、
かかとの外側と内側の
4点に均等に体重をのせる

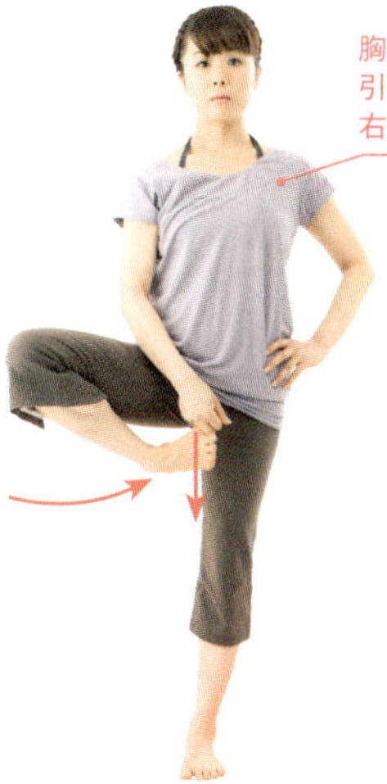
胸を天井に向かって
引き上げ、
右の体側を長く保つ

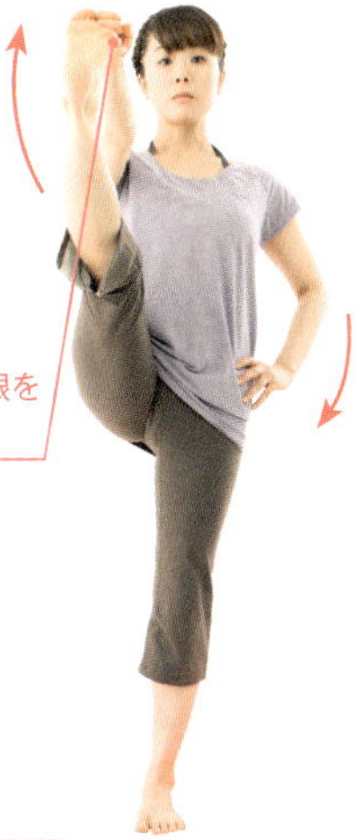
右肩は後方に
引きながら、
足の親指のつけ根を
前方に押し出す

1 自然に呼吸

両足をそろえて立ち、自然な呼吸をくり返しながら、右足の親指を右の人さし指と中指でつかむ。右足を床に向かって下げ、胸を引き上げて。

2 吸う

息を吸いながら右足をからだの正面に伸ばす。ひざはできるだけ曲げないようにして。このとき、骨盤が後ろに傾かないよう、上体をしっかり引き上げる。

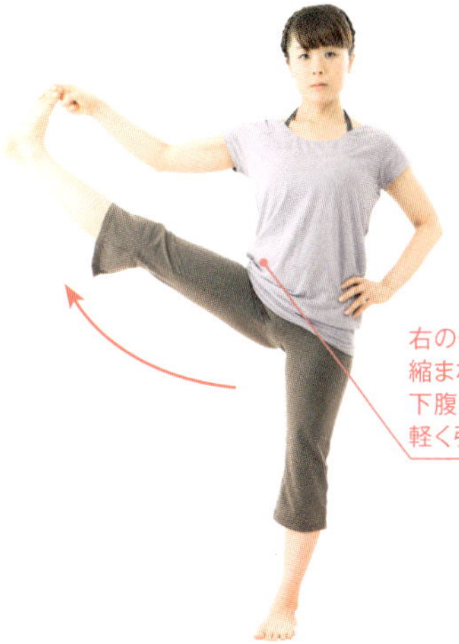
右の体側が
縮まないよう
下腹部を
軽く引き締める

3 吐く ▶ 3呼吸

息を吐きながら右足を外側に開く。この姿勢で3呼吸。足を入れ替えて1〜3を同様に。

これもOK!

股関節の柔軟性を高めたい人は…

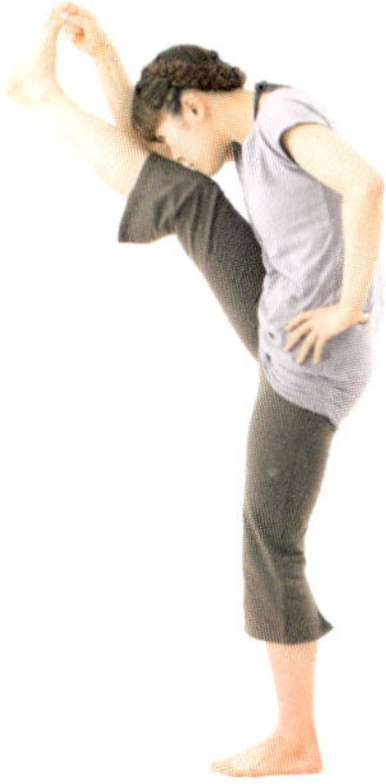

3の姿勢のあと、息を吸いながら足を正面に戻し、吐きながらすねに顔を近づけます。この姿勢で3呼吸して。からだの中心軸を意識し、バランスを保つことで、股関節の柔軟性をさらに高めることができます。

ワシのポーズ 中級

【ガルダ・アーサナ／Galdasana】
＊Galda は「鳥の王」または「ヴィシュヌの乗り物」の意味

ヨガを代表するアーサナのひとつで、腕と足を絡めてバランスをとるポーズです。獲物を狙うワシのイメージで指先に目線を集中して行うことで、集中力と英気を養えます。
腕を絡めて肩甲骨を左右に開くことで、肩まわりの血流が促進され、肩こりの緩和につながります。そのほか、肩や背中、腕のシェイプアップにも効果大。また、全身の血流が促されるため、免疫力を高める、代謝を上げるといった作用も期待できます。

主な効果

・肩甲骨の柔軟性を高める
・二の腕を引き締める
・足全体を引き締める
・集中力を高める

アドバイス

・足と腰、手の動きをそれぞれ練習するところからはじめるなど、時間をかけてじっくりと取り組むと、上達しやすい

［完成ポーズ］

組んだ腕の
上にくるひじと、
軸足のひざを
からだの中心にくるよう保つ
骨盤はねじらず、
軸足のひざを
からだの正面に向ける
尾骨を床に下げる
意識をもって
下半身を安定させる
足裏全体に
体重をのせる

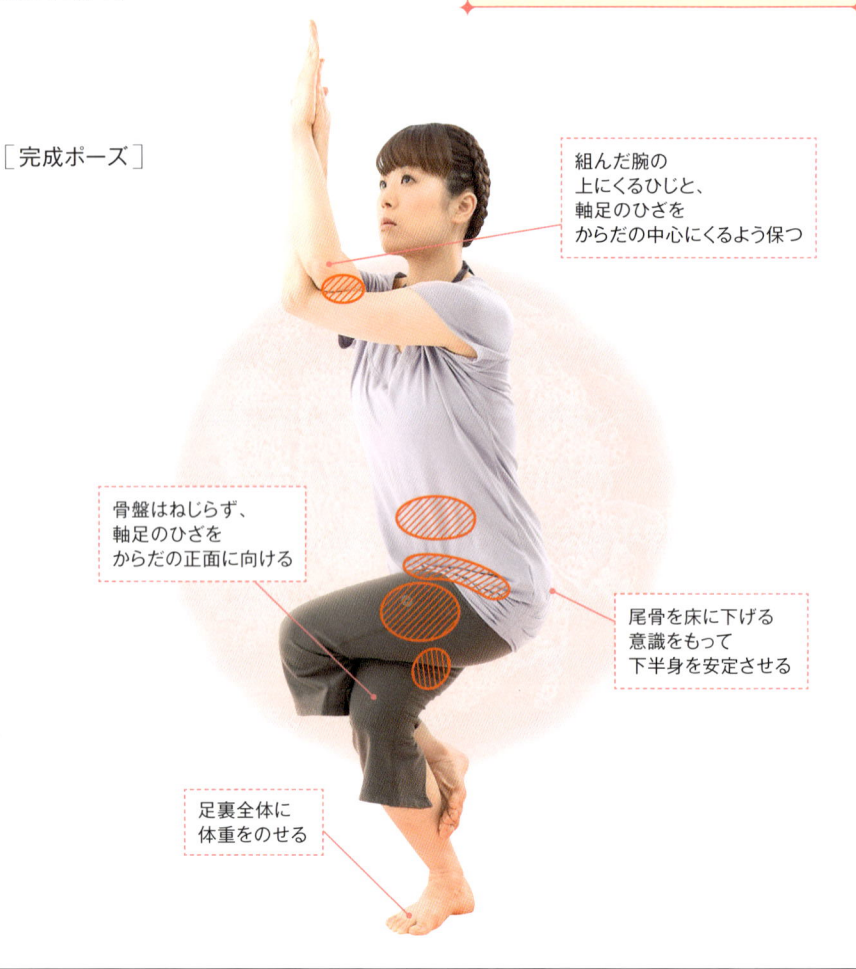

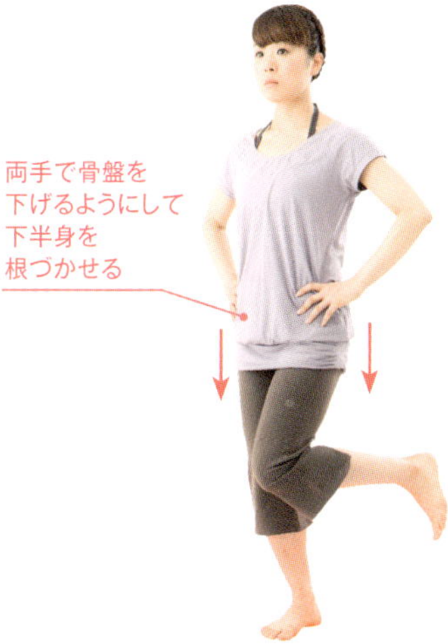
両手で骨盤を
下げるようにして
下半身を
根づかせる

1 自然に呼吸

山のポーズ（p.40）で立ち、腰に手を当てて下半身を安定させる。自然に呼吸しながら、左ひざを軽く後ろに曲げる。

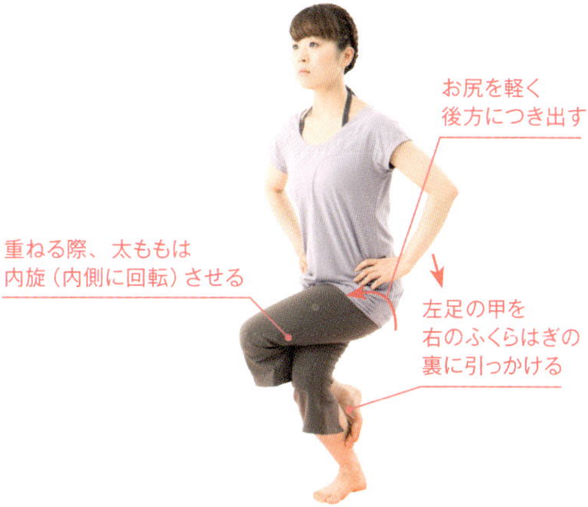
お尻を軽く
後方につき出す
重ねる際、太ももは
内旋（内側に回転）させる
左足の甲を
右のふくらはぎの
裏に引っかける

2 吸う ▶ 吐く

息を吸いながら、左足を太もものつけ根から右足に絡める。息を吐きながら、ひざを曲げて腰を落として。

＊バランスがとれない場合は、巻きつけた足のつま先を床につけて行う。

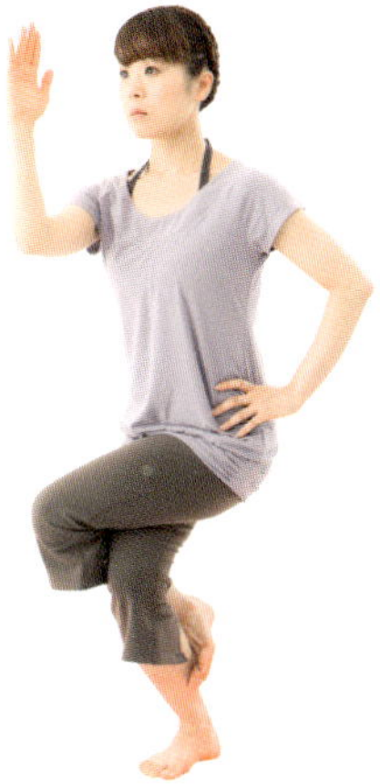

3 吐く

下半身を安定させたまま、息を吐きながら右ひじを曲げて、顔の正面に立てる。

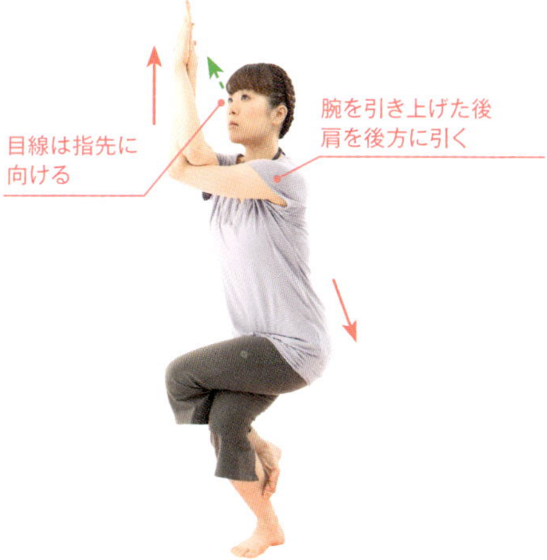
目線は指先に
向ける
腕を引き上げた後
肩を後方に引く

4 吐く ▶ 3呼吸

息を吐きながら左腕を右ひじの下に差し込み、下からてのひらを合わせて右腕に巻きつける。息を吸いながら絡めた腕を天井に向かって引き上げ、この姿勢で3呼吸。手足を入れ替えて1〜4を同様に。

＊てのひらを合わせるのが難しい場合は、手をグーにしてひじを交差させるだけでもよい。

半月のポーズ 初級

【アルダ・チャンドラ・アーサナ／Ardha Chandrasana】
＊ Ardha は「半分」、Chandra は「光り輝くもの」の意味

天井に向かって伸ばした手の指先から、上げた足のつま先、床についた足、床に下ろした手の指先を結ぶと半月を描くことからこの名がつきました。四方への広がりを感じながら、腹筋や背筋を使ってバランスをとるポーズです。
骨盤に重心を置きながら両腕をゆったりと伸ばすことで、バランス感覚が養われ、下半身を強化できます。全身をくまなく伸ばすため、からだのだるさや倦怠感、疲労感を緩和し、気持ちをすっきりさせてくれる効果も。

主な効果

- 全身の疲労を緩和する
- 足全体を引き締める
- 集中力を高める
- 気持ちをすっきりさせる

アドバイス

- 骨盤に重心を置くことで姿勢が安定する
- 太ももをやや内旋（内側に回転）させる意識をもって伸ばすと、上げた足が背中側に流れず正しいポーズがとれる

［完成ポーズ］

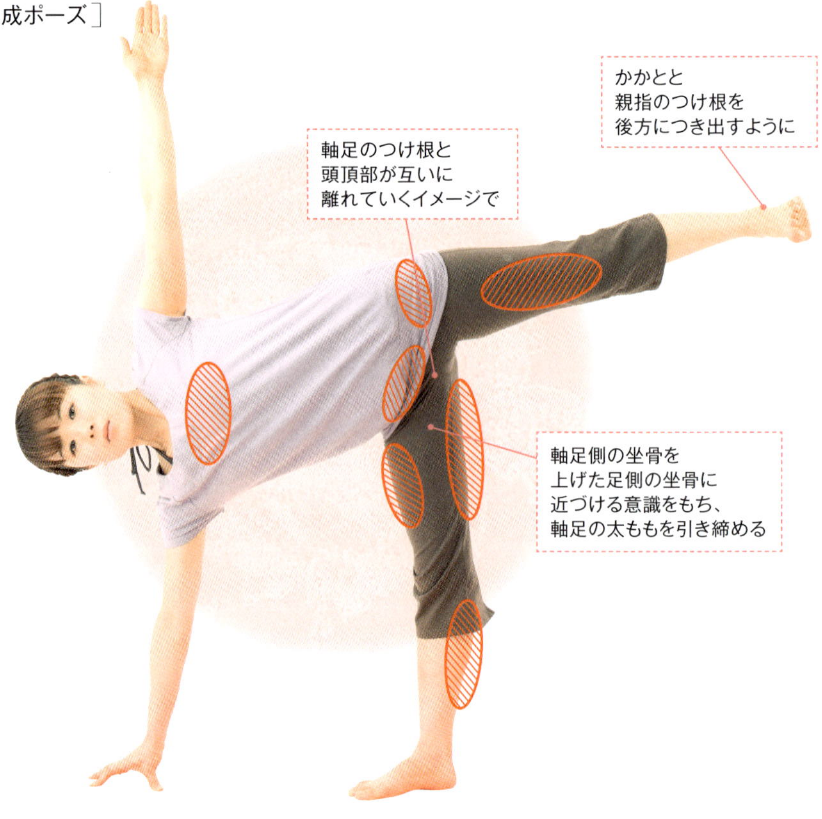
かかとと
親指のつけ根を
後方につき出すように
軸足のつけ根と
頭頂部が互いに
離れていくイメージで
軸足側の坐骨を
上げた足側の坐骨に
近づける意識をもち、
軸足の太ももを引き締める

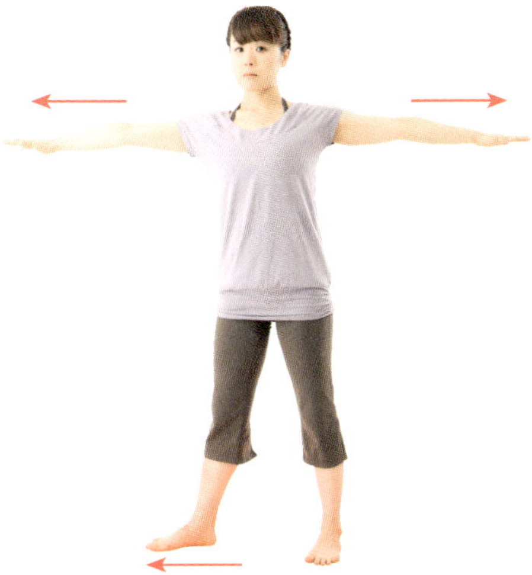

1 吸う

腰幅よりやや広めに足を開いて立ち、右のつま先を外側に向ける。両手を肩の高さに上げ、息を吸う。

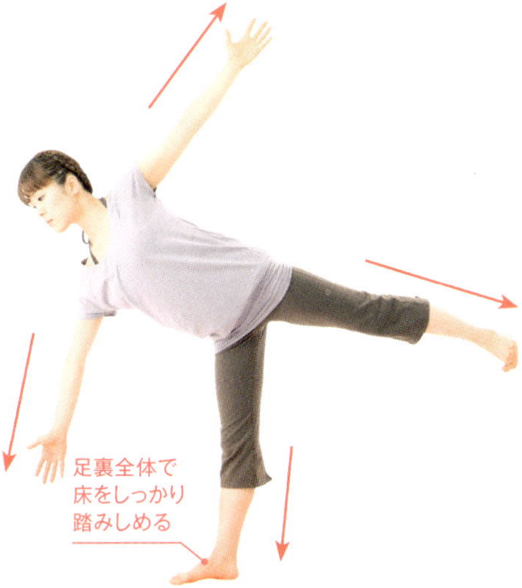
足裏全体で
床をしっかり
踏みしめる

2 吐く

息を吐きながら上体を右に倒し、左足を床から離して斜め後方に引き上げる。このとき、手足が四方に引っぱられるイメージをもって行う。

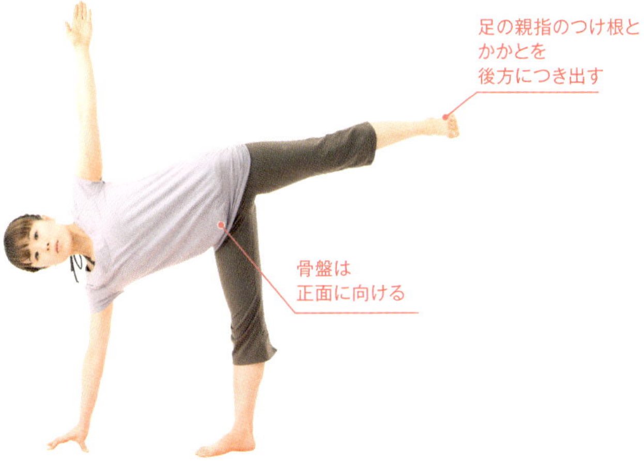
足の親指のつけ根と
かかとを
後方につき出す
骨盤は
正面に向ける

3 吸う ▶ 3呼吸

右手を床につき、左足は床と平行になるように上げる。息を吸いながら、左手を天井に向かって伸ばし、3呼吸。足を入れ替えて1〜3を同様に。

＊手を床につくのが難しい場合は、手の下にブロック（p.28）を置く。

賢者のポーズ 中級

【ヴァシツァ・アーサナ／Vasisthasana】
＊ Vasistha は「偉大なヨガの賢人（最も素晴らしいという意）」の意味

サンスクリット名の「ヴァシツァ」とは、ヨガ発祥の地、インドで信仰されているヒンドゥー教で、最も重視される叙事詩『マハーバーラタ』に登場する七賢人のひとり。賢者のポーズは、偉大な賢人といわれたヴァシツァにささげられたポーズとされています。
全身の力を使ってバランスをとるポーズなので、二の腕、肩まわり、ウエスト、太ももなどをバランスよく引き締めることができます。また、全身の血流が促進されて代謝が高まり、冷えの緩和、老廃物の排出といった効果も。

主な効果

・二の腕を引き締める
・ウエストを引き締める
・冷えを緩和する
・集中力を高める

アドバイス

・このポーズの前に、ウォームアップの肩甲骨のストレッチ（p.34）の動作を行うと、肩甲骨が下がり、肩への負担が軽減する
・内ももにブロック（p.28）を挟みながら行うと、より中心軸を感じることができる

［完成ポーズ］

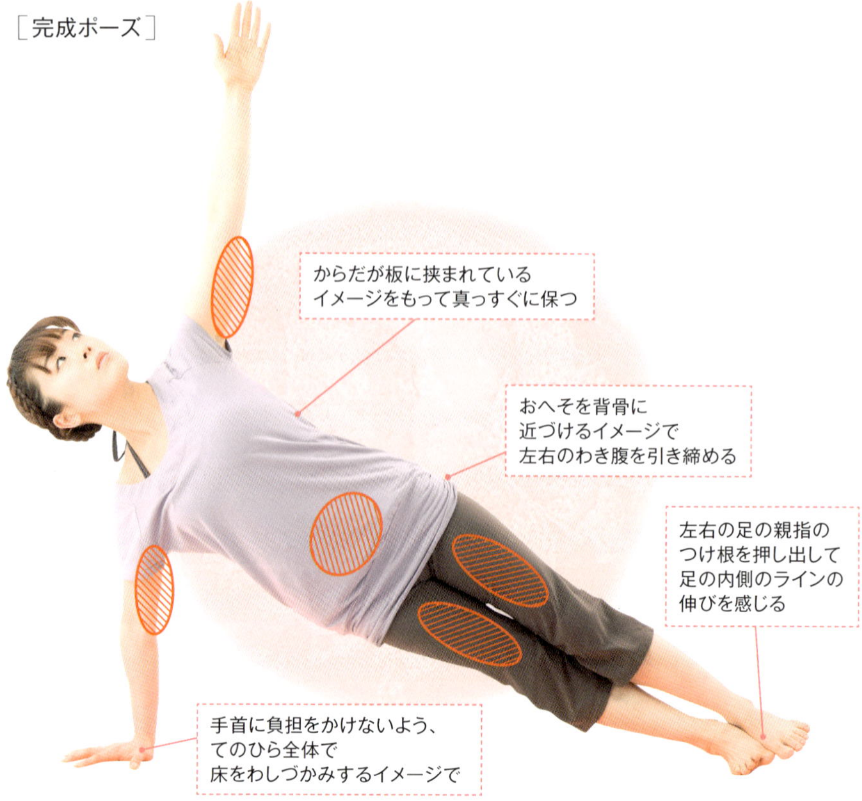
からだが板に挟まれている
イメージをもって真っすぐに保つ
おへそを背骨に
近づけるイメージで
左右のわき腹を引き締める
左右の足の親指の
つけ根を押し出して
足の内側のラインの
伸びを感じる
手首に負担をかけないよう、
てのひら全体で
床をわしづかみするイメージで

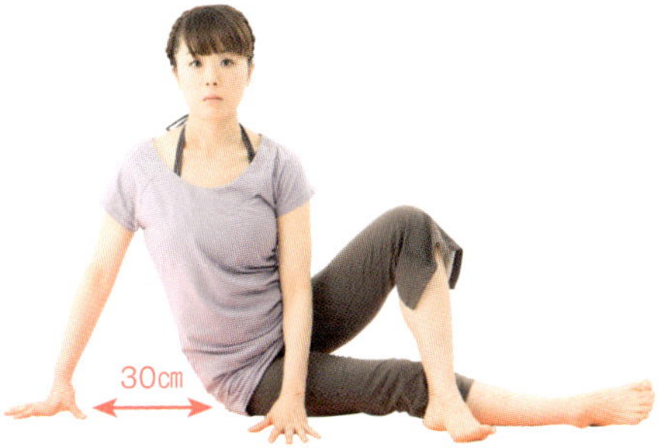
30cm

1 吐く

両足を伸ばして横座りになり、右手は腰から真横に約30cmの位置に、左手は骨盤の前につく。左ひざは右足をまたいで立て、ひと息吐く。

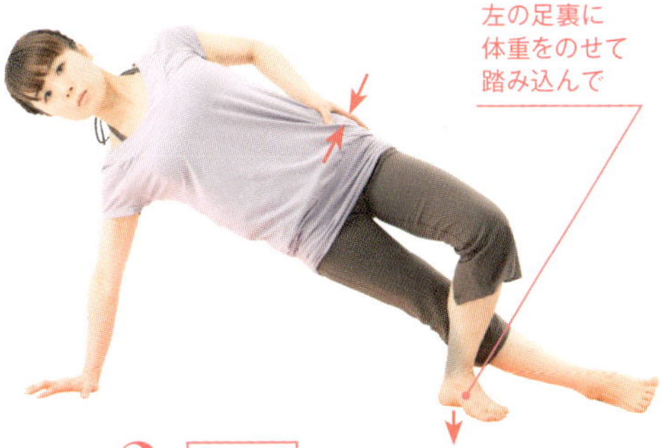
左の足裏に
体重をのせて
踏み込んで

2 吸う

息を吸いながら体重を右手と左足にのせ、からだを天井に向かって引き上げる。左手を腰に当て、手と腰を押し合うようにして右の内ももを引き締める。

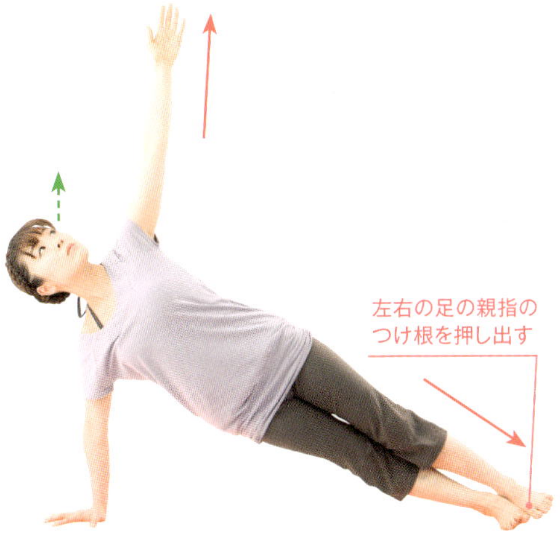
左右の足の親指の
つけ根を押し出す

3 吐く ▶ 3呼吸

息を吐きながら左足を右足にのせてそろえ、からだを一直線にする。息を吸いながら左手を天井に向かって伸ばし、3呼吸。反対側も1〜3を同様に。

＊バランスがとれない場合は壁を利用して、足裏で壁を押しながら行う。

上達のポイント！

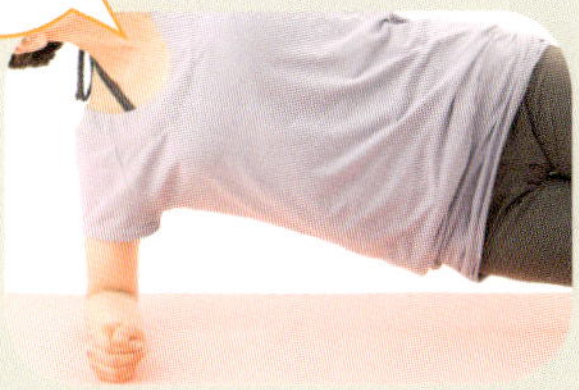

1〜3の姿勢を行う際に、ひじを床について行うと、お腹まわりの筋肉を使う感覚や、からだを直線に保つ感覚がつかめるため、バランスがとりやすくなります。感覚がつかめたら、再度1から挑戦してみて。

カラスのポーズ 中級

【バカ・アーサナ／Bakasana】
＊Bakaは「鶴」の意味

2本足で立ったカラスを模したポーズで、指を開いた手で足を、つま先をそろえた足で羽を表現しています。腕でからだを支えてバランスをとることで、二の腕や肩まわりを引き締める、腹筋を強化するなどの効果が期待できます。また、ポーズを深めると集中力が高まり、心身のバランスが整っていくのが分かるでしょう。
腕と足を連動させる感覚をつかむために、花輪のポーズ（p.78）からはじめましょう。カラスのポーズが正しい姿勢で行えるようになると、三点倒立（p.156）や頭立ちのポーズ（p.158）に必要な筋肉が整ってきたといえます。

主な効果

- 二の腕を引き締める
- お腹を引き締める
- 内臓の働きを高める
- 集中力を高める

アドバイス

- 下腹部、骨盤、背中に意識をもち、重心の位置を感じながら焦らず、ゆっくりからだを前傾させると**3**に移行しやすい
- 顔から倒れることがあるので、慣れないうちは前方に折りたたんだブランケット（p.28）を敷くとよい

［完成ポーズ］

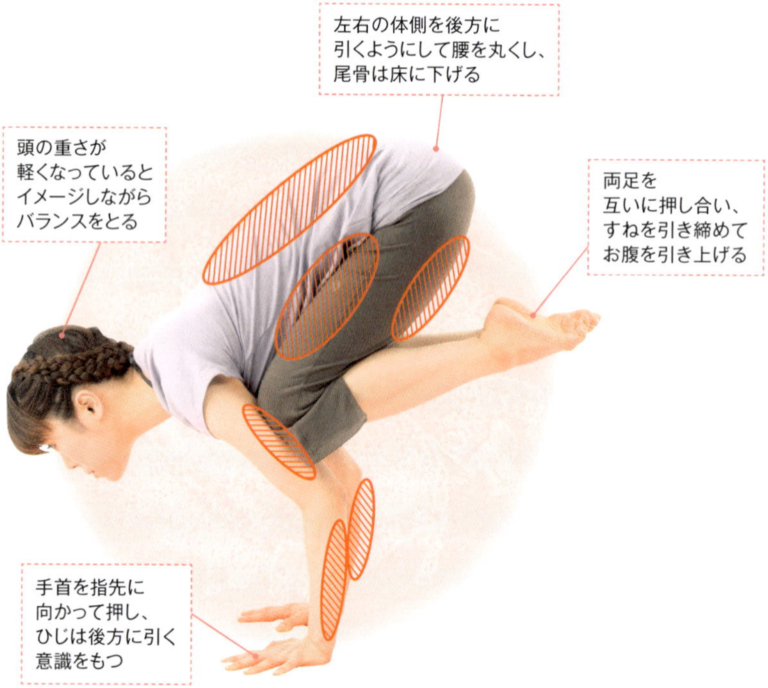

左右の体側を後方に引くようにして腰を丸くし、尾骨は床に下げる
頭の重さが軽くなっているとイメージしながらバランスをとる
両足を互いに押し合い、すねを引き締めてお腹を引き上げる
手首を指先に向かって押し、ひじは後方に引く意識をもつ

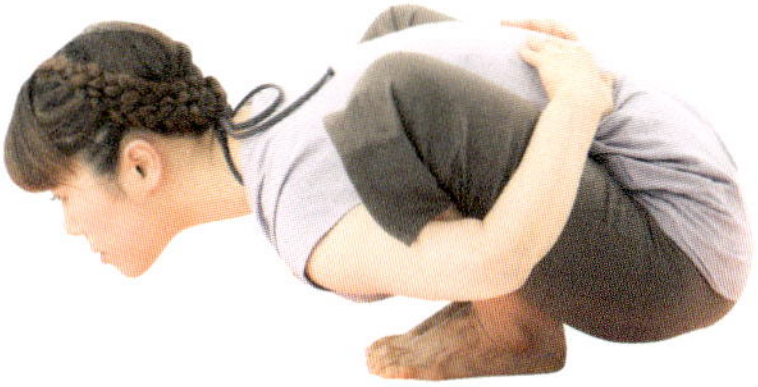

1 吐く

足の親指のつけ根とかかとをそろえて座り、息を吐きながら上体を前に倒す。両腕を足に巻きつけて背中にまわす。詳細は花輪のポーズ（p.78）参照。

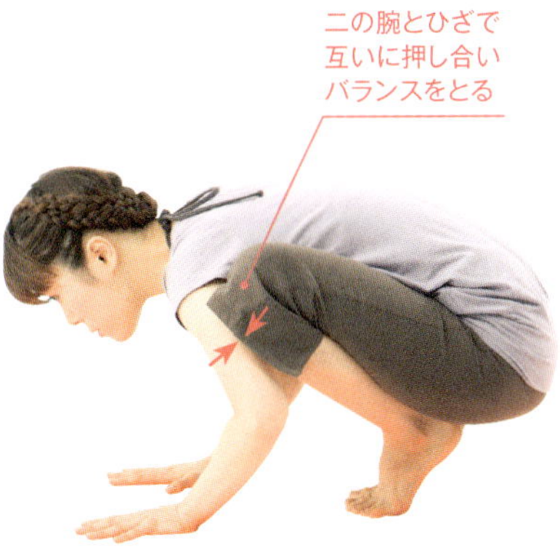
二の腕とひざで
互いに押し合い
バランスをとる

2 吸う

1で両ひざを締めつけた感覚を残したまま、両腕を肩幅に開いててのひらを床につく。このとき、指はしっかり開いて。息を吸いながら、かかとを上げて上体を倒し、両ひざを二の腕にのせる。

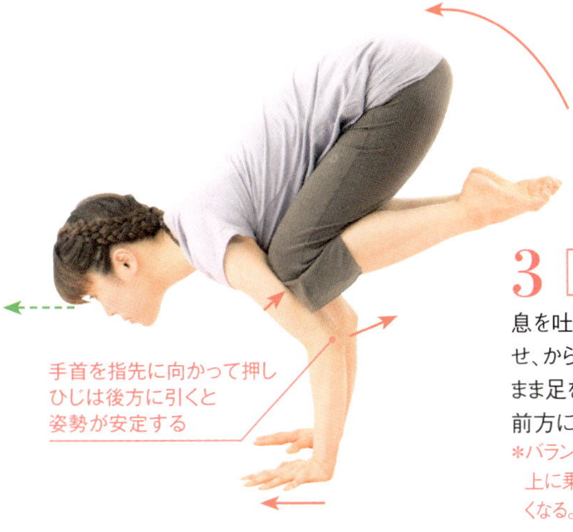
手首を指先に向かって押し
ひじは後方に引くと
姿勢が安定する

3 吐く ▶ 3呼吸

息を吐きながらてのひらに体重を移動させ、からだを前傾させる。つま先をそろえたまま足を浮かせて、バランスをとる。目線は前方に向けて、3呼吸。

＊バランスがとれない場合は、ブロック（p.28）の上に乗って高さを出すと、重心を移動させやすくなる。

賢者のバランスのポーズ 上級

【エーカ・パーダ・ガーラヴァ・アーサナ／Eka Pada Galavasana】
＊Ekaは「１」、Padaは「足」、Galavaは「賢人ガーラヴァ（の名）」の意味

サンスクリット名の「ガーラヴァ」は、インド神話に登場する聖者、ヴィシュヴァミットラの弟子とされています。賢者のバランスのポーズはガーラヴァにささげられたアーサナとされ、前傾する力と後ろ足を後方に引く力を拮抗させてバランスをとります。
腕の力だけで行わず、重心の位置を上手に調整して体勢をキープするのが特徴で、体幹の強化に最適です。股関節の柔軟性を高め、内臓や婦人科系不調を緩和する効果が期待できます。二の腕、お尻、太ももの引き締め効果も絶大です。

主な効果

- お尻を引き締める
- 二の腕を引き締める
- 股関節の柔軟性を高める
- 気持ちを前向きにする

アドバイス

- 2の姿勢をキープしてゆったりと呼吸をくり返すだけでも、集中力が高まって気持ちが前向きになる
- このポーズの前にハト王のポーズのバリエーション（p.143）で股関節の緊張をほぐすと、ポーズに挑戦しやすくなる

［完成ポーズ］

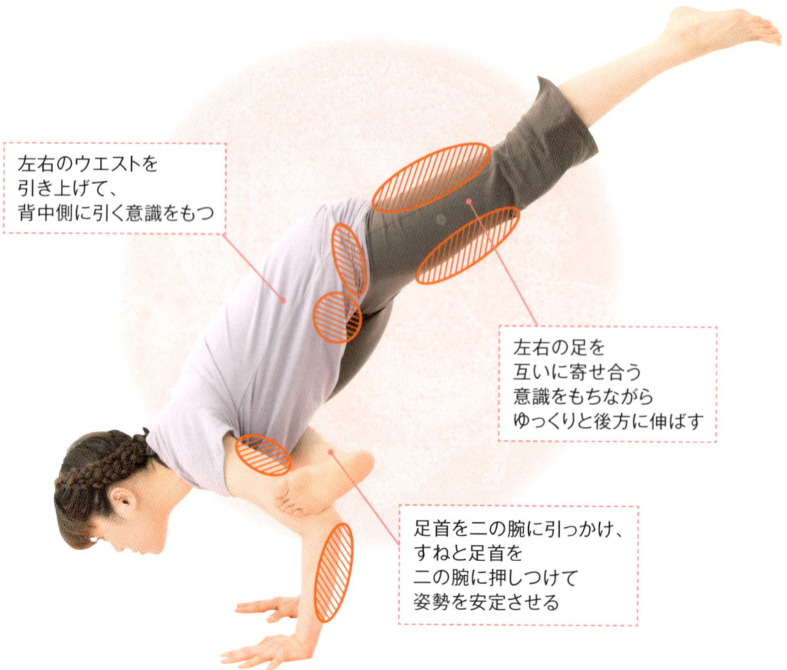
左右のウエストを
引き上げて、
背中側に引く意識をもつ
左右の足を
互いに寄せ合う
意識をもちながら
ゆっくりと後方に伸ばす
足首を二の腕に引っかけ、
すねと足首を
二の腕に押しつけて
姿勢を安定させる

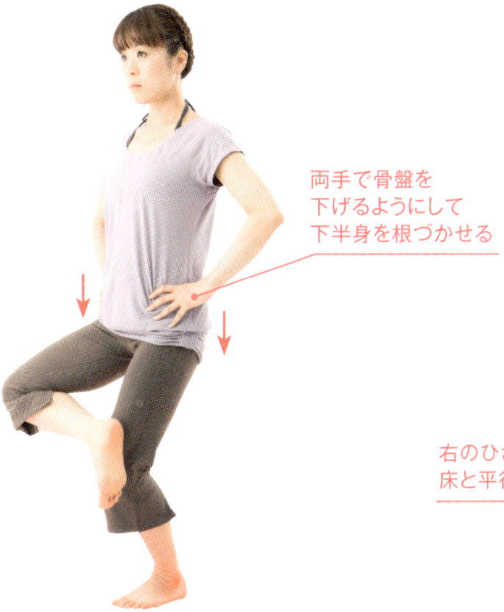
両手で骨盤を
下げるようにして
下半身を根づかせる

1 吸う

山のポーズ(p.40)で立ち、腰に手を置いて下半身を安定させる。両ひざを軽く曲げ、右足を左ひざにのせて息を吸う。

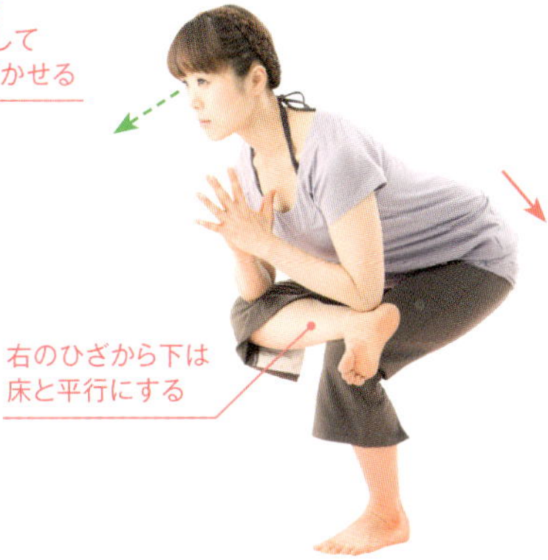
右のひざから下は
床と平行にする

2 吐く

息を吐きながら胸の前で手を合わせ、腰を沈めて右ひじを右ひざに、左ひじを右くるぶしにのせる。目線はゆったりと前方を見つめて。

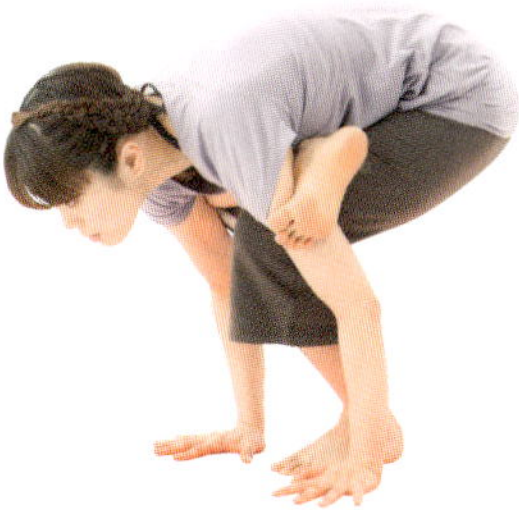

3 吸う

息を吸いながら上体をさらに前に倒し、右足を左右の脇の下に入れ、抱える。右ひざを右の二の腕に、右足首を左の二の腕に引っかけ、床に両手をつく。

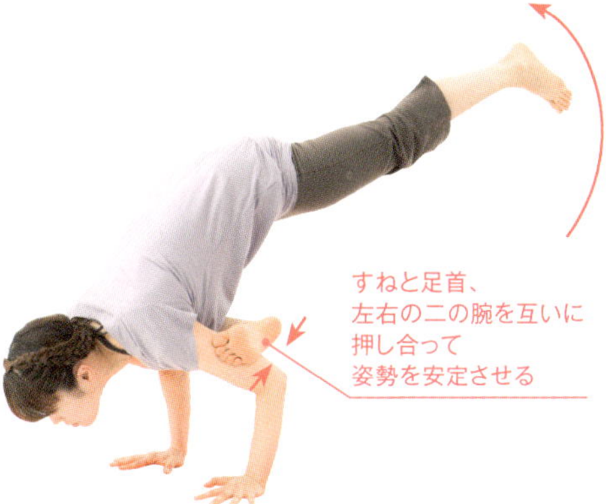
すねと足首、
左右の二の腕を互いに
押し合って
姿勢を安定させる

4 吐く ▶ 3呼吸

息を吐きながら両手に重心を移動させ、からだを前傾させる。バランスをとりながら左足を床から離し、後方に伸ばす。この姿勢で3呼吸。足を入れ替えて1～4を同様に。

前屈のアーサナ

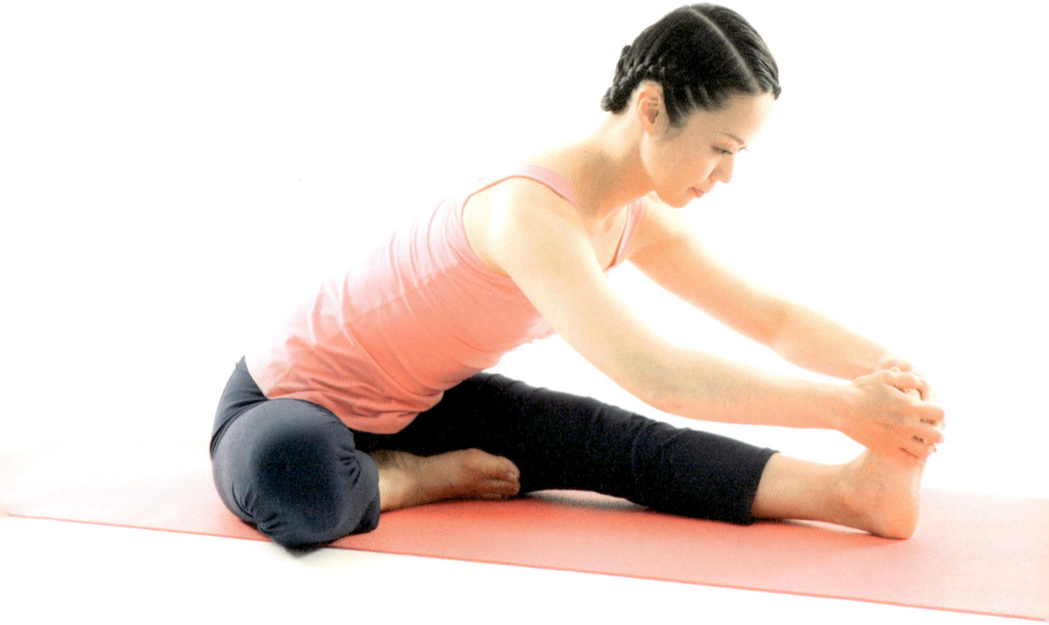

前屈のアーサナとは

上体を前に倒すポーズです。前屈のアーサナには、立って行うものと、座って行うものがあります。立位の前屈は背中の歪みを改善したり、肩こりや腰痛を緩和したりする効果が、座位の前屈には下半身の冷えやむくみ、足腰の疲れをとり除く効果が期待できます。

どちらの前屈も、足のつけ根を支点にからだを二つ折りにするイメージで、股関節からしっかりと倒すのがポイント。前屈したときにひざ裏などに痛みを感じる人は、時間をかけてウォームアップを行い、股関節周辺の筋肉をほぐしましょう。

前屈のアーサナを行うときのポイント

- ☑ 左右の体側をできるだけ同じ長さに保つ
- ☑ からだの前面を引き上げた状態でポーズを深める
- ☑ 腰が丸まらないよう、股関節から倒す
- ☑ 感情の波が静まり、心が穏やかになる様子を感じながら行う

ここで紹介する主なアーサナ 7

背中を伸ばすポーズ 初級

【パシュチモターナ・アーサナ／Paschimottanasana】

＊Paschimottana は「西（からだの背面）」、pashima は「～を強烈に」、tana は「伸ばす」の意味

上体を曲げて背中を伸ばし、顔を足に近づけるポーズです。前屈するときに下腹部を軽く引き締め、胸と体側を引き上げることで、深い呼吸ができるようになり、気持ちが落ちつきます。

主な効果

- お腹を引き締める
- 自律神経のバランスを整える
- 気持ちを落ちつける
- 不眠を緩和する

アドバイス

- 腰を痛めないよう、股関節から上体を折り曲げて骨盤を前傾させる
- 下腹部を軽く引き締めて、胸と体側を引き上げながら行うと、姿勢が安定する

［完成ポーズ］

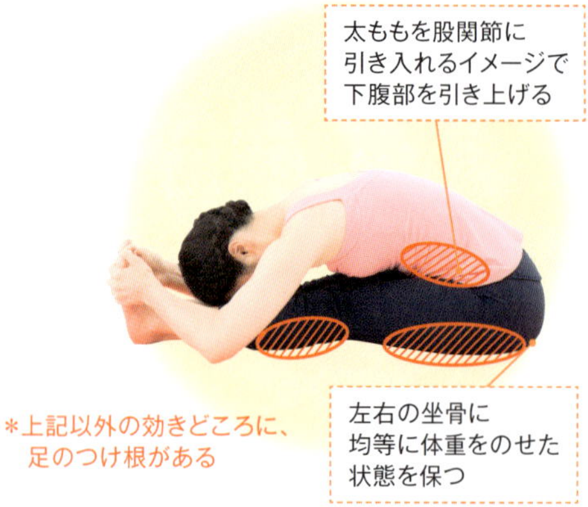
太ももを股関節に
引き入れるイメージで
下腹部を引き上げる
＊上記以外の効きどころに、
足のつけ根がある
左右の坐骨に
均等に体重をのせた
状態を保つ

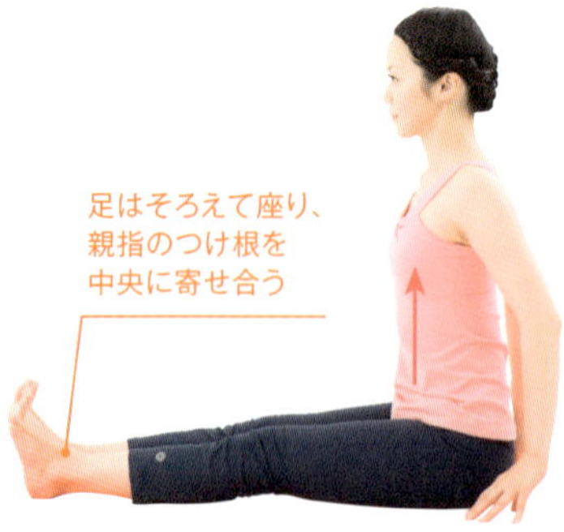
足はそろえて座り、
親指のつけ根を
中央に寄せ合う

1 吸う

両足を伸ばして座り、両手をお尻の後ろにつく。息を吸いながらてのひらで床を押し、胸を引き上げて両体側を伸ばして。

＊坐骨を床につけて座る感覚がつかめない場合は、お尻の下に折りたたんだブランケット（p.28）を敷く。

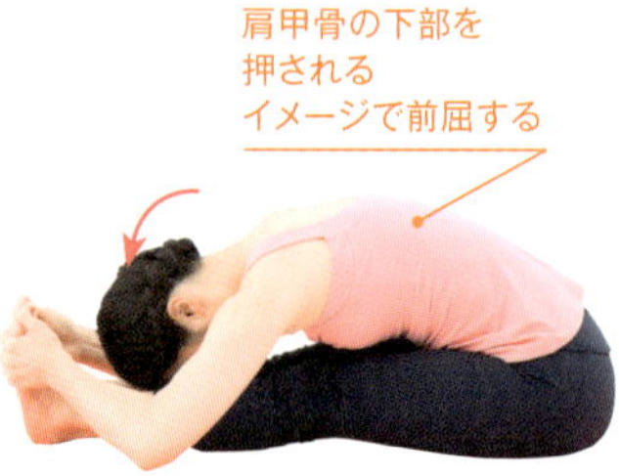
肩甲骨の下部を
押される
イメージで前屈する

2 吐く ▶ 3呼吸

からだの前面を引き上げた姿勢をキープしたまま、息を吐きながら股関節から前屈し、外側から足裏をつかむ。この姿勢で3呼吸。

＊つま先に手が届かない場合はひざを曲げるか、足の指のつけ根にベルト（p.28）をかけて、それをつかむ。

足に顔をつけるポーズ 初級

【ジャーヌ・シールシャ・アーサナ／ Janu Sirsasana】
＊ Janu は「ひざ」、Sirsa は「頭」の意味

伸ばした足のすねに顔をつける、片足前屈の代表的なポーズです。坐骨を安定させて首の後ろ側をゆったり伸ばすことで、リラックス効果が高まります。

主な効果

・お腹を引き締める
・内臓の働きを高める
・冷えを緩和する
・気持ちを落ちつける

アドバイス

・曲げた足のほうに骨盤が開きがち。1でしっかりからだをねじって、骨盤を正面に向ける
・2のときに、両手を手前に引く力で両脇を引き上げ、前屈を深める

［完成ポーズ］

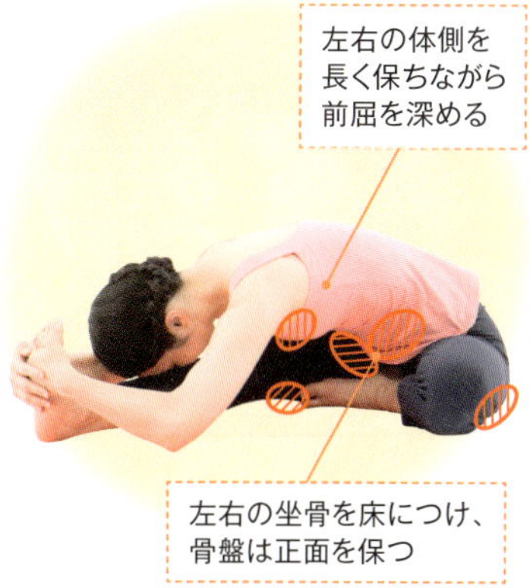
左右の体側を
長く保ちながら
前屈を深める
左右の坐骨を床につけ、
骨盤は正面を保つ

＊上記以外の効きどころに、
足のつけ根、ふくらはぎがある

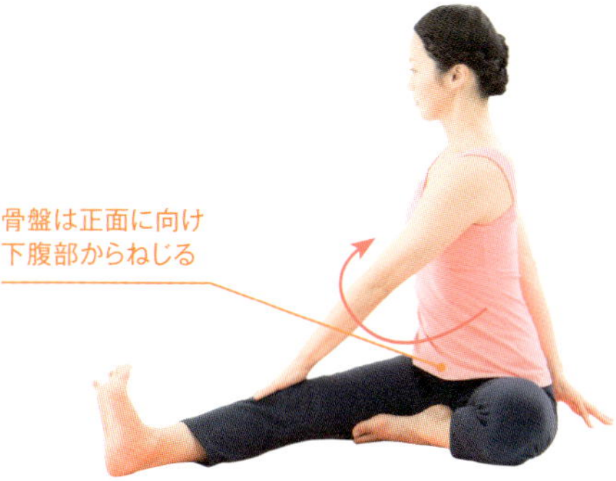
骨盤は正面に向け
下腹部からねじる

1 吸う

右足を伸ばして座り、左足はひざを曲げてかかとを右太もものつけ根に近づける。左手で右ひざの外側を押さえ、右手を腰の後ろについて。息を吸いながら上体を引き上げ、下腹部からねじる。
＊坐骨を床につけて座る感覚がつかめない場合は、お尻の下に折りたたんだブランケット(p.28)を敷く。

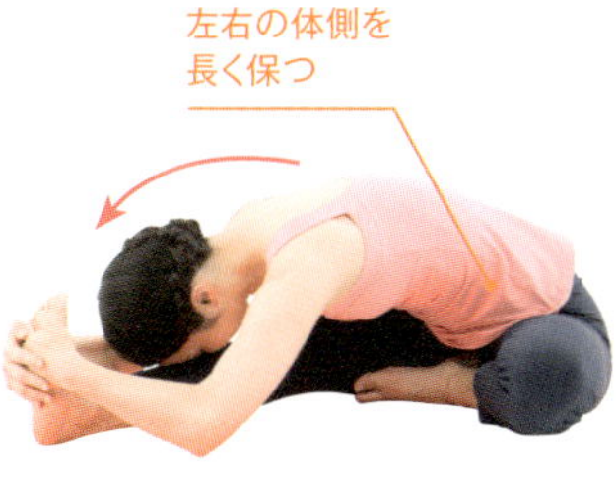
左右の体側を
長く保つ

2 吐く ▶ 3呼吸

上体を真っすぐに保ったまま、息を吐きながら股関節から前屈し、右の足裏を両手でつかむ。この姿勢で3呼吸。足を入れ替えて1～2を同様に。

足を開くポーズ 中級

【ウパヴィシュタ・コーナ・アーサナ／ Upavistha Konasana】
＊Upavistha は「座って」、Kona は「（ある角度に）曲げる」または「角度」の意味

足を左右に開いて前屈するポーズです。両足は気持ちよく呼吸できる範囲で、無理なく開きましょう。骨盤まわりの血流改善のほか、子宮や卵巣の機能を調整する効果が期待できます。

主な効果

- 婦人科系の不調を緩和する
- 太ももを引き締める
- 冷えを緩和する
- 足のむくみを緩和する

アドバイス

- 1の姿勢のとき、腰から下の背骨と坐骨が、重力で床に引っぱられているイメージをもつと、からだの前面が自然と引き上がる

［完成ポーズ］

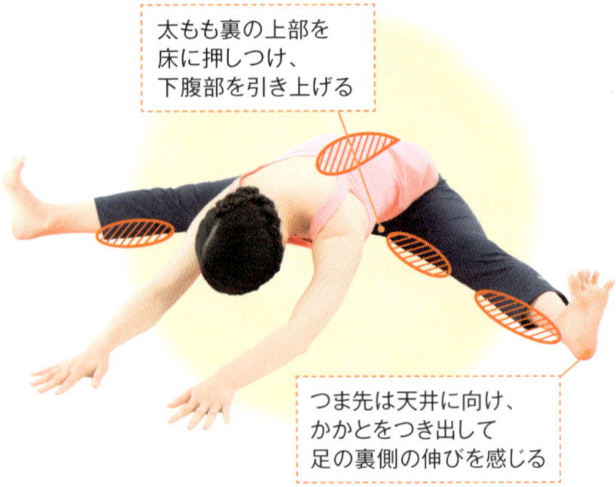
太もも裏の上部を
床に押しつけ、
下腹部を引き上げる
つま先は天井に向け、
かかとをつき出して
足の裏側の伸びを感じる

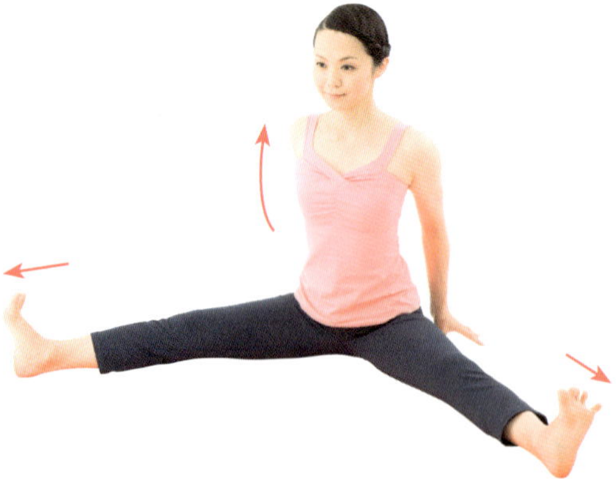

1 吸う

無理のない範囲で足を開いて座り、左右の坐骨を床につけて骨盤を立てる。手を腰の後ろにつき、息を吸いながら胸を引き上げる。

＊坐骨を床につけて座る感覚がつかめない場合は、お尻の下に折りたたんだブランケット（p.28）を敷くか、ひざを軽く曲げる。

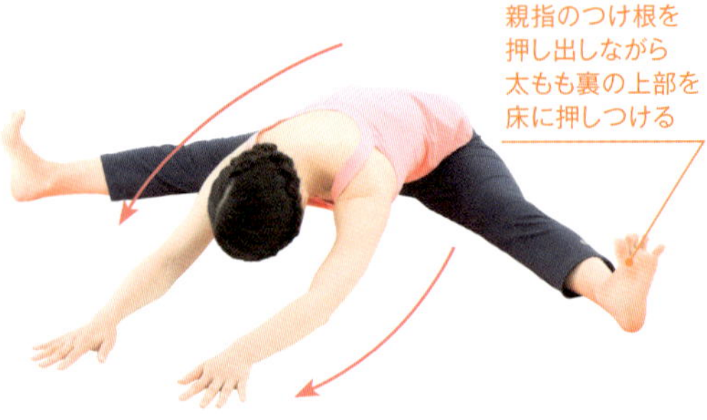
親指のつけ根を
押し出しながら
太もも裏の上部を
床に押しつける

2 吐く ▶ 3呼吸

息を吐きながら股関節から上体を倒し、腕を伸ばす。下腹部を引き上げたまま背筋を伸ばして。この姿勢で3呼吸。

合《がっ》せきのポーズ 初級

【バッダ・コーナ・アーサナ／ Baddha Konasana】
＊ Baddha は「縛られた」、Kona は「(ある角度に) 曲げる」または「角度」の意味

足裏を合わせる「合せき」の姿勢で、股関節や骨盤のゆがみを整えましょう。股関節を無理に開こうとせず、ゆったりとした呼吸をくり返すことでリラックス効果が得られます。

主な効果

- 骨盤の歪みを整える
- お尻を引き締める
- 便秘を緩和する
- 気持ちを落ちつける

アドバイス

- 股関節を無理に開こうとすると痛めるので注意が必要。1でお尻を後方につき出し、次に尾骨を下ろすような意識をもつと、股関節が開きやすい

［完成ポーズ］

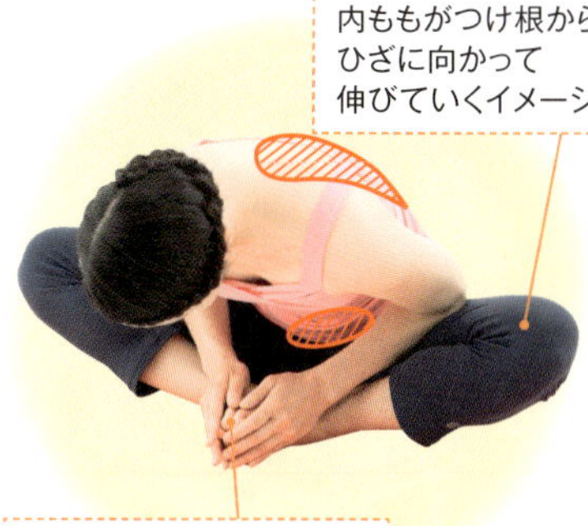
内ももがつけ根から
ひざに向かって
伸びていくイメージで
両手でかかとを恥骨側に
引き寄せ、背筋を伸ばす

＊上記以外の効きどころに、
足のつけ根がある

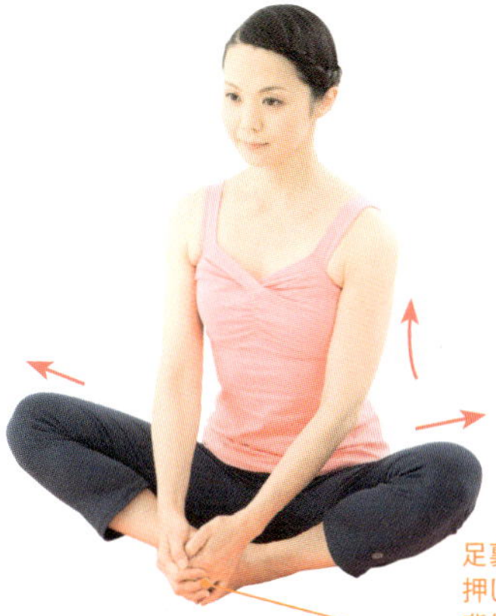
足裏を互いに
押し合うようにして
背筋を伸ばす

1 吸う

足裏を合わせて座り、両手でつま先を抱える。息を吸いながらかかとを恥骨に引き寄せ、下腹部を引き上げて背筋を伸ばす。

＊坐骨を床につけて座る感覚がつかめない場合は、お尻の下に折りたたんだブランケット(p.28)を敷く。

お尻の筋肉を
軽く引き締めて
ひざを開く

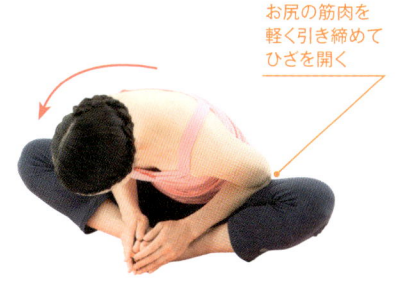

2 吐く ▶ 3呼吸

坐骨を床に根づかせたまま、息を吐きながら股関節から上体を倒す。この姿勢で3呼吸。

足と手のポーズ 初級

【ウッターナ・アーサナ／ Uttanasana】
＊Ut は「強烈な」、tana は「伸ばす」の意味

上体を股関節から倒し、足と手を床に根づかせるポーズです。頭頂部を逆さにすることで、脳に酸素が行き渡り、すっきりとした爽快感を得ることができます。
腕や肩の緊張をゆるめることができるため、肩こりや全身の疲労感の緩和に効果を発揮します。また、手の指先、足先といった末端の血流を促進する効果があるので、冷えの緩和にも効果的。からだがポカポカと温まるのを感じることができるでしょう。そのほか、眼精疲労をやわらげる、顔の血行をよくして、むくみを緩和するといった作用も。

主な効果

- 背中を引き締める
- 目の疲れを緩和する
- 集中力を高める
- 気持ちをすっきりさせる

アドバイス

- ひざをつっぱると筋を痛める原因に。ひざを軽く曲げると腰が伸びて、股関節から伏せやすくなる
- 両足を腰幅よりも広めに開くと、前屈しやすくなる

［完成ポーズ］

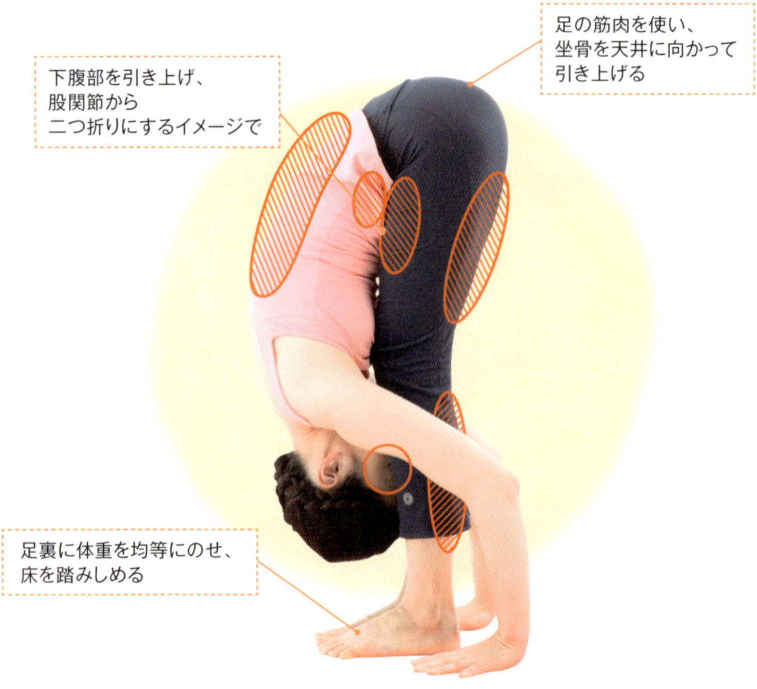
足の筋肉を使い、
坐骨を天井に向かって
引き上げる
下腹部を引き上げ、
股関節から
二つ折りにするイメージで
足裏に体重を均等にのせ、
床を踏みしめる

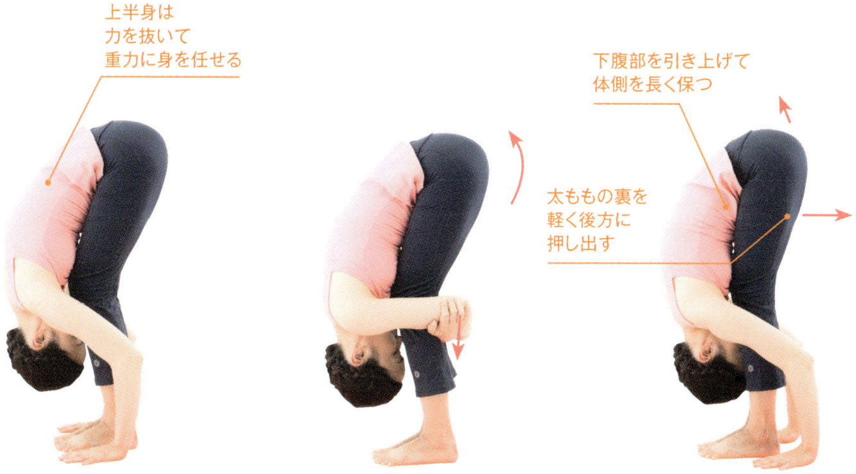
上半身は
力を抜いて
重力に身を任せる
下腹部を引き上げて
体側を長く保つ
太ももの裏を
軽く後方に
押し出す

1 吐く

足を腰幅に開いて立ち、ひざを軽く曲げる。息を吐きながら上体を倒し、手を床につく。

＊てのひらが床につかない場合は、軽くひざを曲げる。

2 吸う ▶ 吐く

息を吸いながらひざの後ろでひじを抱えて、腕を組む。息を吐きながら、組んだ腕を足首のほうに移動させ、同時に坐骨を天井に向かって引き上げる。

3 吐く ▶ 3呼吸

坐骨を引き上げたまま手を床につき、息を吐きながら深く前屈をする。ひざはゆったりと伸ばして。この姿勢で3呼吸。

これもOK!

よりリラックス効果を高めたい人は…

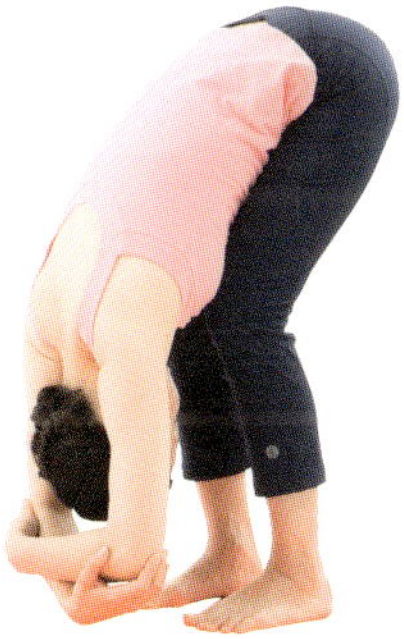

足を腰幅に開いて立ち、ひざを軽く曲げます。息を吐きながら股関節から上体を倒し、頭の上で互いのひじを抱えて。太ももにからだの前面をあずけて上半身の力を抜き、ぶら下がるイメージをもって腰を休めましょう。よりリラックス効果を得られます。

亀のポーズ 上級

【スプタ・クールマ・アーサナ／ Supta Kurmasana】
＊ Supta は「眠る」、Kurma は「亀」の意味

背中を甲羅に、斜め前に投げ出した両足を前足に、斜め後ろに伸ばした両腕を後ろ足に見立て、全身で眠る亀を表現したポーズです。股関節と肩甲骨の柔軟性が必要ですが、深い呼吸とともにポーズを深めることで、肩こりや腰痛の緩和に効果を発揮します。
難易度は高いものの、その効果は絶大で、腕、足、腰、背中など、全身に刺激を与えて効果的に引き締めることができます。また、ゆったりとした呼吸をくり返しながら行うことで交感神経と副交感神経を交互に刺激でき、自律神経のバランスが整います。

主な効果

・全身の疲労を緩和する
・肩こりを緩和する
・股関節の柔軟性を高める
・気持ちを落ちつける

アドバイス

・**2** の状態から、腕とひざ裏で互いに押し合いおでこを床につけて伏せるだけでも、亀のポーズに近い効果が得られる
・このポーズの前に花輪のポーズ（p.78）や足を開くポーズ（p.114）を行うと、股関節の柔軟性が高まってとり組みやすくなる

［完成ポーズ］

ひざと足先は
外に開かず
天井に向ける
太もも裏の上部で床を押し、
下腹部を引き上げる
腕は斜め後方に伸ばし、
てのひらでしっかり
床を押す
腕とひざ裏で押し合い、
足を伸ばしてかかとは浮かせる

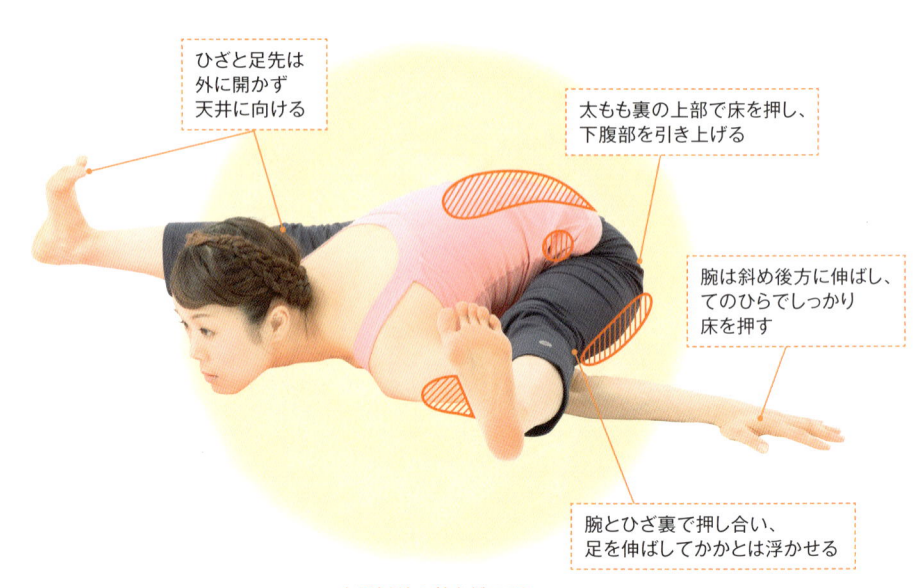

＊上記以外の効きどころに
足のつけ根、下腹部がある

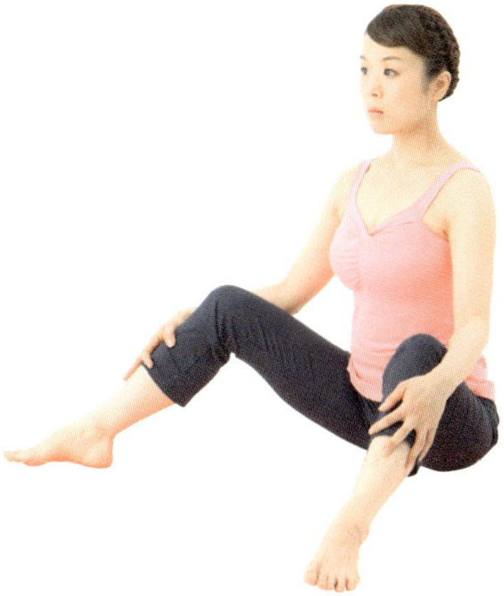

1 吸う

足をゆったり開き、ひざを軽く立てて座る。左右の坐骨に均等に体重をのせて背筋を伸ばし、息を吸う。

＊坐骨を床につけて座る感覚がつかめない場合は、お尻の下に折りたたんだブランケット(p.28)を敷く。

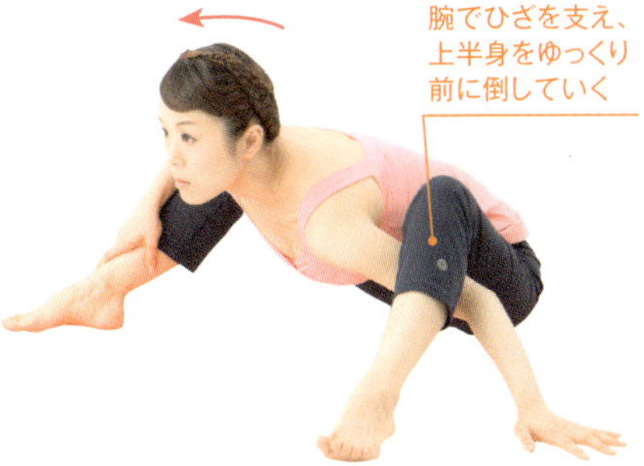
腕でひざを支え、
上半身をゆっくり
前に倒していく

2 吐く ▶ 吸う ▶ 吐く

息を吐きながら上体を倒し、左腕を左ひざの下に通して、肩を床に近づける。てのひらは下に向けて床につく。一度息を吸い、息を吐きながら同様に右腕を右ひざの下に通して。

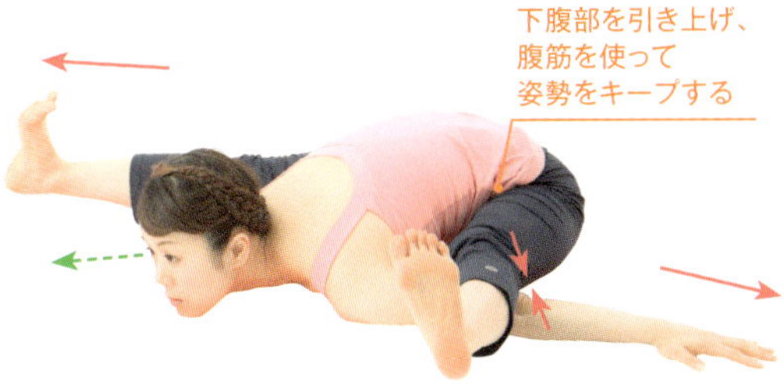
下腹部を引き上げ、
腹筋を使って
姿勢をキープする

3 吸う ▶ 3呼吸

息を吸いながら、ひざ裏で腕を押さえ、かかとをつき出すようにして両足を床から浮かせる。目線は前方に向けて、この姿勢で3呼吸。

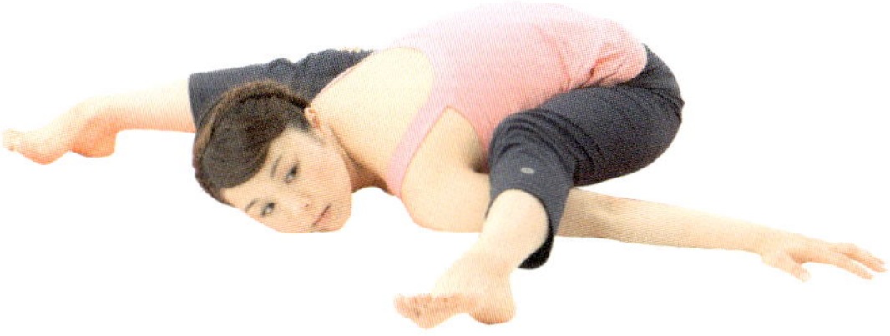

4 自然に呼吸

ポーズを解くときは、どちらか一方の頬を床につけ、かかとで床を押してひざを引き上げる。ひざ下から片側ずつ腕を引き抜き、上体を起こして。

マリーチの前屈 中級

【マリーチ・アーサナ A ／ MarichyasanaA】
＊ Marichy は「太陽神一族の賢者、マリーチ」の意味

太陽神一族の賢者、「マリーチ」をたたえるポーズのひとつです。マリーチは、インドで信仰されているヒンドゥー教の賢人で、仏教においては、「摩利支天《まりしてん》」の名で知られています。ねじりのポーズのバリエーション（p.92）同様、片ひざを立てて行います。
足に腕を巻きつけることで、肩甲骨の柔軟性が高まり、肩こりの緩和効果が得られます。また、お腹を引き締めながら行うことで肝臓や腎臓などの腹部組織が活性化し、消化機能を促進する、内臓の働きを整えるといった効果も。

主な効果

・お腹を引き締める
・肩甲骨の柔軟性を高める
・婦人科系の不調を緩和する
・気持ちを落ちつける

アドバイス

・このポーズの前に花輪のポーズ（p.78）を行うと、足を締めつける感覚がつかみやすい。また、股関節の柔軟性が高まるため、とり組みやすくなる

［完成ポーズ］

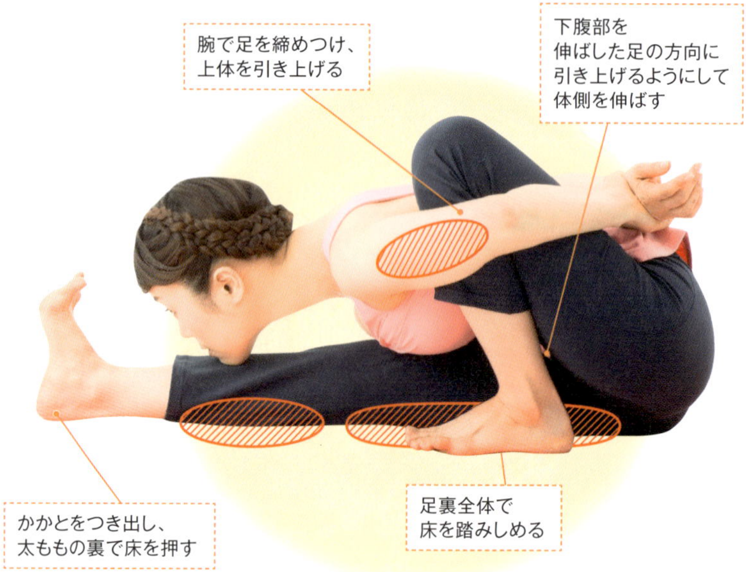

腕で足を締めつけ、上体を引き上げる
下腹部を伸ばした足の方向に引き上げるようにして体側を伸ばす
かかとをつき出し、太ももの裏で床を押す
足裏全体で床を踏みしめる

＊上記以外の効きどころに、背中、下腹部がある

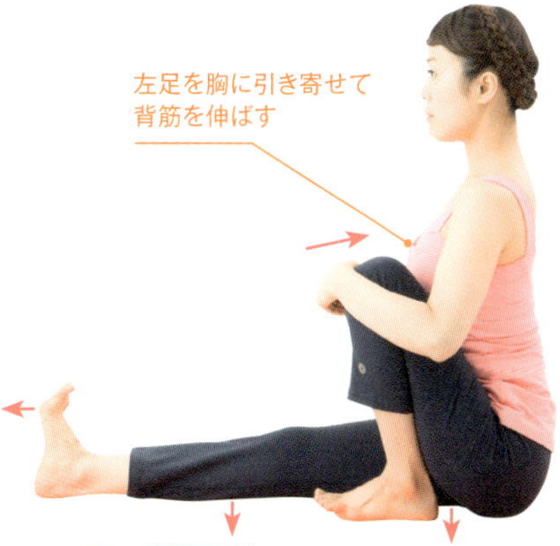
左足を胸に引き寄せて
背筋を伸ばす

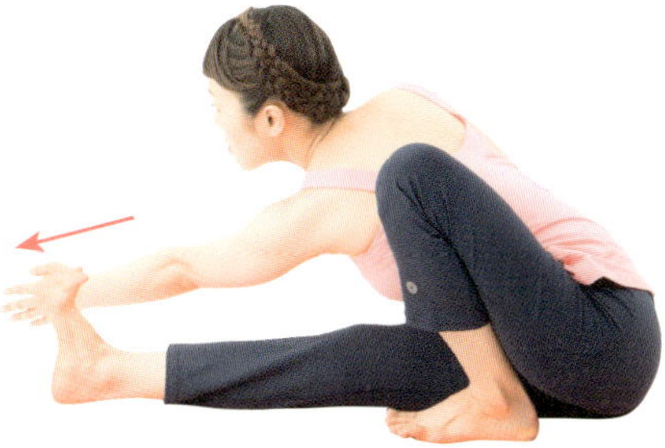

1 吸う

杖のポーズ(p.67)になり、左ひざを立てて左手で抱える。右の坐骨に体重をのせ、太ももの裏を床に押しつけてかかとをつき出し、左の坐骨は軽く浮かせる。

2 吐く

右手で床を押してからだを支え、息を吐きながら左腕を左ひざの内側から斜め前方に伸ばして左の体側を伸ばす。

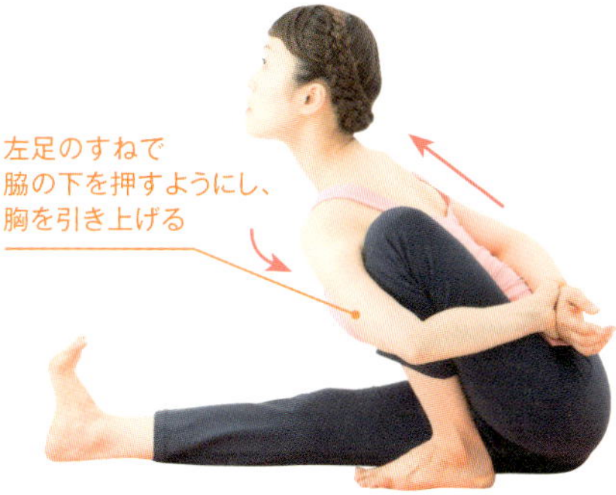
左足のすねで
脇の下を押すようにし、
胸を引き上げる

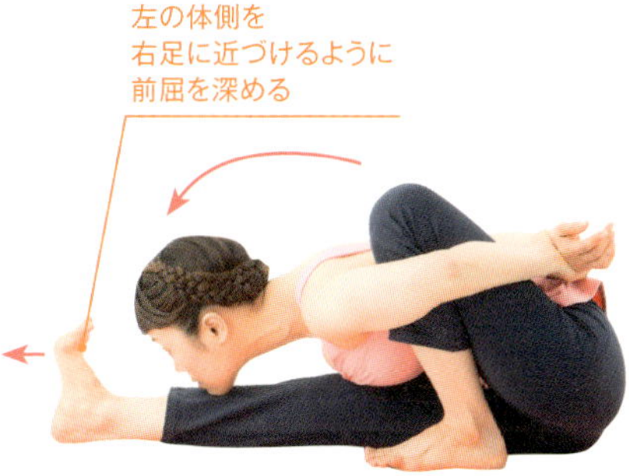
左の体側を
右足に近づけるように
前屈を深める

3 吐く ▶ 吸う

息を吐きながら、左手を左足の外側から背中にまわし、背中に回した右手首をつかむ。息を吸いながら上体を引き上げる。

＊背中で手を組むのが難しい場合は、背中にベルト(p.28)やタオルをまわし、両端をもって行う。

4 吐く ▶ 3呼吸

息を吐きながら上体を前に倒し、あごを右すねに近づける。この姿勢で3呼吸。足を入れ替えて1〜4を同様に。

後屈のアーサナ

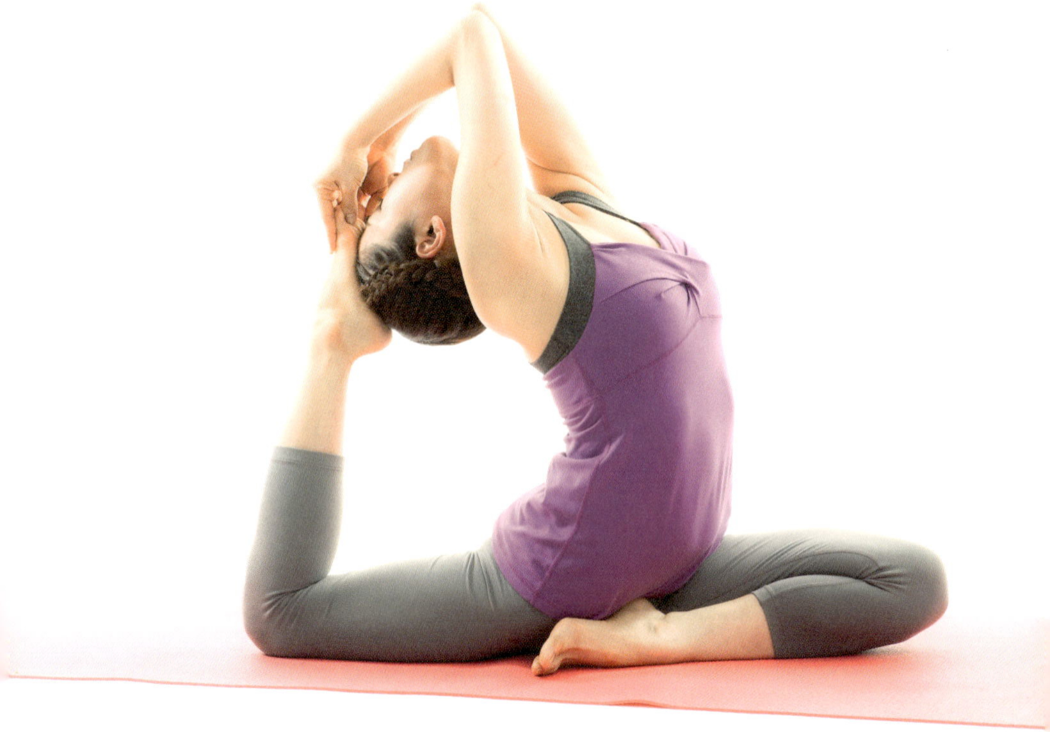

後屈のアーサナとは

全身でアーチを描くように上体を後ろに反らせるポーズです。正しく行うことで、背骨の歪みや猫背の解消、腰痛の緩和に効果が期待できます。また、深い呼吸をくり返しながら胸を開くと、心が解放され、気持ちを前向きに、元気にしてくれます。

後屈を行うときに大切なのは、胸を引き上げて肩甲骨を下げることと、下腹部を引き締めて土台を安定させることです。下腹の力が抜けると腰への負担が増えてけがの原因になります。ポーズの際に腰や首に違和感を覚えたら急がずにゆっくりとポーズをゆるめましょう。

後屈のアーサナを行うときのポイント

- ✔ 胸は天井に向かって引き上げ、肩の力をゆるめる
- ✔ 上下への伸びと同時に、胸の左右の広がりを感じながら行う
- ✔ 腰を反らせすぎないよう、下腹部を引き締める
- ✔ 腰や首に痛みを感じたら、ゆっくりとポーズをゆるめる

ここで紹介する主なアーサナ 13

スフィンクスのポーズ 初級

【ブージャンガ・アーサナⅡ／BhujangasanaⅡ】
＊Bhujanga は「蛇」の意味

エジプトのスフィンクスのように、上半身を起こして後屈するポーズです。お腹、背中、足がしっかり伸びるため、ボディラインを美しくする効果が期待できます。腰痛予防にも効果的。

主な効果

・背中を引き締める
・全身の疲労を緩和する
・内臓の働きを高める
・ストレスを軽減する

アドバイス

・下腹部の力は抜かず、おへそを背骨に向かって引き上げて尾骨を下に向けると、腰への負担が軽減される
・足先まで意識を集中させ、かかとが外側に開かないようにする

［完成ポーズ］

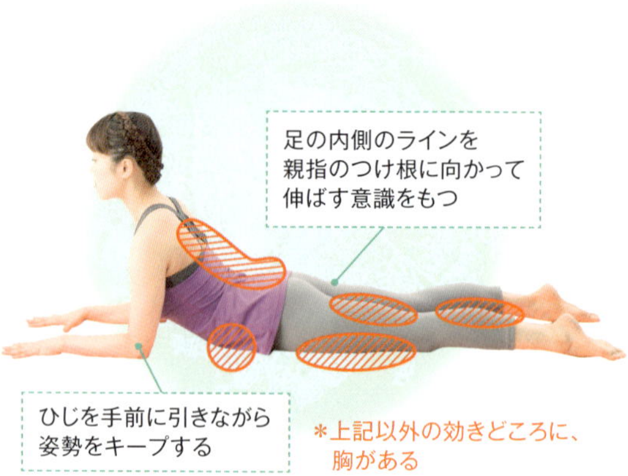
足の内側のラインを
親指のつけ根に向かって
伸ばす意識をもつ
ひじを手前に引きながら
姿勢をキープする
＊上記以外の効きどころに、
胸がある

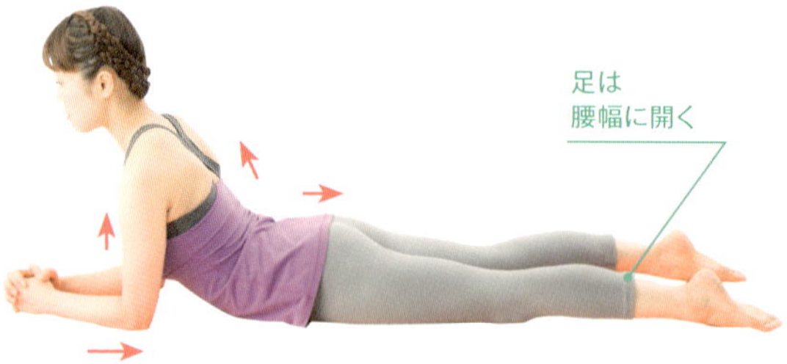
足は
腰幅に開く

1 吸う

うつ伏せになり、息を吸いながら上体を持ち上げ、肩の真下にひじをついて胸の前で手を組む。このとき、ひじを手前に引くようにして、体側を伸ばす。

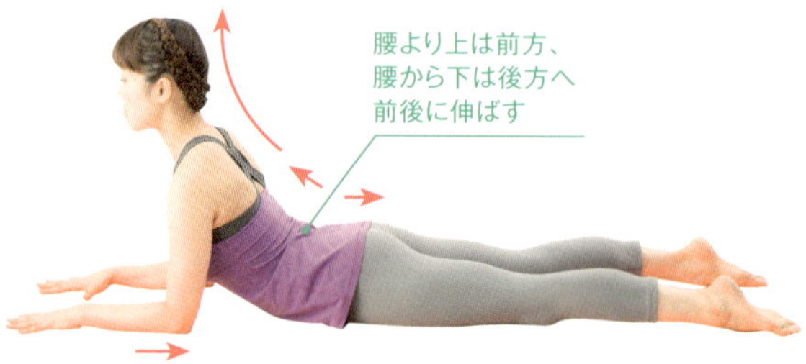
腰より上は前方、
腰から下は後方へ
前後に伸ばす

2 吸う ▶ 3呼吸

左右の腕を平行にし、小指から順にてのひらを床につける。息を吸いながらひじ下を手前に引く意識をもって、上体を斜め上に伸ばす。この姿勢で3呼吸。

コブラのポーズ 初級

【ブージャンガ・アーサナ／ Bhujangasana】
＊ Bhujanga は「蛇」の意味

コブラが頭をもち上げた姿をイメージして胸を上げ、腰を伸ばすポーズです。下腹部を引き上げて胸を開くため、猫背を改善し、姿勢を整える効果が期待できます。

主な効果

- バストアップする
- お尻を引き締める
- 姿勢を整える
- 気持ちを落ちつける

アドバイス

- 腰を反らせすぎると、痛める原因になることも。下腹部を引き上げ、胸を開くイメージで行う
- 1の姿勢で片足ずつしっかり後方に伸ばすと、腰椎への負担が軽減できる

［完成ポーズ］

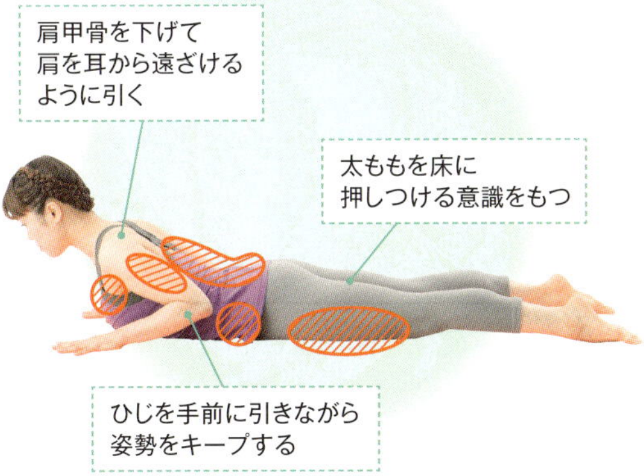
肩甲骨を下げて
肩を耳から遠ざける
ように引く
太ももを床に
押しつける意識をもつ
ひじを手前に引きながら
姿勢をキープする

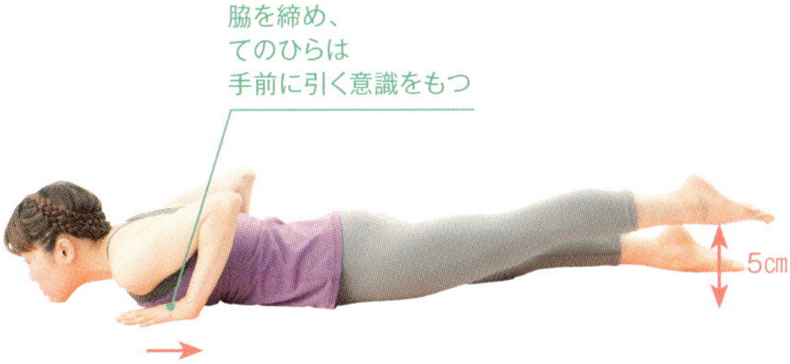
脇を締め、
てのひらは
手前に引く意識をもつ
5㎝

1 吐く

足を腰幅に開いてうつ伏せになり、胸の横に手をつく。息を吐きながらてのひらで床を押し、片足ずつ床から5㎝ほど上げて後ろに伸ばし、静かに下ろして。

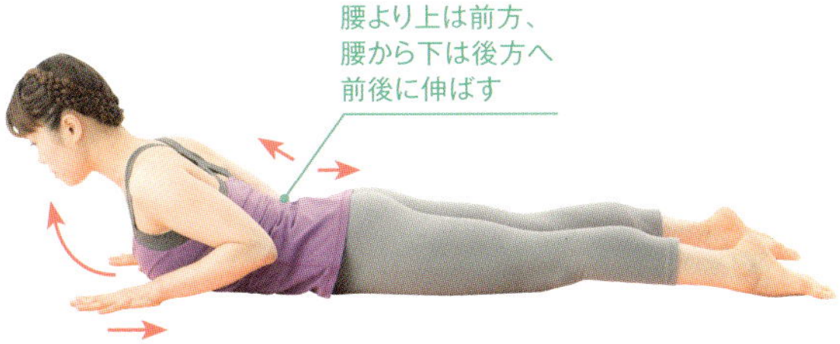
腰より上は前方、
腰から下は後方へ
前後に伸ばす

2 吸う ▶ 3呼吸

息を吸いながら上体を持ち上げ、胸を天井に向かって引き上げる。この姿勢で3呼吸。

＊肩甲骨まわりが窮屈な場合は、てのひらを置く位置を広めにとると動かしやすくなる。

バッタのポーズ 初級

【シャラバ・アーサナ／ Salabhasana】
＊ Salabha は「バッタ」の意味

バッタのように足と胸を引き上げるこのポーズは、背筋を鍛え、シャープな後ろ姿をつくる効果があります。また、胸を開くことで呼吸が深まるため、ストレスを緩和して気持ちが前向きに。

主な効果

・自律神経のバランスを整える
・背中を引き締める
・太ももを引き締める
・気持ちをすっきりさせる

アドバイス

・3の姿勢をとるときは、まずかかとをつき出して腰を伸ばし、次に足指を開いて親指のつけ根を後方に押し出すと、正しい姿勢がとれる

［完成ポーズ］

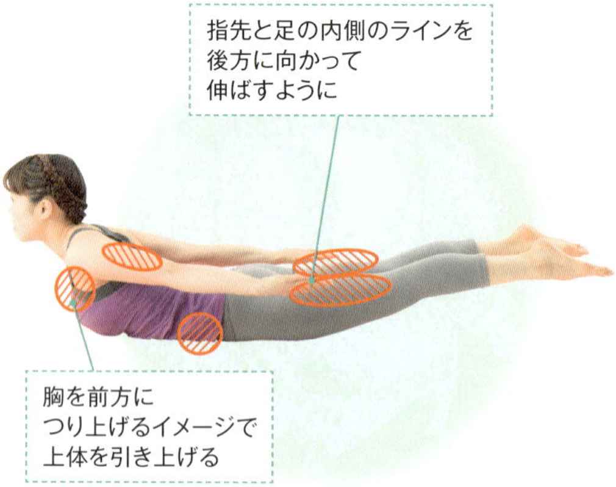
指先と足の内側のラインを後方に向かって伸ばすように
胸を前方につり上げるイメージで上体を引き上げる

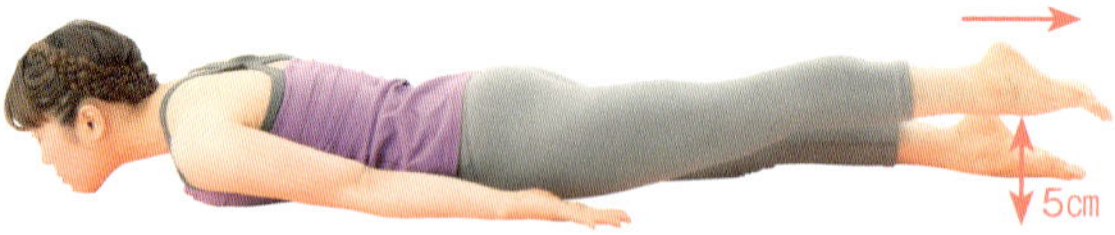
5cm

1 吐く

足を腰幅に開いてうつ伏せになり、てのひらを上に向けてからだの横に置く。息を吐きながら手の甲で床を押し、片足ずつ床から5cmほど上げて後ろに伸ばし、静かに下ろす。

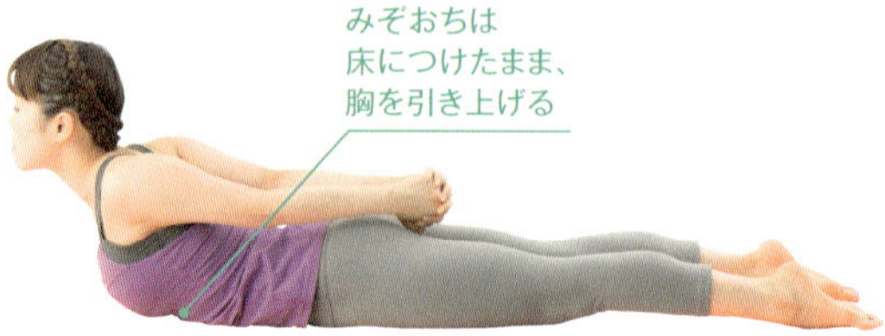
みぞおちは床につけたまま、胸を引き上げる

2 自然に呼吸 ▶ 吸う

自然に呼吸をしながら、ひじを曲げて背中で手を組み、肩甲骨を寄せ合う。息を吸いながら手を後方に向かって引っぱり、胸を引き上げる。

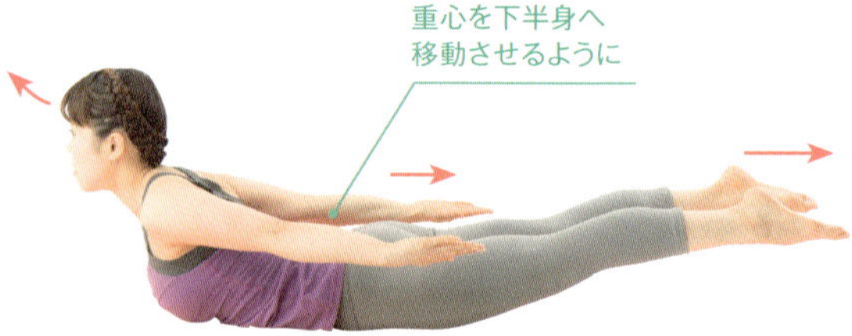
重心を下半身へ移動させるように

3 吸う ▶ 3呼吸

息を吸いながら両足を床から5cmほど持ち上げて、後方に伸ばす。組んでいた手はほどき、てのひらを上に向けて後方に伸ばして。この姿勢で3呼吸。

弓のポーズ 初級

【ダヌラ・アーサナ／ Dhanurasana】
＊ Dhanura は「弓」の意味

弓の弦を模していることが語源のポーズで、腕と足を使って全身を反らせます。太ももの前面をしっかり伸ばすことで、背中やお尻、太ももの裏を引き締める効果が期待できます。

主な効果

- お尻を引き締める
- 姿勢を整える
- 気持ちをすっきりさせる
- 不眠を緩和する

アドバイス

- 1の姿勢のとき、内ももを内旋（内側に回転）させながら天井に近づけるイメージで引き上げると、正しい完成ポーズがとりやすくなる

［完成ポーズ］

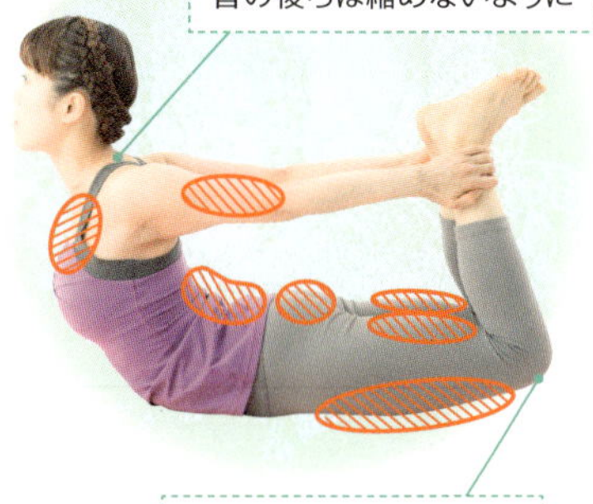

あごやのどの
緊張をゆるめる意識をもち
首の後ろは縮めないように
ひざが開かないように
内ももを天井に近づける

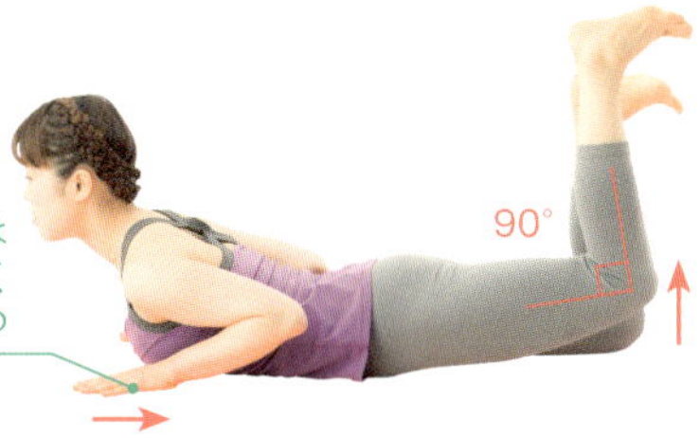

てのひらは
手前に引く
意識をもつ
90°

1 吐く

うつ伏せになっててのひらを胸の横につき、ひざを90度に曲げる。息を吐きながら太もものつけ根から足を天井に向かって片方ずつ引き上げる。左右2〜3回ずつ行なって。

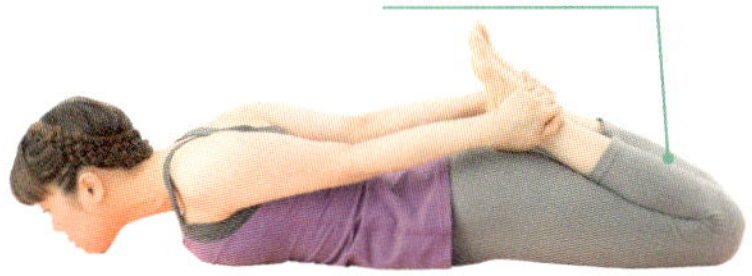

左右の足は
そろえたまま行う

2 吐く

両ひざをお尻に向かって曲げ、手で足首をつかむ。あごは床につけ、ひと息吐く。

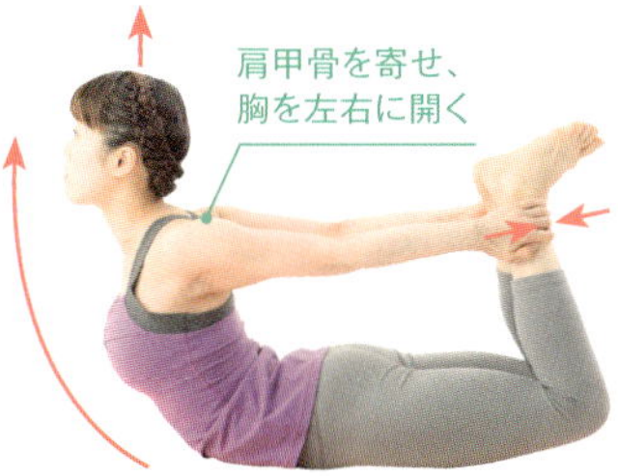

肩甲骨を寄せ、
胸を左右に開く

3 吸う ▶ 3呼吸

息を吸いながら、てのひらとすねを互いに押し合うようにしながら上体、ひざを引き上げる。この姿勢で、3呼吸。
＊両足首をもつのが難しい場合は、片足ずつ行なってもよい。

仰向けの英雄座 初級

【スプタ・ヴィラ・アーサナ／ Supta Virasana】
＊ Supta は「仰向け」または「寝た」、Vira は「英雄」の意味

「英雄座」はヨガの代表的な座法のひとつです。正座の姿勢からひざを割ったポーズで、日本では、「割り座」とよばれることも。仰向けの英雄座は、この姿勢から上体を後ろに倒すポーズで、股関節の形状から、男性より女性のほうが行いやすいといわれています。
太ももの前面をストレッチし、胸を開くことで、呼吸が深まり心身の疲労を回復させることができます。また、内臓の働きを高め、消化を促進する作用もあるので、食べすぎたときにもおすすめです。

主な効果

- 全身の疲労を緩和する
- お尻を引き締める
- 姿勢を整える
- 内臓の働きを高める

アドバイス

- 背中の下に折りたたんだブランケットやボルスター（p.28）を敷くと、リラクゼーション効果が高まる。その際は、数分から10分程度3の姿勢をキープする

［完成ポーズ］

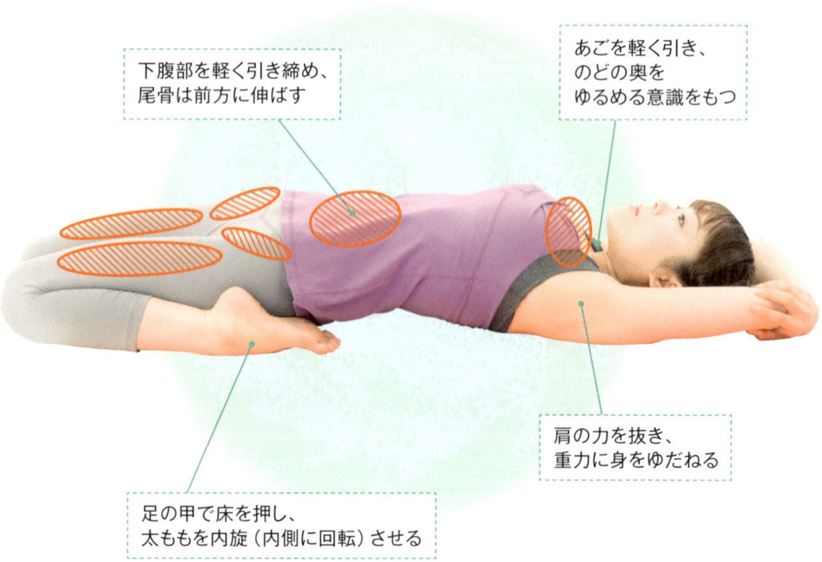
下腹部を軽く引き締め、
尾骨は前方に伸ばす
あごを軽く引き、
のどの奥を
ゆるめる意識をもつ
肩の力を抜き、
重力に身をゆだねる
足の甲で床を押し、
太ももを内旋（内側に回転）させる

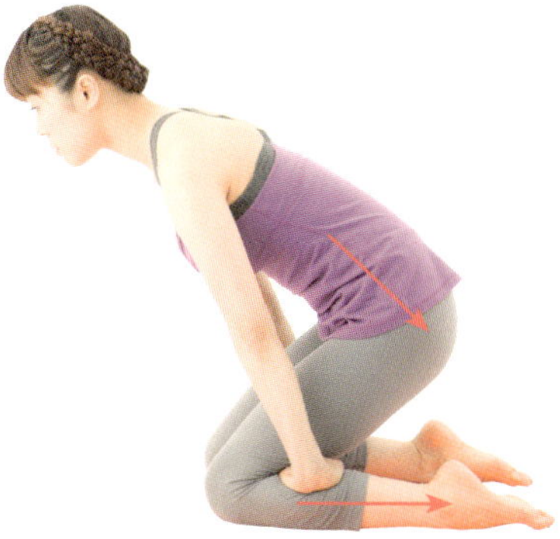

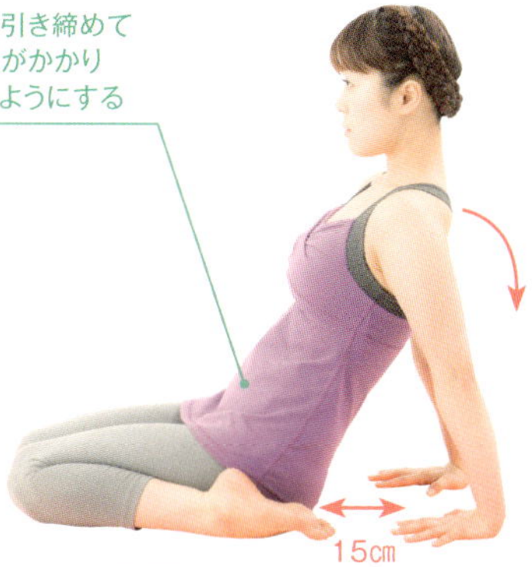
下腹部を引き締めて
腰に体重がかかり
すぎないようにする
15㎝

1 自然に呼吸

ひざをそろえ、かかとを腰幅に開いてひざ立ちになる。手でふくらはぎの筋肉を後方に送りながら、かかとの間に腰を下ろす。

2 吸う

指先を内側に向けて、背中から約15㎝後ろにつく。背筋を伸ばして体側を長く保ち、息を吸う。

＊ひざが床から浮いてしまう人は、ひざを少し外側に開いてもよい。

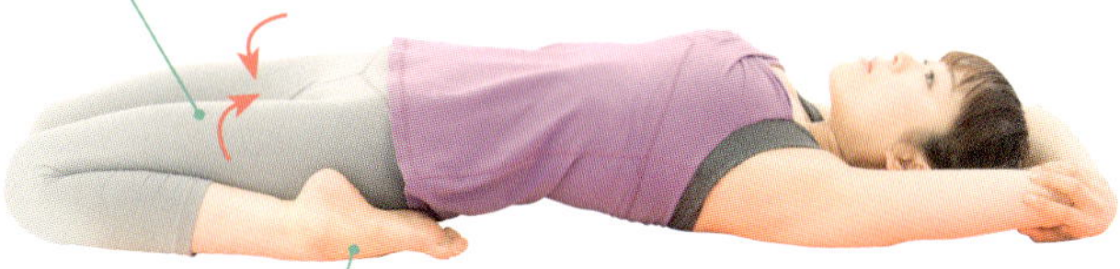
太ももを
内旋（内側に回転）させる
足の甲で
床を押す

3 吐く ▶ 3呼吸

腰の長さを保ったまま、息を吐きながら上体を後ろに倒し、床に寝そべる。腕は頭の上で互いのひじを持って組む。この姿勢で3呼吸。

＊姿勢がキープできない場合は、背中の下にボルスター（p.28）を敷くか、片足ずつ行う。

テーブルのポーズ 初級

【プルヴォッターナ・アーサナ／ Purvottanasana】
＊Purvo は「東（からだの前面の意）」、Ut は「強烈に」、tan は「伸ばす」の意味

腕と足で全身を支えてからだの前面を伸ばし、テーブルを形づくるポーズです。肋間が広がるため、呼吸が楽になって気分が爽快になります。また、腹筋、腕、手首の強化にも最適です。

主な効果

- 二の腕を引き締める
- お腹を引き締める
- 肩こりを緩和する
- 体幹を強化する

アドバイス

- 太ももの間にブロック（p.28）を挟むと、中心軸が感じやすくなる
- 内ももとウエストの脇を引き締め、体幹を使ってからだを支えて

［完成ポーズ］

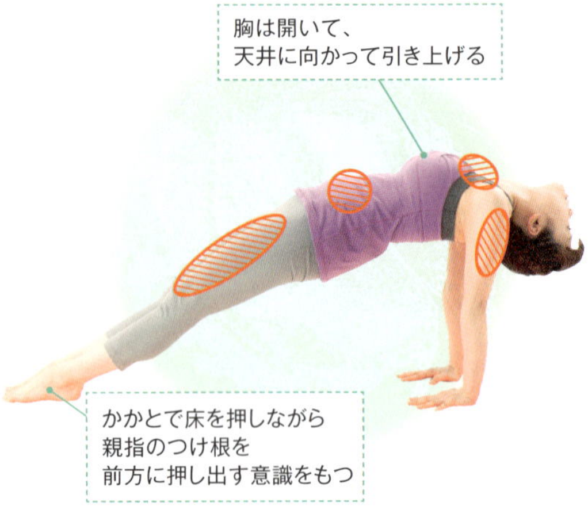

胸は開いて、
天井に向かって引き上げる
かかとで床を押しながら
親指のつけ根を
前方に押し出す意識をもつ

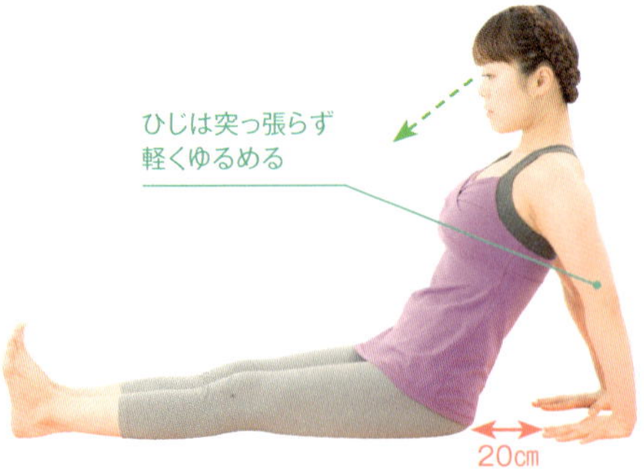

ひじは突っ張らず
軽くゆるめる
20㎝

1 自然に呼吸

足を伸ばして座る。手は肩幅に開いて、指先を内側に向けてお尻から約20㎝後ろにつく。目線は足先に向けて。

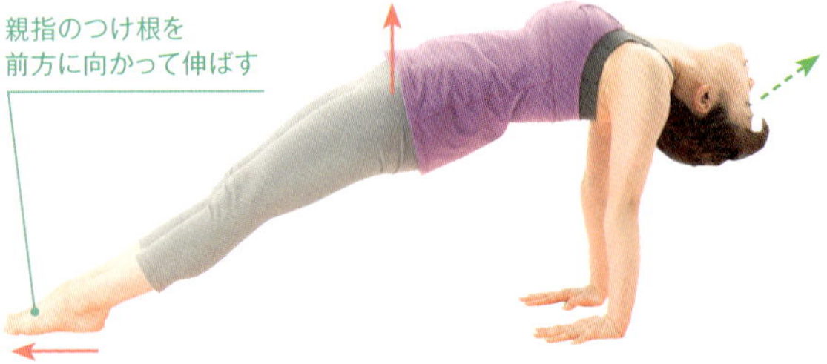

親指のつけ根を
前方に向かって伸ばす

2 吸う ▶ 3呼吸

息を吸いながらてのひらで床を押し、腰を引き上げる。かかとで床を押し、つま先までしっかり伸ばして体重を支えて。目線は斜め上へ向け、この姿勢で3呼吸。

＊バランスがとれない場合は、ひざを90度に曲げる。また、首がつらい場合は、あごを軽く引いて目線を足先へ。

上を向いた犬のポーズ 中級

【ウールドヴァ・ムカ・シュヴァーナ・アーサナ／Urdhva Mukha Svanasana】
＊Urdhva は「上方向」、Mukha は「向く」、Svana は「犬」の意味

逆転のアーサナ、下を向いた犬のポーズ（p.148）の対になる、顔を上げて伸びあがった犬をイメージしたポーズです。太陽礼拝（p.36）では、コブラのポーズの代わりに行われることも。

主な効果

・全身の疲労を緩和する
・お尻を引き締める
・姿勢を整える
・呼吸器系の不調を緩和する

アドバイス

・このポーズの前に、ウォームアップの肩甲骨のストレッチ（p.34）**3**と**4**を行うと、手で床を押して胸を開く感覚がつかみやすい

［完成ポーズ］

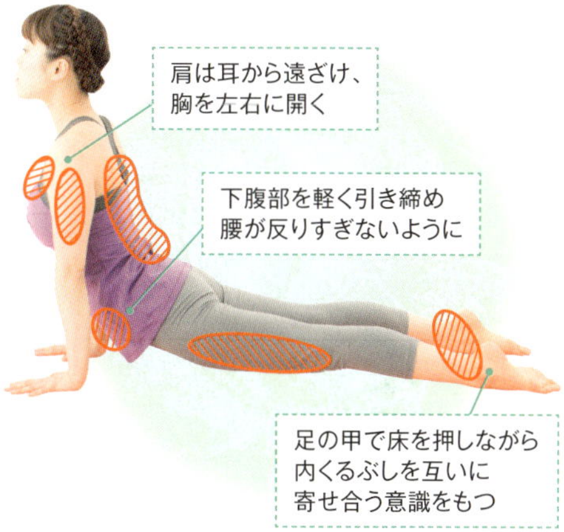
肩は耳から遠ざけ、
胸を左右に開く
下腹部を軽く引き締め
腰が反りすぎないように
足の甲で床を押しながら
内くるぶしを互いに
寄せ合う意識をもつ

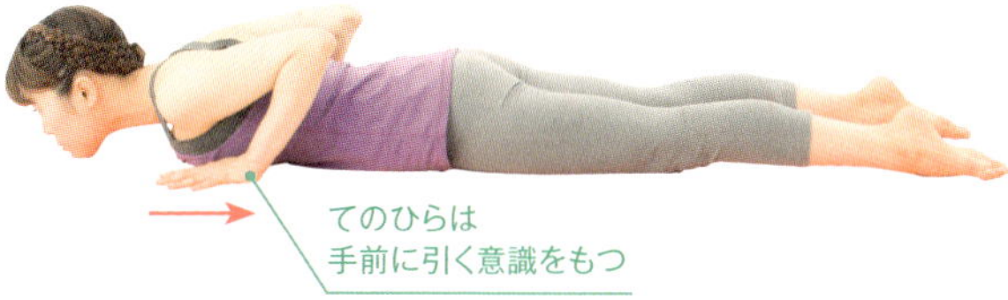
てのひらは
手前に引く意識をもつ

1 吐く

うつ伏せになって足を腰幅に開き、てのひらを胸の横につく。このとき、足の指を開いて、左右のすねを引き締める。脇を締めて、ひと息吐いて。

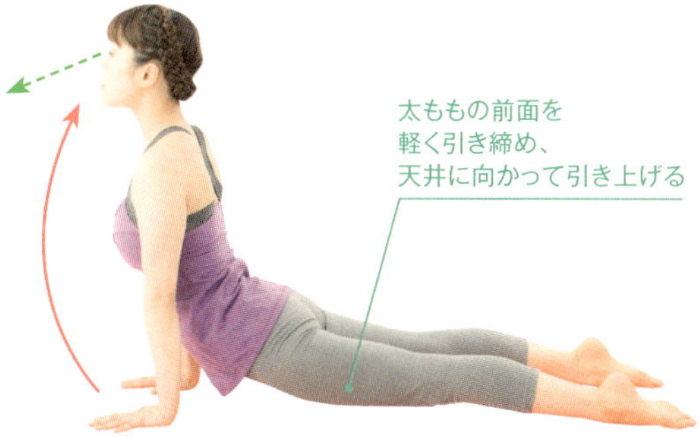
太ももの前面を
軽く引き締め、
天井に向かって引き上げる

2 吸う ▶ 3呼吸

息を吸いながらてのひらで床を押し、天井に向かって上体を引き上げる。両手と両足の甲でからだを支え、ひざを床から浮かせて。目線は斜め下に向け、この姿勢で3呼吸。

＊腰に負担を感じる場合は、両手の下にブロック（p.28）を置く。

太鼓橋のポーズ 初級

【セートゥ・バンダ・アーサナ／Setu Bandhasana】
＊Setu は「橋」、Bandha は「固定する」の意味

半円型の太鼓橋のように、背中を反らせるポーズです。後屈のなかでは比較的難度が低く、胸を開く感覚がつかみやすいことから、人気が高いポーズのひとつといえます。
腕と足で床を押して腰を引き上げ、背中の後ろにゆったりとした空間をつくることで、猫背が改善され、背骨の歪みを矯正して姿勢を整える効果が得られます。全身をくまなく伸ばすことで、疲れをとり除く効果も。バストアップやボディラインを整える効果も期待できることから、女性におすすめのアーサナです。

主な効果

- 姿勢を整える
- バストアップする
- 肩こりを緩和する
- 気持ちを前向きにする

アドバイス

- ポーズを行う前に弓のポーズ（p.127）の**1**を行うと、太ももの筋肉を使ってポーズを安定させる感覚がつかみやすい

［完成ポーズ］

尾骨を前方に伸ばし、ひざが開かないよう太ももの内側を引き締める
両ひざが前方に伸びていく意識をもつ
あごを軽く引きのどの奥をゆるめる意識をもつ
足裏全体で床を押し、土踏まずを引き上げる

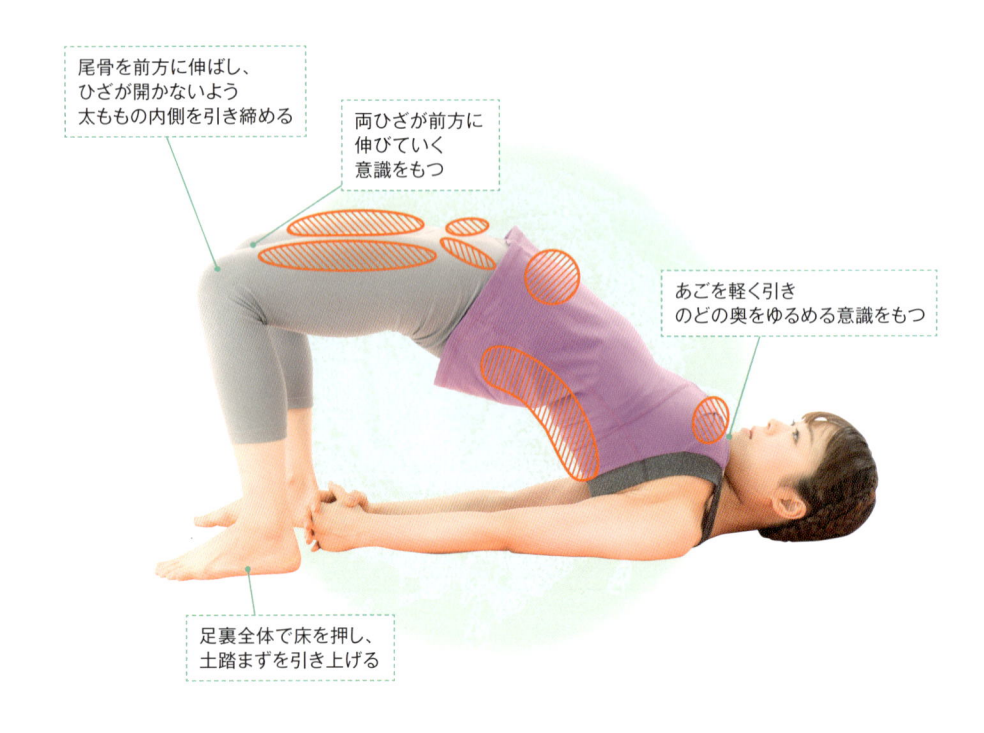

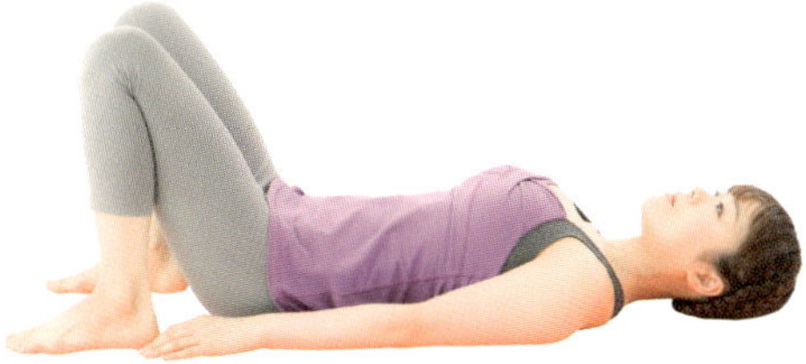

1 自然に呼吸

仰向けになって足を腰幅に開き、両ひざを立てて腕は両脇に伸ばす。

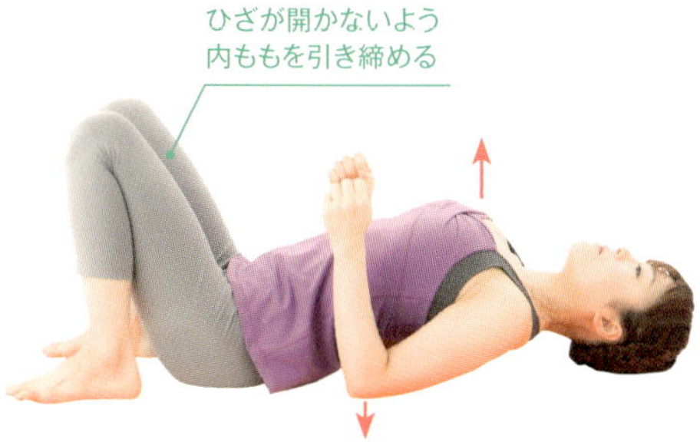
ひざが開かないよう
内ももを引き締める

2 吐く

息を吐きながら床にひじを立て、天井に向かって胸を引き上げる。ひざの間は握りこぶしひとつ分程度を保つ。

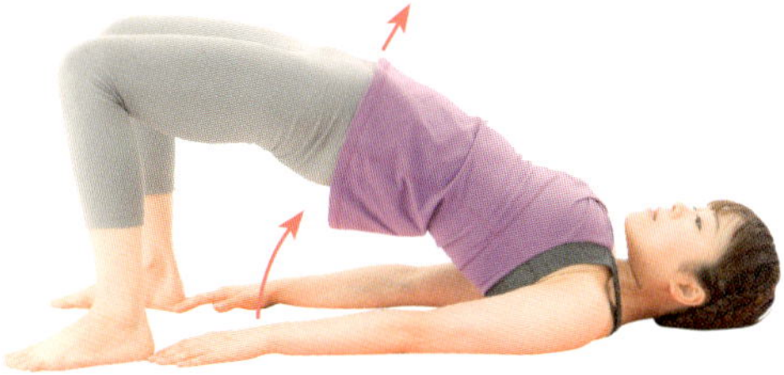

3 吸う

腕を伸ばしててのひらを床につけ、息を吸いながら腰を天井に向かって引き上げる。肩から腕、両足裏で体重を支える。

*腕を組む4の姿勢が難しい場合は、3を完成のポーズとする。

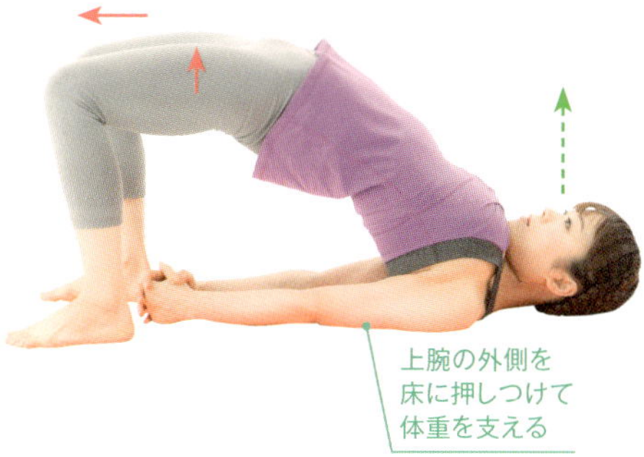
上腕の外側を
床に押しつけて
体重を支える

4 吐く ▶ 3呼吸

息を吐きながら、肩甲骨を寄せて背中の下で手を組む。胸と腰を引き上げて、太もも前面を平行になるまで持ち上げる。目線は天井に向け、この姿勢で3呼吸。

三日月のポーズ 初級

【アンジャネーヤ・アーサナ／ Anjaneyasana】
＊ Anjaneya は「礼拝」または「賛美」の意味

真っすぐ天井に向かって伸ばした腕から、後方へ伸ばした後ろ足にかけてのラインが弧を描くことから、三日月のポーズとよばれています。正しいアラインメント (p.182) で行うためには、股関節の柔軟性が求められます。
そけい部をゆったり伸ばすことで、下半身が強化できます。股関節と太ももの前面が伸びるので、腰痛の予防や緩和、股関節や骨盤のゆがみを整える効果も。また、婦人科系の不調を緩和する効果も期待でき、とくに女性におすすめのアーサナです。

主な効果

- 全身の疲労を緩和する
- 体幹を強化する
- 背中を引き締める
- 婦人科系の不調を緩和する

アドバイス

- ひざを曲げた方の股関節に違和感があるときは、足を外側に移動させて腰幅を広くするとポーズがとりやすくなる

［完成ポーズ］

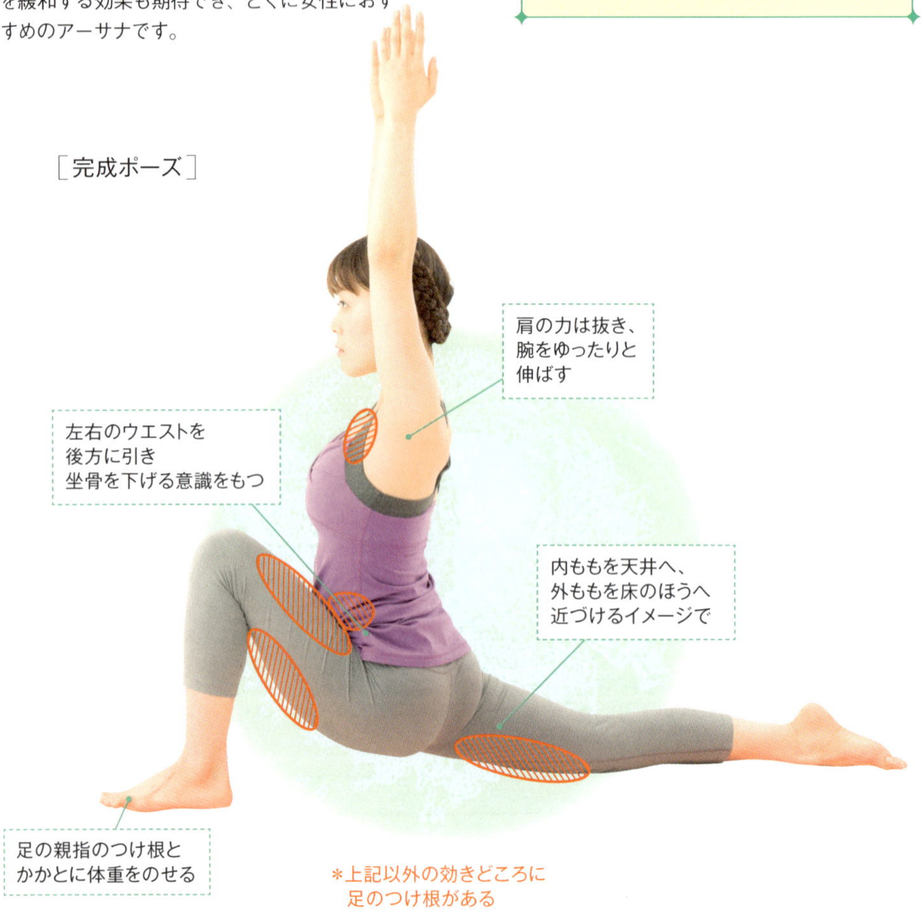

肩の力は抜き、
腕をゆったりと
伸ばす
左右のウエストを
後方に引き
坐骨を下げる意識をもつ
内ももを天井へ、
外ももを床のほうへ
近づけるイメージで
足の親指のつけ根と
かかとに体重をのせる

＊上記以外の効きどころに
足のつけ根がある

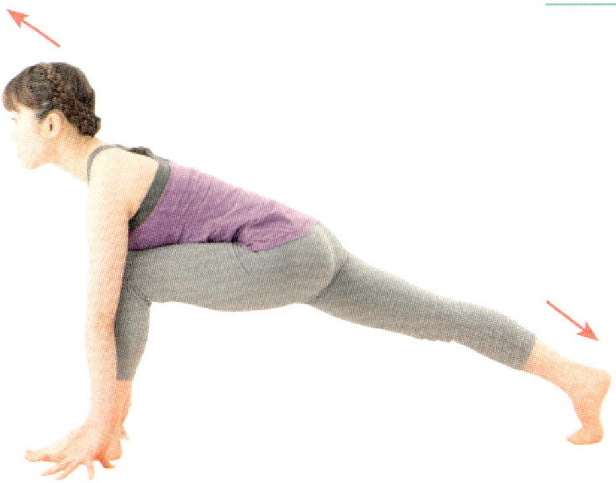

1 吸う ▶ 吐く

山のポーズ（p.40）で立ち、腰に手を置いてひざを軽く曲げる。息を吸いながら、右足を大きく後ろに引いて腰を落とし、両手を左足の両脇について息を吐く。

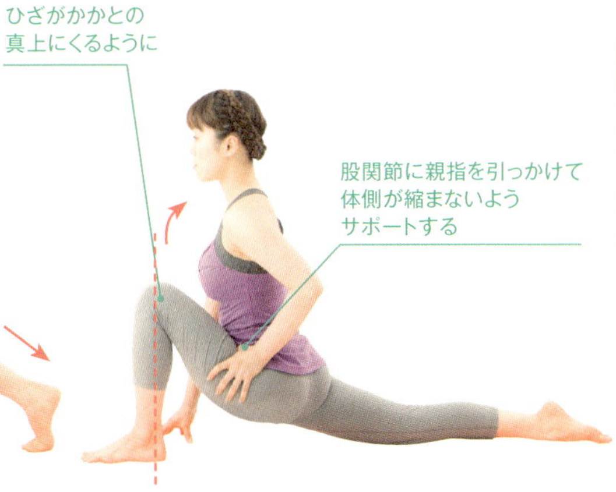
ひざがかかとの
真上にくるように
股関節に親指を引っかけて
体側が縮まないよう
サポートする

2 吐く

右ひざと右足の甲を床につき、上体を起こす。息を吐きながら左ひざを深く曲げて右太ももの前面を伸ばして。左手の親指で太もものつけ根を下げるようにし、骨盤を正面に向ける。

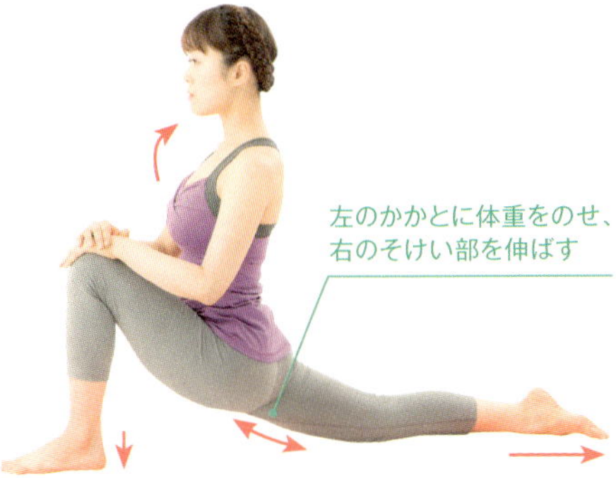
左のかかとに体重をのせ、
右のそけい部を伸ばす

3 吸う

息を吸いながら天井に向かって胸を引き上げ、手は左ひざに置く。

*左のかかとが浮いてしまう場合は、左足を少し前に進める。

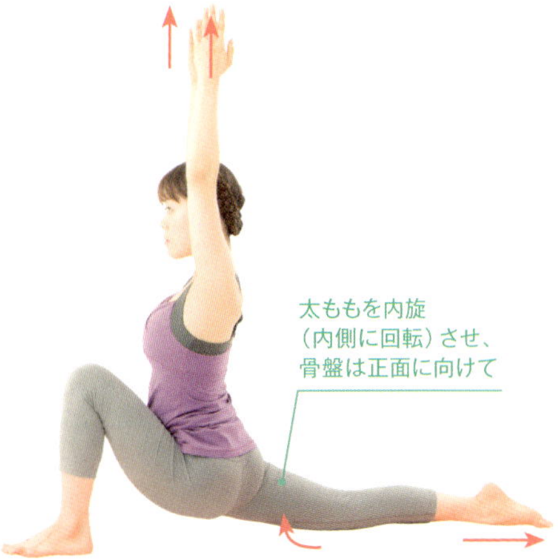
太ももを内旋
（内側に回転）させ、
骨盤は正面に向けて

4 吐く ▶ 3呼吸

息を吐きながら両腕を天井に向かって伸ばし、てのひらを内側に向ける。この姿勢で3呼吸。足を入れ替えて1〜4を同様に。

ラクダのポーズ 中級

【ウシュトラ・アーサナ／ Ushutrasana】
＊ Ushutra は「ラクダ」の意味

砂漠の太陽のもとでエネルギッシュに生きるラクダをイメージしたポーズです。胸を引き上げた上体がラクダのコブに似ていることから、この名でよばれているそう。
全身を後ろに反らせて胸や肩を開くことで、姿勢を整えたり、バストアップの効果が期待できます。また、背中や腰、股関節の柔軟性が高まり、内臓の働きを活発にする効果も。背中を刺激すると交感神経が優位になるため、気持ちをすっきりさせたいときや、眠気を解消したいときにぴったりです。

主な効果

- 姿勢を整える
- バストアップする
- 内臓の働きを高める
- 自律神経のバランスを整える

アドバイス

- 太鼓橋のポーズ（p.132）や弓のポーズ（p.127）の1のあとに行うと、胸を広げる感覚がつかみやすい
- 首や肩、腰への負担が大きいので、決して無理はせずに気持ちよく感じる範囲で行う

［完成ポーズ］

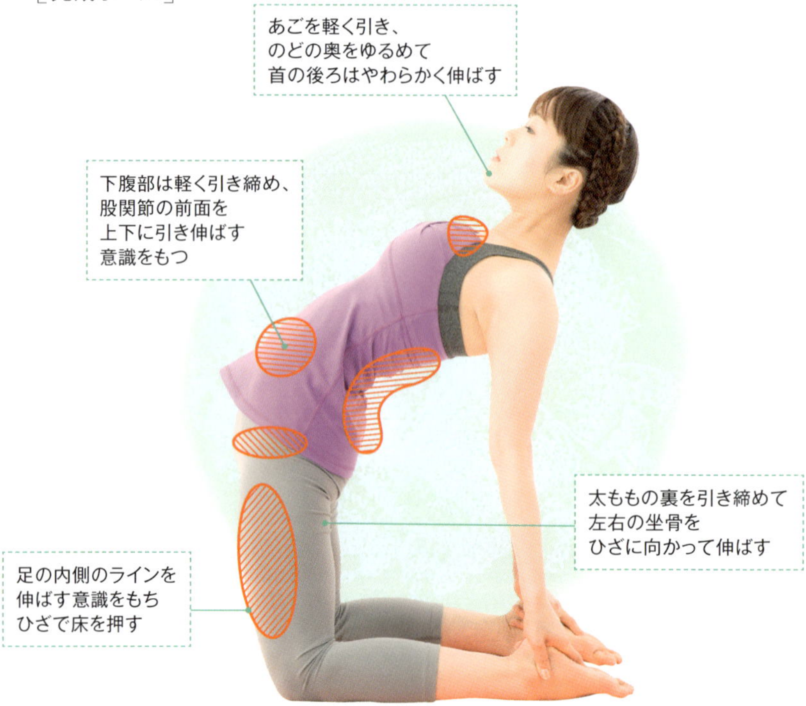

あごを軽く引き、
のどの奥をゆるめて
首の後ろはやわらかく伸ばす
下腹部は軽く引き締め、
股関節の前面を
上下に引き伸ばす
意識をもつ
太ももの裏を引き締めて
左右の坐骨を
ひざに向かって伸ばす
足の内側のラインを
伸ばす意識をもち
ひざで床を押す

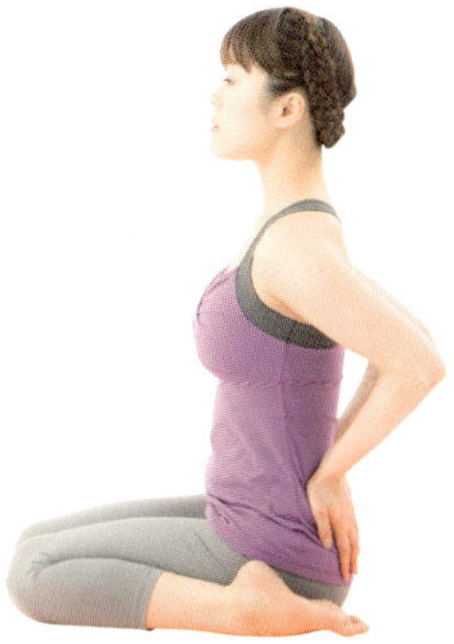

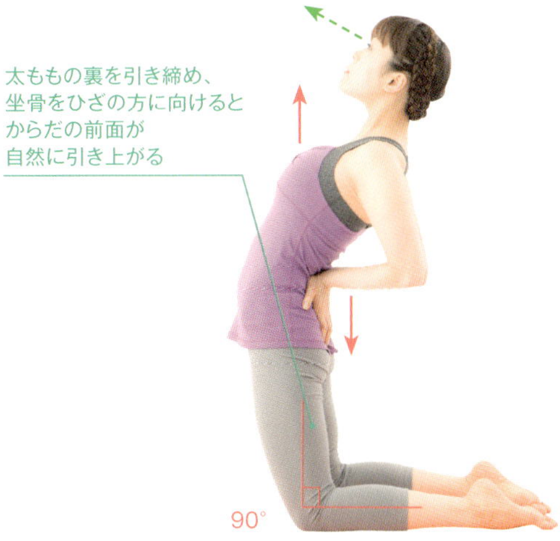
太ももの裏を引き締め、
坐骨をひざの方に向けると
からだの前面が
自然に引き上がる
90°

1 自然に呼吸

ひざ立ちの姿勢から、手でふくらはぎの筋肉を後方に送りながら、かかとの間に腰を下ろす。てのひらは腰にあてて。詳細は、仰向けの英雄座(p.128)参照。

2 吸う

足を腰幅に開き、ひざを90度に曲げてひざ立ちになる。てのひらでお尻を床に向かって下げて。下半身を安定させたまま、息を吸いながら胸を天井に向かって引き上げる。目線は斜め上に向けて。

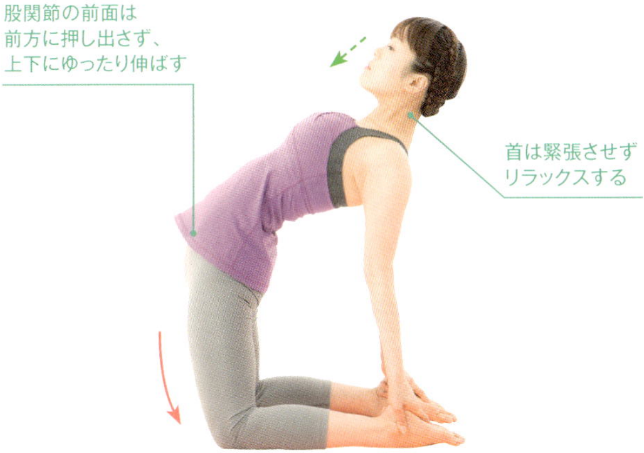
股関節の前面は
前方に押し出さず、
上下にゆったり伸ばす
首は緊張させず
リラックスする

3 吐く ▶ 3呼吸

息を吐きながら腰から手を離し、両ひざで強く床を押しながら、片方ずつ順番にかかとをつかむ。あごは軽く引いて、首の後ろは伸ばして。胸を開き、3呼吸。

＊腰や首への負担が大きいと感じた場合は、つま先を立てて行なってもよい。

カエルのポーズ 上級

【ベーカ・アーサナ／Bhekasana】
＊Bhekaは「カエル」の意味

うつ伏せの姿勢から胸を引き上げるポーズで、その姿が四つんばいのカエルに似ていることからこの名がつけられました。難易度が高く、誤った姿勢で行うとからだを痛める原因になるので、ひとつひとつの行程をていねいに練習していきましょう。
からだの前面を伸ばして強化するポーズで、太ももや背中、お尻を引き締める効果が期待できます。肩甲骨や股関節の柔軟性を高めることで、肩こりや腰痛の緩和、足腰の疲労感、全身の倦怠感をとり除くといった効果も。

主な効果

・全身の疲労を緩和する
・太ももを引き締める
・バストアップする
・肩こりを緩和する

アドバイス

・両手両足を同時に行うには、肩甲骨の柔軟性が必要。無理にポーズをとろうとすると関節を痛める原因になるので、**2**の姿勢を完成のポーズとして、片足ずつ練習をすると、ポーズに必要な柔軟性が身につく

［完成ポーズ］

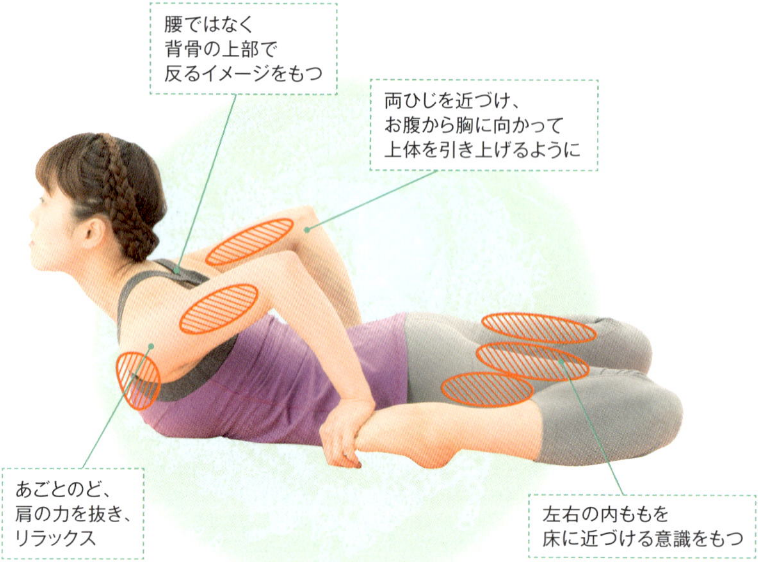
腰ではなく
背骨の上部で
反るイメージをもつ
両ひじを近づけ、
お腹から胸に向かって
上体を引き上げるように
あごとのど、
肩の力を抜き、
リラックス
左右の内ももを
床に近づける意識をもつ

＊上記以外の効きどころに、
太ももの前面、足のつけ根がある

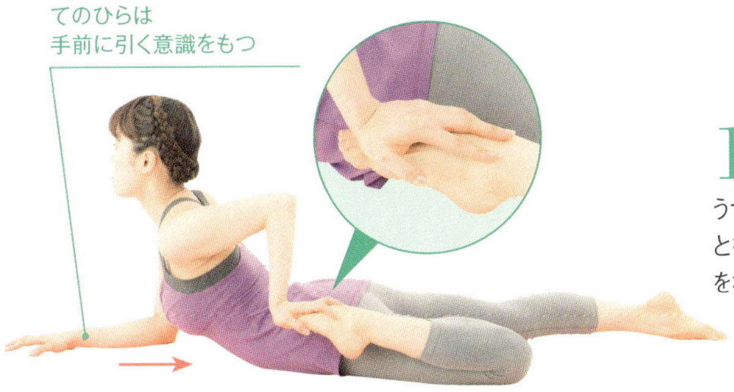
てのひらは
手前に引く意識をもつ

1 吸う

うつ伏せになり、左足のひざを曲げてかかとを腰の近くに寄せる。左手で左足の甲を押さえ、息を吸って。

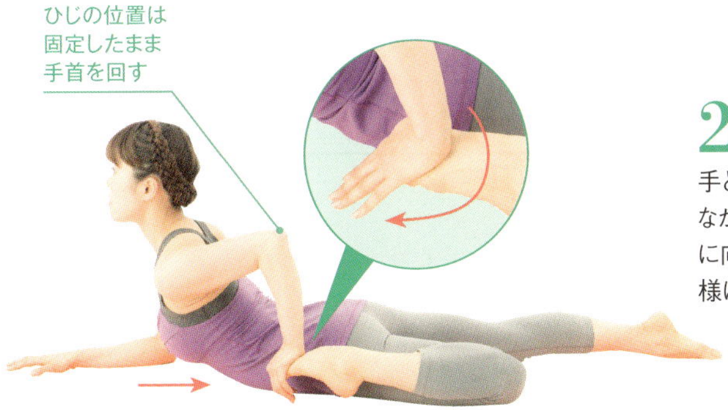
ひじの位置は
固定したまま
手首を回す

2 吐く

手と足の甲で押し合うようにし、息を吐きながら手の指先を外側からまわして前方に向ける。手足を入れ替えて、1～2を同様に。

てのひらと足の甲で
互いに押し合う

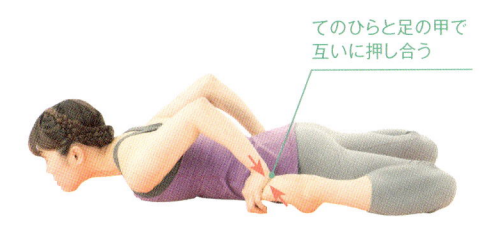

3 吸う ▶ 吐く

うつ伏せの姿勢に戻り、あごを床につけて両手で両足の甲をつかむ。2の要領で、両手同時に指先を外側からまわして前方に向ける。

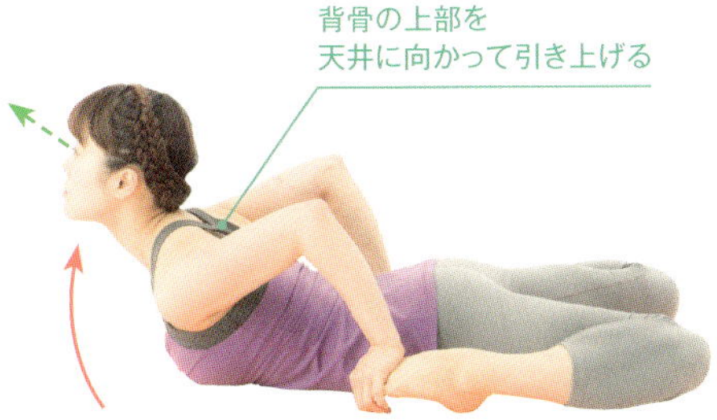
背骨の上部を
天井に向かって引き上げる

4 吸う ▶ 3呼吸

息を吸いながら両手で足を床に押しつけ、胸を引き上げる。顔を上げて目線は斜め上に。この姿勢で3呼吸。

アーチのポーズ 中級

【ウールドヴァ・ダヌラ・アーサナ／ Urdva Dhanurasana】
＊ Urdva は「上向き」、Dhanura は「弓」の意味

後屈系のポーズのなかでも代表的なアーサナで、全身でアーチを描くポーズです。力まかせに腰を反らすのではなく、肩甲骨を開いて脇を伸ばすことで美しい姿勢をキープすることができます。
胸を開くことで肺機能が活性化し、自律神経を整えたり、全身の疲れを緩和したりする効果が得られます。また、お腹と背中、両側を引き締めてくれるので、余分な脂肪をとり除き、美しいボディラインをつくる手助けとしても最適なアーサナです。

主な効果

・全身の疲労を緩和する
・背中を引き締める
・便秘を緩和する
・自律神経のバランスを整える

アドバイス

・力まかせに腰を反らせると痛める原因に。肩甲骨を開いて脇を伸ばし、姿勢をキープして
・ポーズの前に太鼓橋のポーズ(p.132)を行うと、骨盤を天井に向かって引き上げる感覚がつかみやすい

［完成ポーズ］

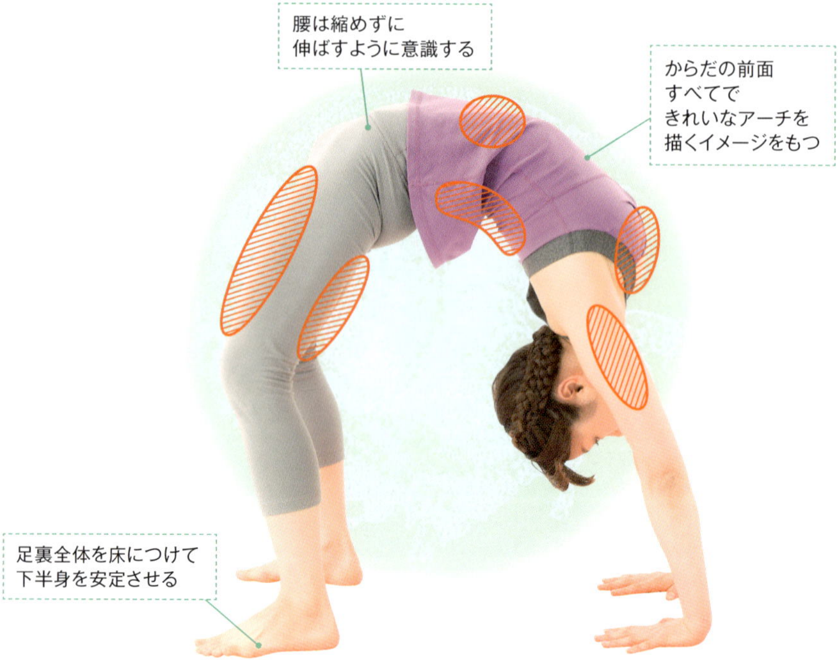
腰は縮めずに
伸ばすように意識する
からだの前面
すべてで
きれいなアーチを
描くイメージをもつ
足裏全体を床につけて
下半身を安定させる

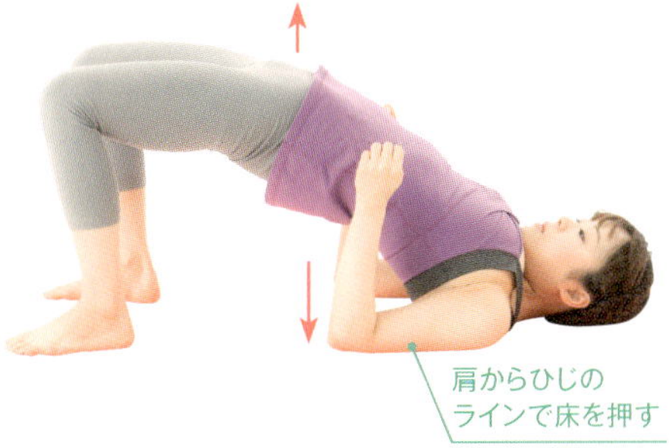
肩からひじの
ラインで床を押す

1 吸う

仰向けになり、足は腰幅に開いてひざを立てる。脇を締めてひじを胸の横につき、息を吸いながら床を押して胸をつり上げ、腰を天井に向かって引き上げる。

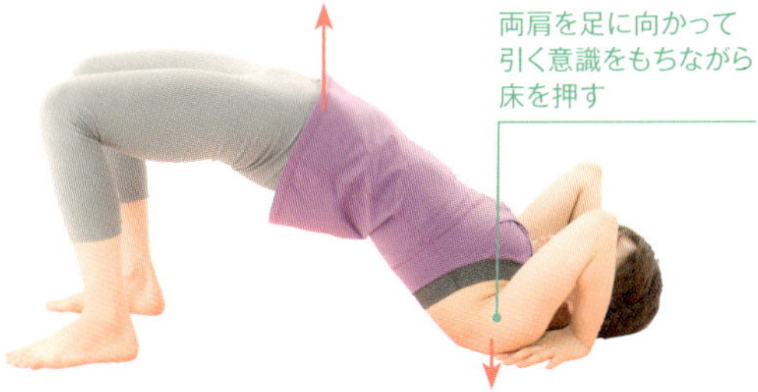
両肩を足に向かって
引く意識をもちながら
床を押す

2 吐く

息を吐きながらてのひらを耳の横につき、脇を締めてひじを天井に向ける。

＊両ひざが左右に開いてしまう場合は、内ももにブロック(p.28)を挟む。

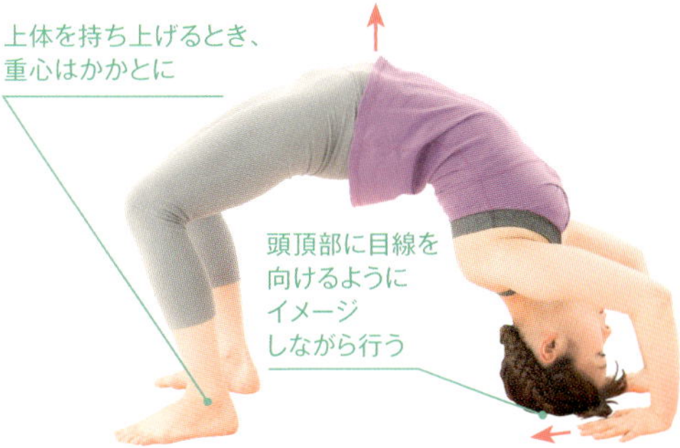
上体を持ち上げるとき、
重心はかかとに
頭頂部に目線を
向けるように
イメージ
しながら行う

3 吸う

両肩を後方に引く意識を保ちながら息を吸い、てのひらで床を押して上体を持ち上げ、頭頂部を床につける。からだを弓なりに反らせ、ひと息吐く。

＊姿勢が安定しない場合は、手の指先を外側に向けて行うと、体重が分散できる。

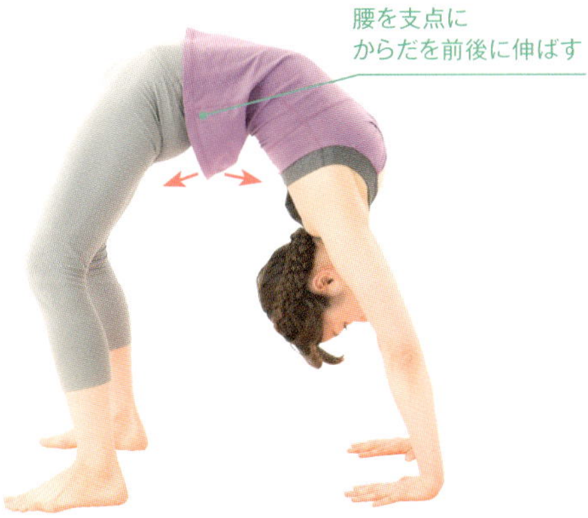
腰を支点に
からだを前後に伸ばす

4 吸う ▶ 3呼吸

息を吸いながら、頭を床から離し、手と足を少しずつ近づける。この姿勢で3呼吸。戻るときは、息を吐きながら腕を曲げ、頭、首、腰の順に床に下ろして。

ハト王のポーズ 上級

【エーカ・パーダ・ラージャ・カポタ・アーサナ／Eka Pada Rajakapotasana】
＊Eka は「1」、Pada は「足」、Raja は「王」、kapota は「ハト」の意味

ヨガを象徴するポーズのひとつで、上体を後ろに反らせて胸をふくらませる姿から、ハト王のポーズとよばれています。背骨や骨盤を矯正し、正しい姿勢に導く効果が期待できます。

主な効果

・全身の疲労を緩和する
・背中を引き締める
・背骨や骨盤の歪みを整える
・内臓の働きを高める

アドバイス

・ポーズの前にウォームアップ（p.32）や牛の顔のポーズ（p.68）、カエルのポーズ（p.138）などを入念に行い、肩甲骨と股関節を十分にほぐしてから挑戦するとよい

［完成ポーズ］

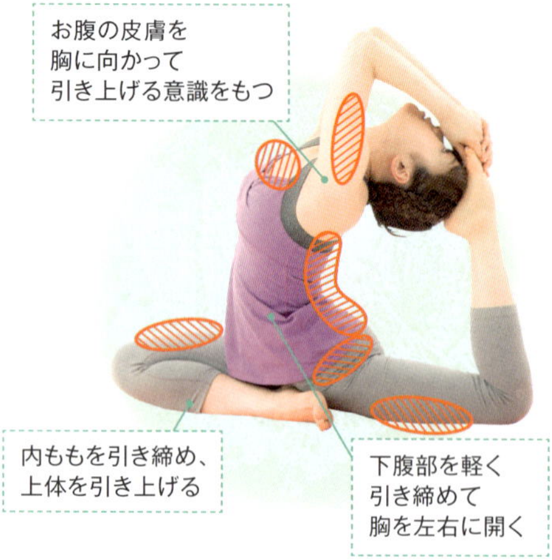
お腹の皮膚を
胸に向かって
引き上げる意識をもつ
内ももを引き締め、
上体を引き上げる
下腹部を軽く
引き締めて
胸を左右に開く

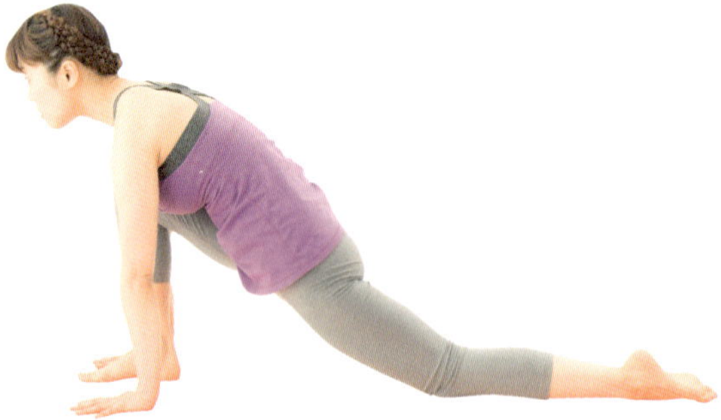

1 吸う

山のポーズ（p.40）で立ち、腰に手をあてひざを軽く曲げる。息を吸いながら、左足を大きく後ろに引いて足の甲を床につけ、腰を落とす。両手は、右足の両脇につく。

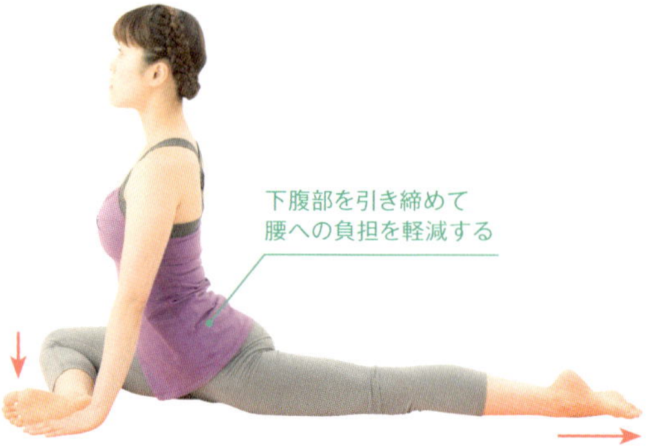
下腹部を引き締めて
腰への負担を軽減する

2 吐く

息を吐きながら右ひざを外側に倒し、左手に右の足裏を近づける。左脚はつけ根から足の甲まで床につけ、ひと息吐く。

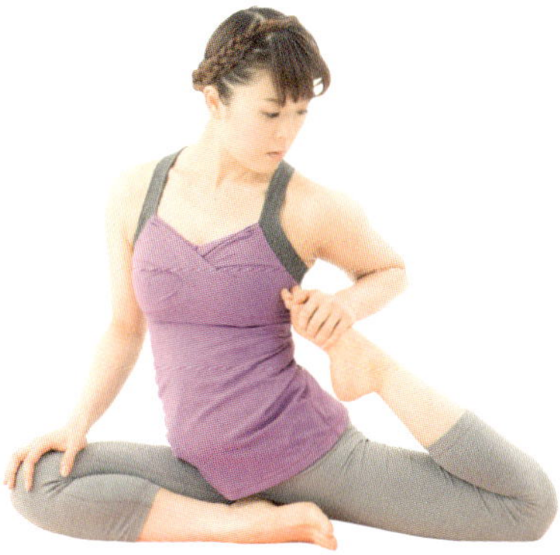

3 吸う

右のかかとを恥骨に近づけ、息を吸いながら左ひざを曲げて、足の甲を左手でつかむ。

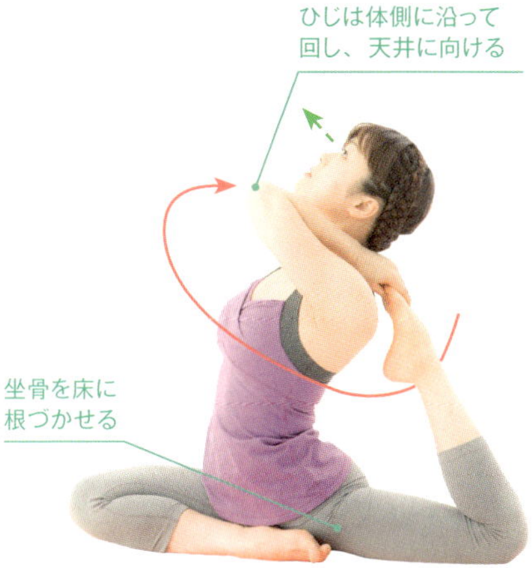
ひじは体側に沿って回し、天井に向ける
坐骨を床に根づかせる

4 吐く

3の姿勢をキープし、ひじの位置を固定したまま、左のつま先を内側からつかみ直す。左ひじを天井に向かって回転させ、上半身を正面に向ける。目線は天井へ。

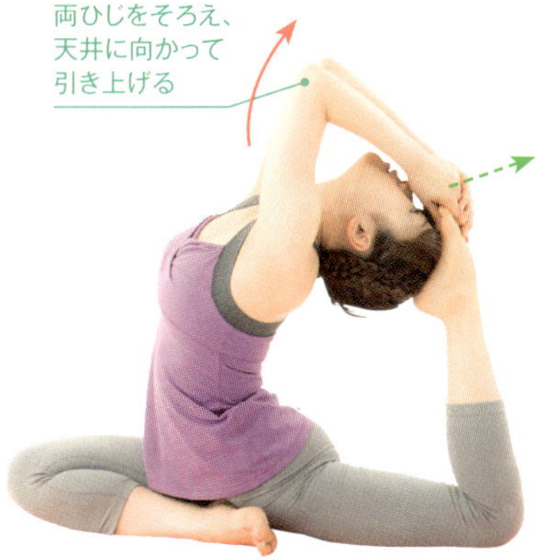
両ひじをそろえ、天井に向かって引き上げる

5 吸う ▶ 3呼吸

息を吸いながら、胸を開いて上半身を反らし、両手で左足をつかむ。目線は後方に向けて、土踏まずに頭頂部をつける。この姿勢で3呼吸。足を入れ替えて1～5を同様に。

これもOK!

股関節の柔軟性を高めたい人は…

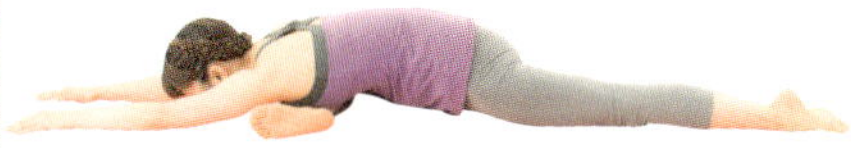

ハト王のポーズ2の姿勢から上体を前に倒し、腕を前方に伸ばします。右足に上体をあずけ、深い呼吸をくり返しながら股関節を伸ばしてリラックス。「片足のハトのポーズ」ともよばれる休息姿勢で、2と3の間に行ってもよいでしょう。

逆転のアーサナ

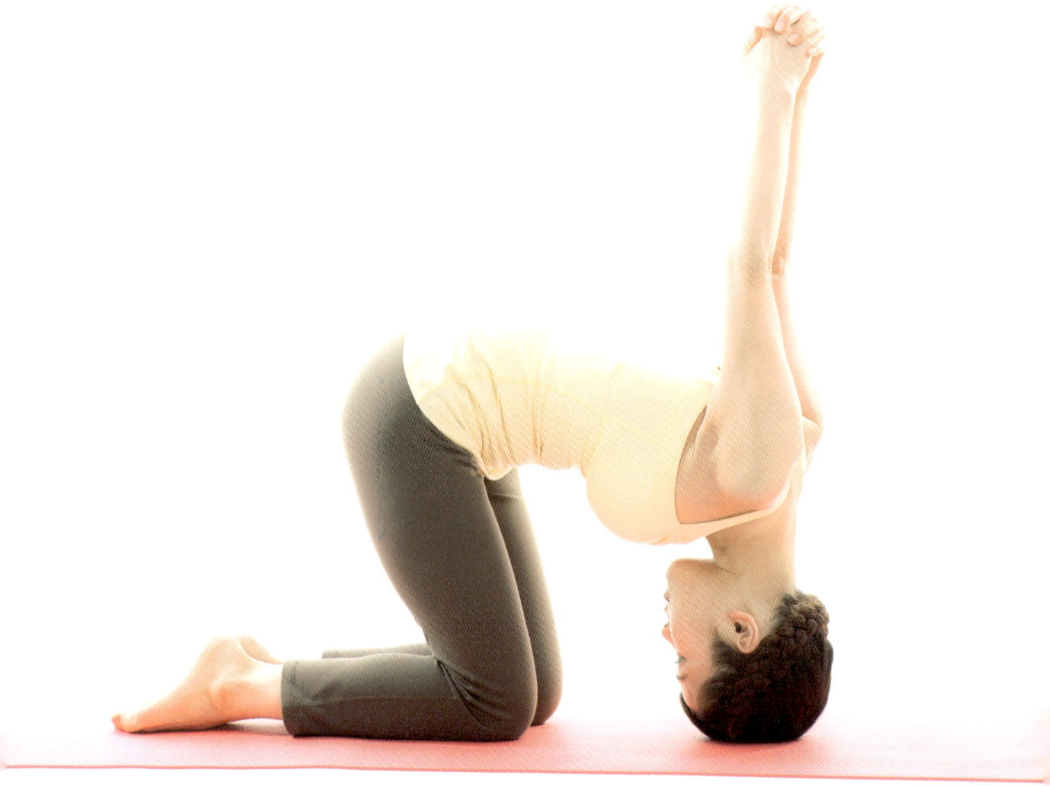

逆転のアーサナとは

頭を下にしてからだを逆転させるポーズです。上級ポーズでは、足を床から離して天井に向かって持ち上げ、完全にからだを逆転させるものもあります。逆転の効果は絶大で、血行とリンパの流れを促進して免疫力を高める、ホルモンのバランスを整える、全身の疲れをとり除く、集中力を高めるといった効果が期待でき、心身ともに健やかな状態になります。

日常生活とは正反対の方向で姿勢をキープするため、集中力が必須となります。ポーズをとるときは決してよそ見をせず、自身の心とからだに向き合いながら、慎重にアーサナを深めましょう。

逆転のアーサナを行うときのポイント

- ☑ 股関節を下腹部に向かって引き入れる意識をもって行う
- ☑ からだの前面と背面の重心バランスをとりながら姿勢をキープする
- ☑ 逆転した状態でも足裏に意識を向け、土踏まずの引き上げを保つ
- ☑ 目は開く。眉間や頭頂部の状態を確認しながらポーズを深める

ここで紹介する主なアーサナ 9

ウサギのポーズ 初級

【シャシャンガ・アーサナ／Sasamgasana】

＊Sasaは「野うさぎ」または「月」、Samgaは「一緒に」の意味

真っすぐ伸ばした腕が、うさぎの耳を表現しています。からだの前面を開くラクダのポーズの対として扱われることも多いようです。
頭頂部のツボを刺激することで、気持ちを落ちつける、目の疲れを解消するなどの効果が期待できます。また、副交感神経を刺激して心身をリラックスさせるので、寝つきの悪い夜に行うのもおすすめ。比較的簡単に頭頂部を刺激できることから逆転のアーサナのなかではもっとも行いやすく、脳を刺激して五感を研ぎ澄ませたいときにぴったりです。

主な効果

- 背中を引き締める
- 目の疲れを緩和する
- 肩こりを緩和する
- 気持ちを落ちつける

アドバイス

- ひざ下で床を押し、体重を分散させながら行うと、首に負担がかかりにくい
- 首に過度の負担がかからないよう、集中して慎重にポーズを深める

［完成ポーズ］

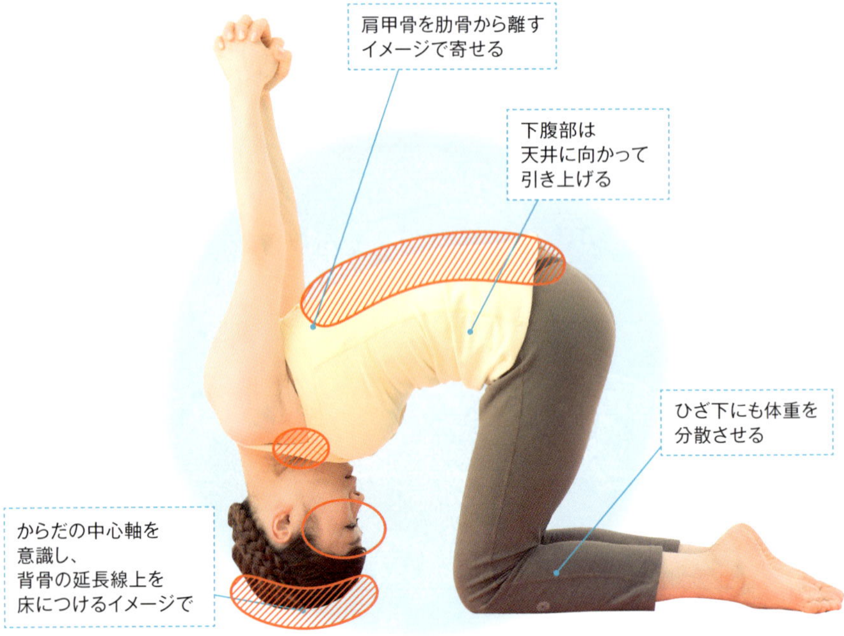

肩甲骨を肋骨から離すイメージで寄せる
下腹部は天井に向かって引き上げる
ひざ下にも体重を分散させる
からだの中心軸を意識し、背骨の延長線上を床につけるイメージで

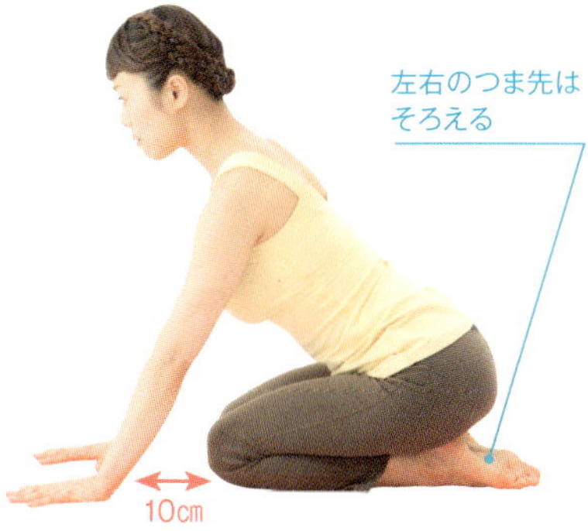
左右のつま先は
そろえる
10cm

1 吸う

足を腰幅に開いて正座する。ひざから約10cm前にてのひらをつき、ひと息吸う。

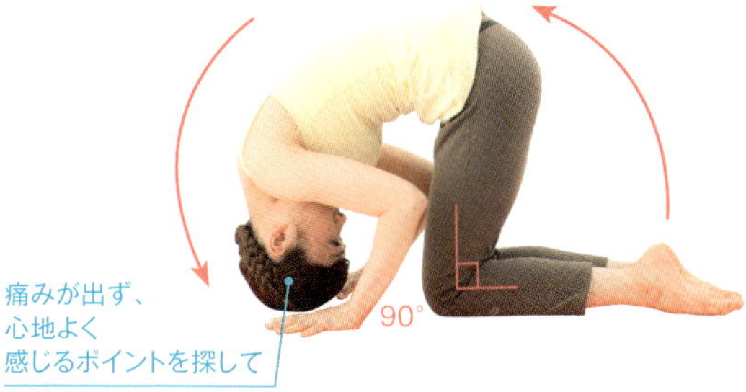
痛みが出ず、
心地よく
感じるポイントを探して
90°

2 吐く

息を吐きながら上体を倒し、頭頂部を床につけ、お尻をゆっくりと持ち上げてひざを90度にする。このとき、ひじが開かないよう、脇をしっかり締めて。

*3、4の姿勢で首に負担を感じる場合は、2を完成のポーズとする。

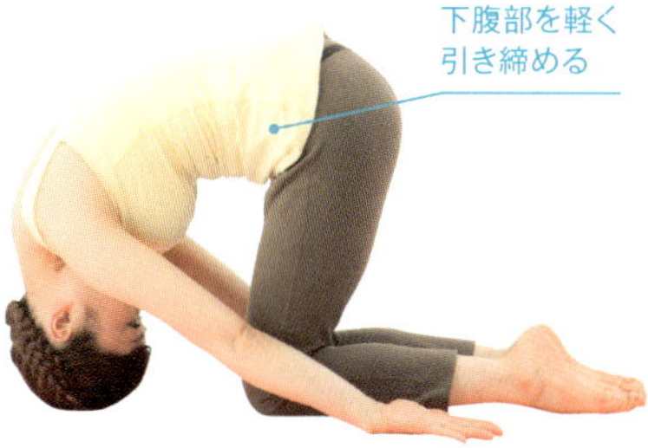
下腹部を軽く
引き締める

3 吸う

頭頂部とひざ下で体重を支え、姿勢が安定したら、息を吸いながら両手を体側に伸ばす。てのひらは上に向ける。

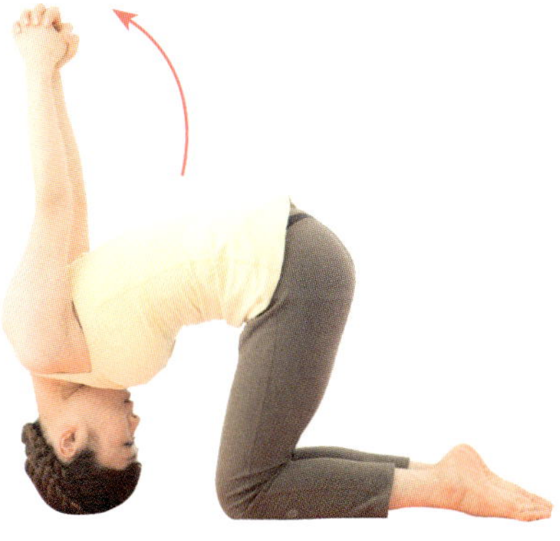

4 吐く ▶ 3呼吸

肩甲骨を寄せ合って背中の後ろで手を組み、息を吐きながら両腕を天井に向かって引き上げる。この姿勢で3呼吸。

下を向いた犬のポーズ 初級

【アド・ムカ・シュヴァーナ・アーサナ／ Adho Mukha Svanasana】
＊ Adho は「下方向」、Mukha は「向かう」、Svana は「犬」の意味

犬が伸びをしている姿をイメージしたポーズで、「ダウンドッグ」とよばれることも多いです。太陽礼拝（p.36）をはじめ、プログラムではポーズの間に行う「つなぎのポーズ」として頻出します。プログラムを実践した際に、もっとも多く行うポーズといえるでしょう。
てのひらと足裏に体重をのせて、腕、肩、背中、腰など全身を伸ばすことができるため、からだの芯からリラックスすることができます。腕、肩まわりをほぐして頭を下げることで、全身の血行が促進されるといった効果も。

主な効果

・体幹を強化する
・姿勢を整える
・肩こりを緩和する
・気持ちをすっきりさせる

アドバイス

・足と手のポーズ（p.116）の2の姿勢から両手を前につき、前方に向かって歩かせるようにしてポーズをとると、下半身が安定する

［完成ポーズ］

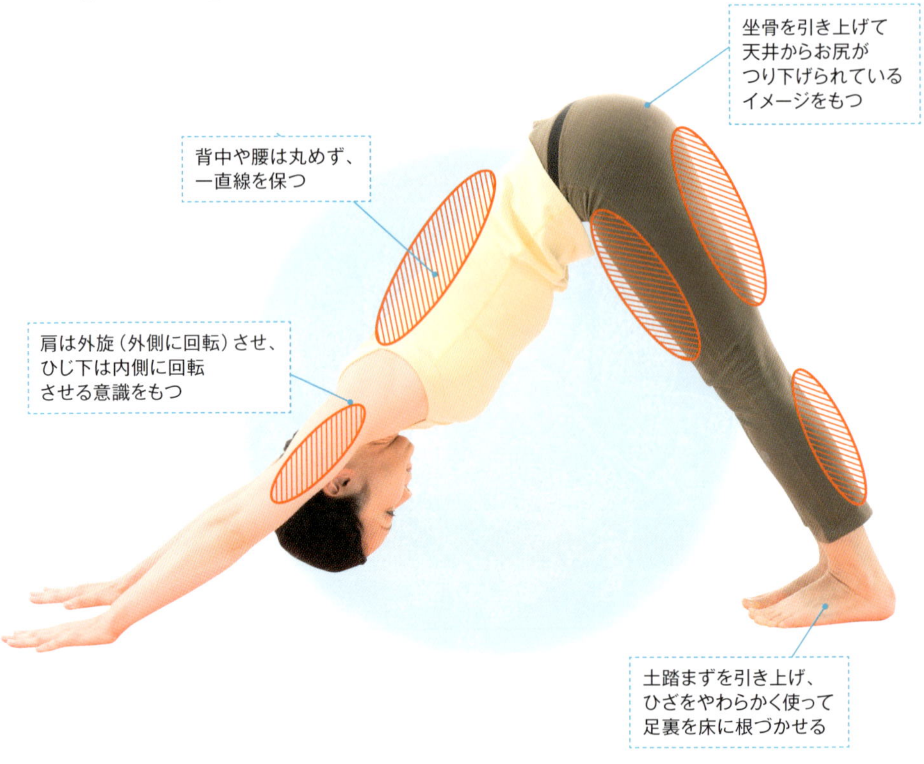
坐骨を引き上げて
天井からお尻が
つり下げられている
イメージをもつ
背中や腰は丸めず、
一直線を保つ
肩は外旋（外側に回転）させ、
ひじ下は内側に回転
させる意識をもつ
土踏まずを引き上げ、
ひざをやわらかく使って
足裏を床に根づかせる

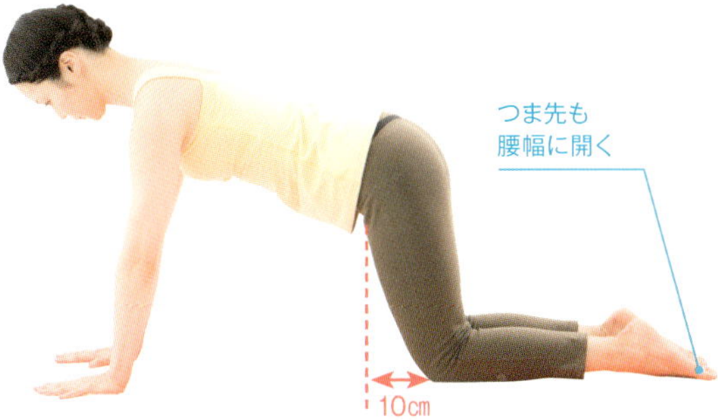
つま先も
腰幅に開く
10cm

1 自然に呼吸

肩の真下に手を、股関節の真下から約10cm後ろにひざをつく。

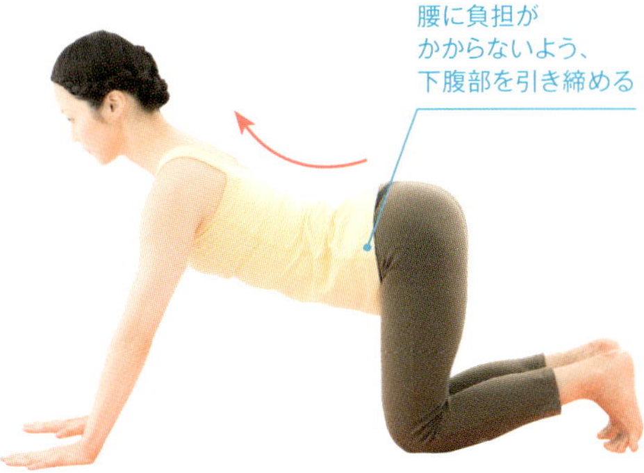
腰に負担が
かからないよう、
下腹部を引き締める

2 吸う

息を吸いながらつま先を立て、胸を引き上げて腰を反らせる。

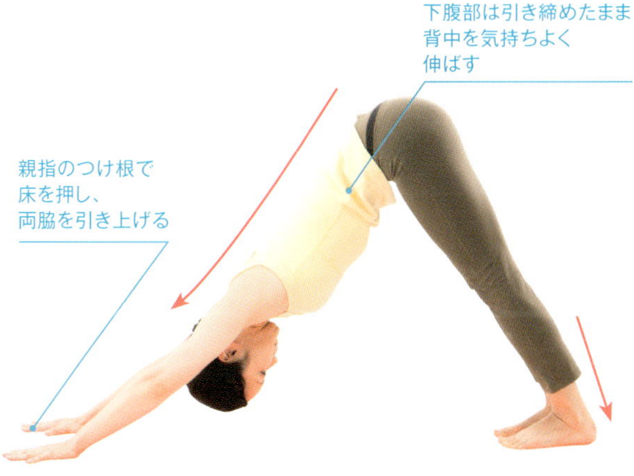
下腹部は引き締めたまま
背中を気持ちよく
伸ばす
親指のつけ根で
床を押し、
両脇を引き上げる

3 吐く ▶ 3呼吸

息を吐きながら、2で伸ばした腰をキープしたまま両手で床を押して、お尻を天井に向かって引き上げる。かかとを床につけ、太ももの裏側からふくらはぎにかけての伸びを感じて。この姿勢で3呼吸。

*背中が丸くなってしまう場合は、かかとを浮かせたり、ひざを曲げて行う。

鋤《すき》のポーズ 初級

【ハラ・アーサナ／Halasana】
＊Hala は「鋤（農具の一種）」の意味

農具の一種である鋤をイメージしたポーズです。若返りのポーズともいわれ、全身の血行を促進する効果が期待できます。肩立ちのポーズ（p.151）に移行することも可能です。

主な効果

- 肩こりを緩和する
- 内臓の働きを高める
- 全身の疲労を緩和する
- 集中力を高める

アドバイス

- ポーズの前にウォームアップの肩甲骨のストレッチ（p.34）を行うと、ひじで体重を支える感覚がつかみやすい
- ポーズのあとに魚のポーズ（p.72）を行なって首をほぐすとよい

［完成ポーズ］

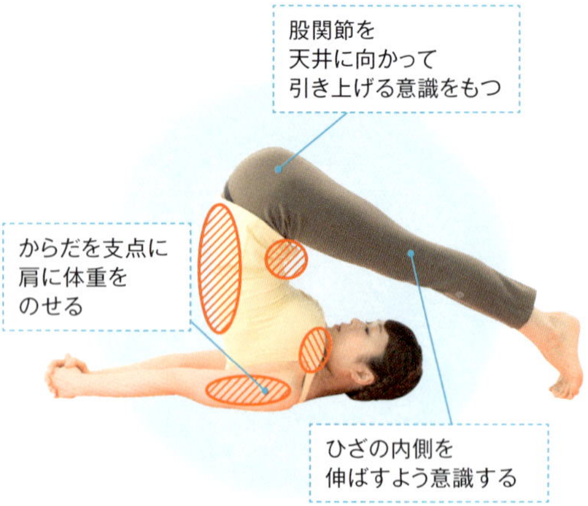
股関節を
天井に向かって
引き上げる意識をもつ
からだを支点に
肩に体重を
のせる
ひざの内側を
伸ばすよう意識する

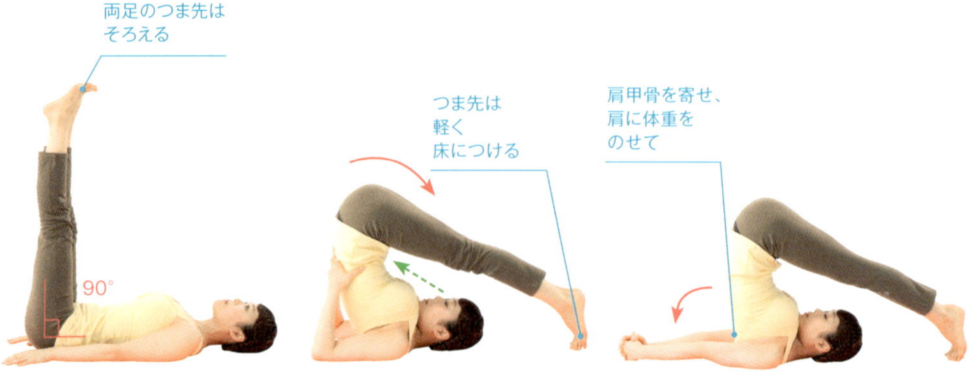
両足のつま先は
そろえる
90°
つま先は
軽く
床につける
肩甲骨を寄せ、
肩に体重を
のせて

1 吸う

仰向けになり、息を吸いながら足を天井に向かって垂直に伸ばす。このとき、勢いや反動をつけず、てのひらで床を押し、腹筋を使ってお尻を持ち上げる。

2 吐く

息を吐きながら腰に手をあて、腰を持ち上げてつま先をゆっくり頭の先につける。目線はおへそに。

＊首に痛みを感じる場合は、肩の下に折りたたんだブランケット（P.28）を敷く。

3 自然に呼吸 ▶ 3呼吸

自然に呼吸をしながら、肩甲骨を寄せて手を組み、床につける。この姿勢で3呼吸。

＊姿勢がキープできない場合は、2を完成のポーズとする。

肩立ちのポーズ 初級

【サーランバ・サルヴァーンガ・アーサナ／ Salamba Sarvangasana】
＊ Salamba は「支えのある」、Serva は「すべて」、anga は「手足」の意味

肩を支点に逆転するポーズで、「アーサナの女王」とよばれるほどヨガにおいては重要な位置づけにあります。全身の血流が促され、疲労緩和、代謝アップなどの効果が期待できます。

［完成ポーズ］

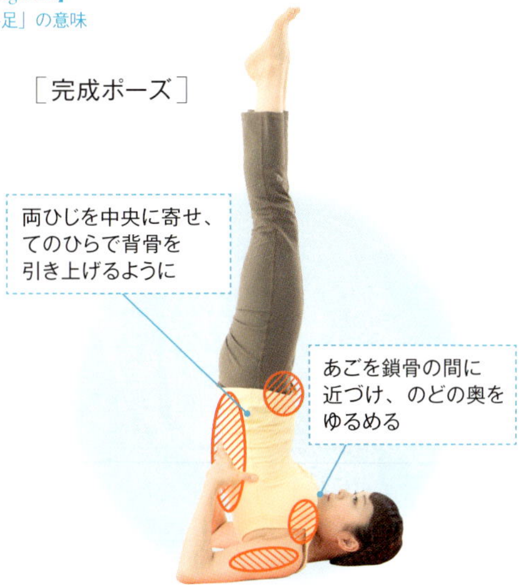
両ひじを中央に寄せ、
てのひらで背骨を
引き上げるように
あごを鎖骨の間に
近づけ、のどの奥を
ゆるめる

主な効果

・肩こりを緩和する
・内臓の働きを高める
・全身の疲労を緩和する
・集中力を高める

アドバイス

・ポーズの前にウォームアップの肩甲骨のストレッチ（p.34）を行うと、ひじで体重を支える感覚がつかみやすい
・ポーズのあとに魚のポーズ（p.72）を行なって首をほぐすとよい

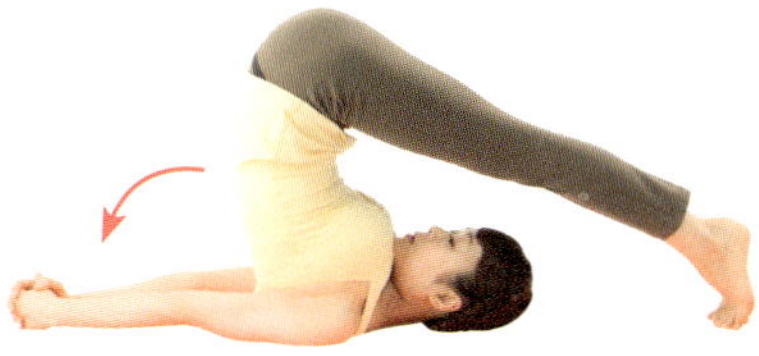

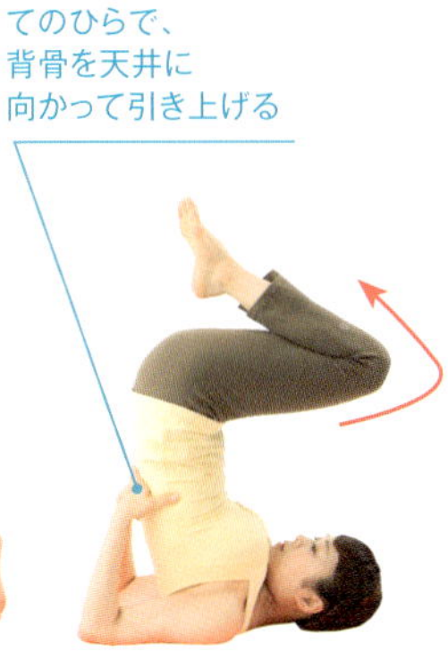
てのひらで、
背骨を天井に
向かって引き上げる

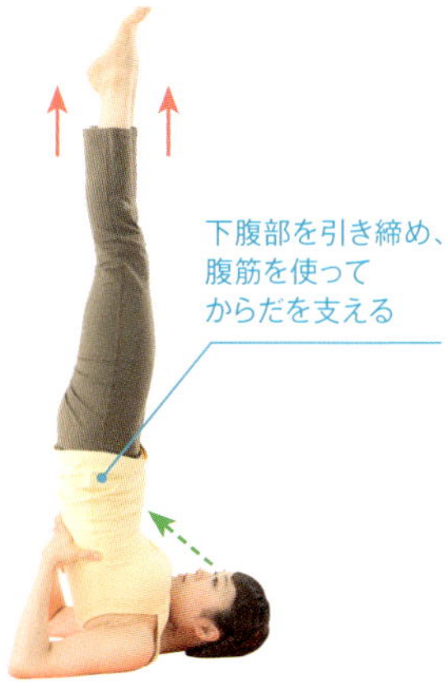
下腹部を引き締め、
腹筋を使って
からだを支える

1 吸う

鋤のポーズ（p.150）の3の姿勢になる。二の腕の外側で床を押し、ひと息吸って。
＊首に痛みを感じる場合は、肩の下に折りたたんだブランケット（p.28）を敷く。

2 吐く

息を吐きながら下腹部に意識をもって足を持ち上げ、ひざを曲げる。骨盤が下がらないよう、二の腕でしっかり体重を支える。

3 吸う ▶ 3呼吸

息を吸いながら天井に向かって足を伸ばす。足の内側のラインを意識して引き上げ、つま先までしっかり伸ばして。目線はおへそに向け、3呼吸。

サソリのポーズ 中級

引き上げた足がサソリの針をイメージしているポーズで、下を向いた犬のポーズ（p.148）から展開されます。足を高く上げて逆転することで、全身の柔軟性を高める効果が得られます。

主な効果

- 全身の疲労を緩和する
- お腹を引き締める
- 婦人科系の不調を緩和する
- 気持ちをすっきりさせる

アドバイス

- 足を勢いよく上げすぎると、腰を痛める原因に。腹筋を使って、ゆっくり持ち上げる

［完成ポーズ］

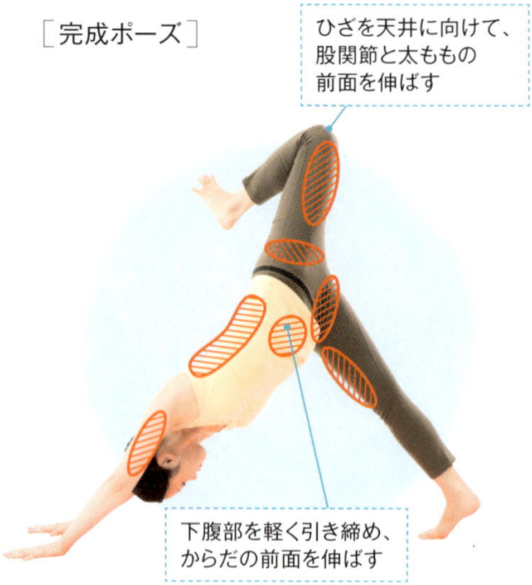
ひざを天井に向けて、股関節と太ももの前面を伸ばす
下腹部を軽く引き締め、からだの前面を伸ばす

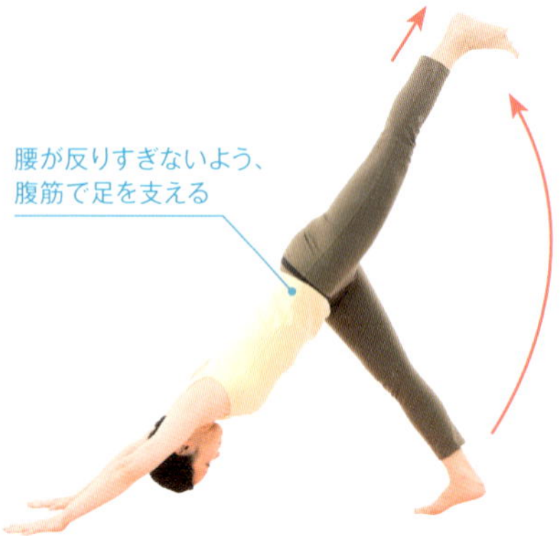
腰が反りすぎないよう、腹筋で足を支える

1 吸う ▶ 吐く

下を向いた犬のポーズ（p.148）になり、息を吸いながら左足を天井に向かって引き上げる。

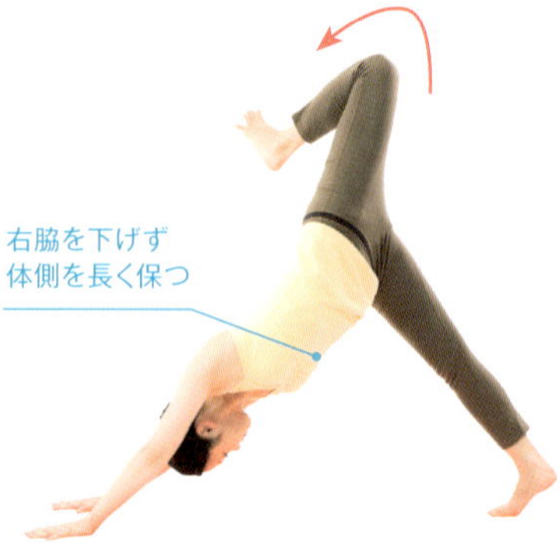
右脇を下げず体側を長く保つ

2 吐く ▶ 3呼吸

息を吐きながら、左ひざを曲げて股関節を開き、ひざを高く引き上げる。かかとをお尻の近くに自然に倒し、3呼吸。足を入れ替えて1〜2を同様に。

上向き賢者のポーズ 中級

【エーカ・パーダ・アド・ムカ・シュヴァーナ・アーサナ／Eka Pada Adho Mukha Svanasana】
＊Eka は「1」、Pada は「足」、Adho は「下方向」、Mukha は「向かう」、Svana は「犬」の意味

下を向いた犬のポーズ（p.148）、サソリのポーズ（p.152）を経て行いましょう。後屈の要素も大きいポーズで、背骨や骨盤の歪みを整え、肩こりを緩和する効果が期待できます。

主な効果

・全身の疲労を緩和する
・お腹を引き締める
・骨盤の歪みを整える
・気持ちをすっきりさせる

アドバイス

・かんぬきのポーズ（p.75）の1の状態からひざ立ちになった足側の手をひざの横につき、手とひざで体重を支えて軽く反ると、ポーズの感覚がつかめる

［完成ポーズ］

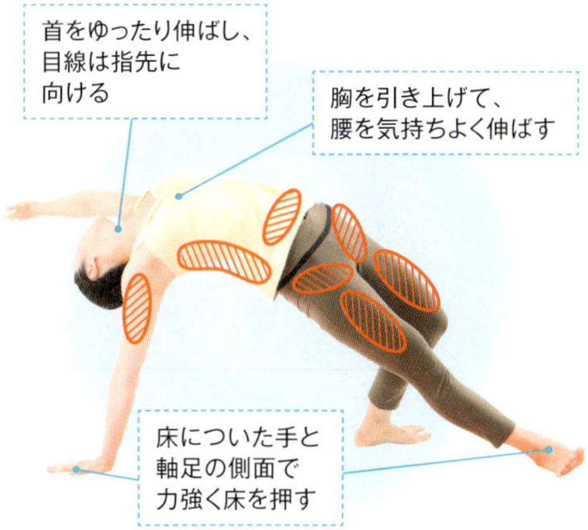
首をゆったり伸ばし、目線は指先に向ける
胸を引き上げて、腰を気持ちよく伸ばす
床についた手と軸足の側面で力強く床を押す

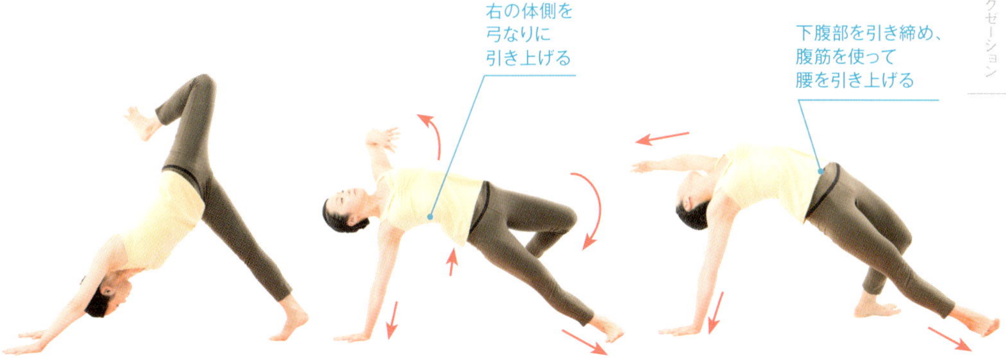
右の体側を弓なりに引き上げる
下腹部を引き締め、腹筋を使って腰を引き上げる

1 自然に呼吸

サソリのポーズ（p.152）になる。両手と右足に体重を分散させ、ひと息吸う。

2 吐く

息を吐きながら右手と右足で体重を支え、右の体側を引き上げたまま左手を床から離す。左足を後方の床に下ろしながら、右足の外側で床を押し、右の体側を弓なりに引き上げる。

3 吐く ▶ 3呼吸

息を吐きながら左足を床につけ、右手と右足の外側で床を押す。腰を引き上げ、胸はつり上げて。左腕は、心地よく感じる方向に伸ばして。この姿勢で3呼吸。足を入れ替えて1〜3を同様に。

ピラミッドのポーズ 中級

【プラサリータ・パードッターナ・アーサナ／ Prasarita Padottanasana】
＊Prasarita は「広げた」、Pada は「足」、Ut は「強烈に」、tan は「伸ばす」の意味

開脚して前屈を行い、ピラミッドをイメージして全身で三角形をつくるポーズです。三点倒立（p.156）の準備ポーズに位置づけられることもあります。
足の間の床に頭頂部をつけるには股関節とひざ裏の柔軟性が必要になりますが、その分ストレッチ効果は非常に高く、血液やリンパの流れが促進して、足のむくみを解消してくれます。そのほか、冷えを緩和する、内臓を活性化して消化機能を高めるといった効果も。背筋を長く伸ばすことで、背骨のゆがみを改善し、姿勢を整える効果も期待できます。

主な効果

- 足のむくみを緩和する
- 冷えを緩和する
- お尻を引き締める
- 気持ちを落ちつける

アドバイス

- ポーズの前に足と手のポーズ（p.116）の2の姿勢を、足幅を広めにして行うことで、下半身を力強く使う感覚がつかめる
- 2の姿勢は、半分の立位前屈（p.42）を行うと下腹部を引き上げる感覚がつかみやすくなる

［完成ポーズ］

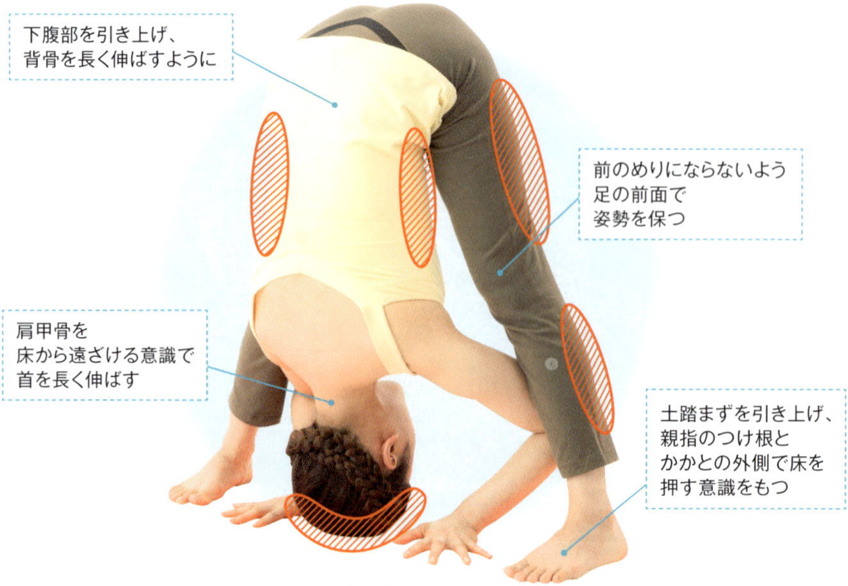

下腹部を引き上げ、背骨を長く伸ばすように
前のめりにならないよう足の前面で姿勢を保つ
肩甲骨を床から遠ざける意識で首を長く伸ばす
土踏まずを引き上げ、親指のつけ根とかかとの外側で床を押す意識をもつ

＊上記以外の効きどころに、下腹部、足のつけ根がある

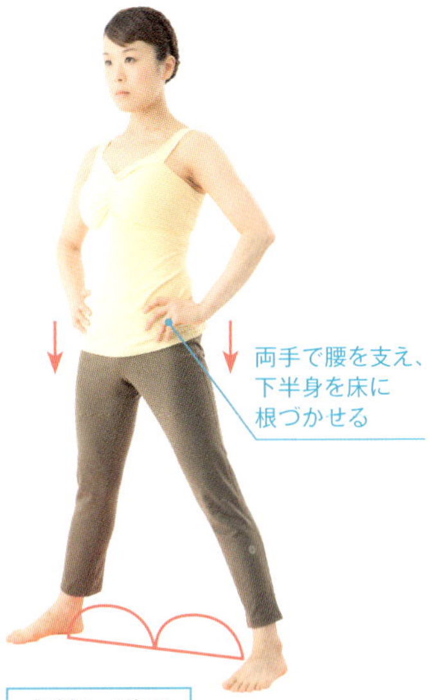
両手で腰を支え、
下半身を床に
根づかせる

1 自然に呼吸

足を腰幅の約2倍に開いてつま先を正面に向けて立ち、手は腰に置く。

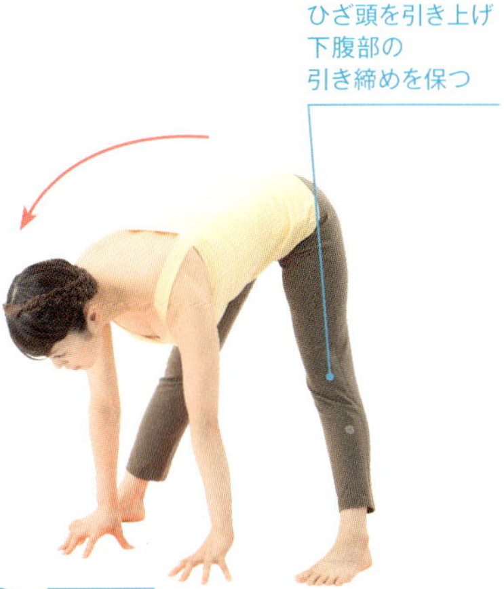
ひざ頭を引き上げ
下腹部の
引き締めを保つ

2 吐く

背中を真っすぐに保ち、軽くひざをゆるめ、息を吐きながら股関節から上体を前に倒して床に指をつく。

＊背中が丸くなってしまう場合は、手の下にブロック（p.28）を置く。

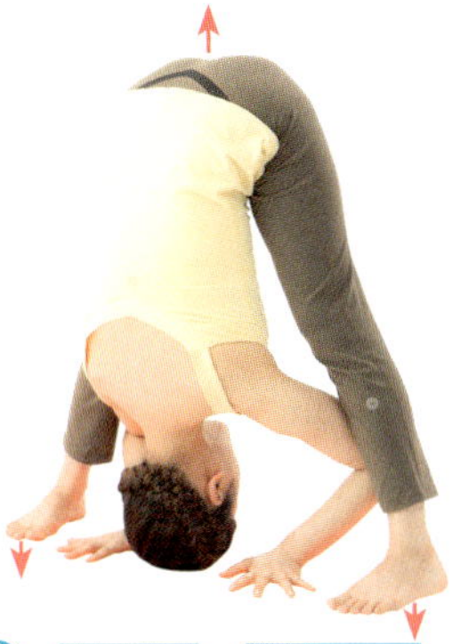

3 吸う ▶ 3呼吸

息を吸いながら足裏全体で床を押して坐骨を天井に向かって引き上げ、上体を足の間に入れて、頭頂部を床につける。この姿勢で3呼吸。

＊太ももの裏が痛む場合は、背骨を伸ばすことを優先し、ひざを軽く曲げる。

これもOK!

肩甲骨の柔軟性を高めたい人は…

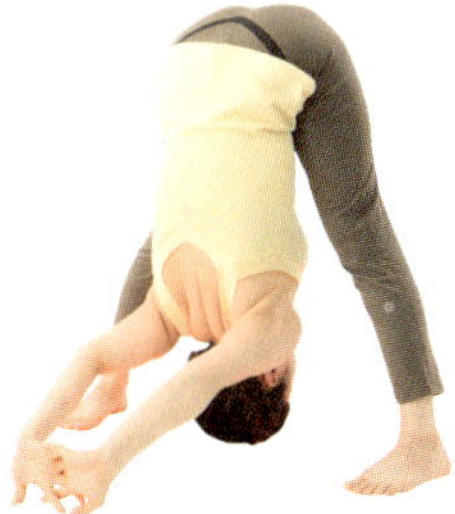

1の姿勢のあと、手を背中の後ろで組み、背筋を真っすぐに保って上体を前に倒します。てのひらを返して肩甲骨を寄せ合い、腕を遠くに伸ばして。肩甲骨の柔軟性が高まり、肩こりの緩和、二の腕の引き締め効果が期待できます。

三点倒立 上級

【サーランバ・シールシャ・アーサナ／ Salamba Sirsasana】
＊ Salamba は「サポートのある」、Sirsa は「頭」の意味

両手と頭の３点で体重を支え、倒立をするポーズです。体重のほとんどを頭頂部にのせて、両手でバランスをとるのが正しいポーズをとるポイント。両腕と下腹部、腰の力でゆっくりからだを持ち上げることで、姿勢が安定します。真っすぐな姿勢で逆立ちをすることで、心臓を休ませ、血液循環を助ける効果が期待できます。全身の血行が促進されると、眼精疲労がやわらぐほか、集中力が高まる、頭がすっきりするといった効果が。正しい姿勢でポーズをキープすることで、心地よい爽快感を得られるでしょう。

主な効果

・お腹を引き締める
・内臓の働きを高める
・全身の疲労を緩和する
・集中力を高める

アドバイス

・慣れないうちはけがの危険があるので、壁の角を背に行う
・ポーズをとる前に、山のポーズ（p.40）で壁の角に立ち、3を上下反転させたポーズをとると、頭と肩、腰、足がつながる感覚がつかめる
・ポーズの前にカラスのポーズ（p.106）を行うと、バランス感覚がつかみやすい

［完成ポーズ］

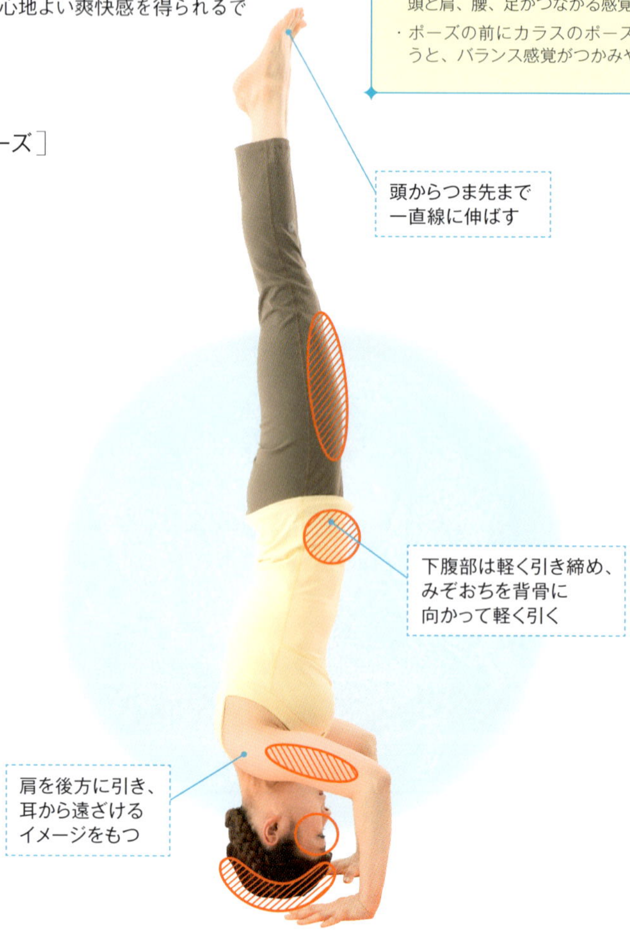

頭からつま先まで一直線に伸ばす
下腹部は軽く引き締め、みぞおちを背骨に向かって軽く引く
肩を後方に引き、耳から遠ざけるイメージをもつ

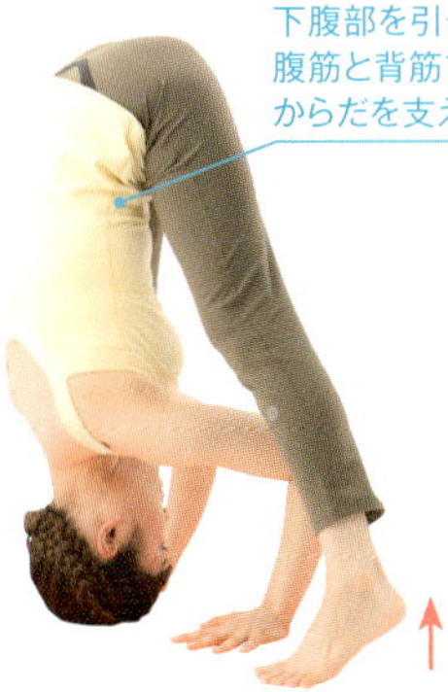
下腹部を引き締めて
腹筋と背筋で
からだを支える

1 吐く

ピラミッドのポーズ（p.154）をとり、息を吐きながら重心をゆっくりと頭頂部に移動させ、かかとを持ち上げる。

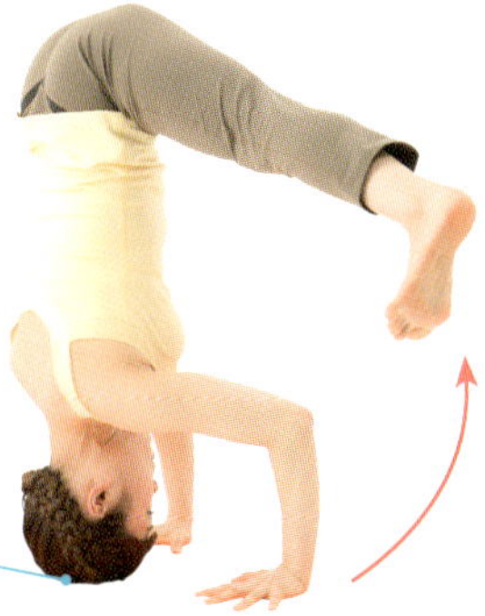
重心がずれないよう、
頭頂部を
安定させて

2 吸う

息を吸いながら手で床を押し、両足を横から天井へ向かって持ち上げる。下腹部を引き締めて体側を長く保ち、自然に足が持ち上がる重心を探して。

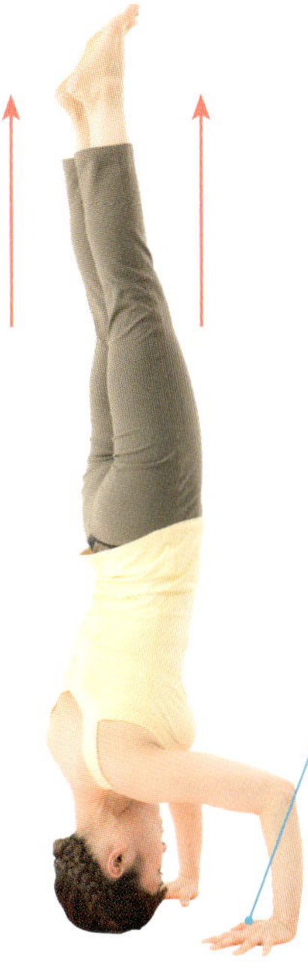
親指のつけ根を
床に押しつけ、
ひじを寄せ合う

3 3呼吸

頭頂部の真上で足を真っすぐ伸ばし、両手でバランスをとる。頭頂部からつま先までを一直線に保ち、3呼吸。

頭立ちのポーズ 上級

【シールシャ・アーサナ／Sirsasana】
＊Sirsaは「頭」の意味

頭立ちのポーズは「アーサナの王様」ともよばれ、身体的にも精神的にも優れた効果があるポーズです。頭はさまざまな神経をつかさどる場所。頭頂部を床につけて逆転することで、脳にたくさんの酸素が供給され、脳細胞が活性化されます。また、ホルモンや内臓のバランスを調整して、心身をよい状態に整えるといった効果が期待できます。
頭立ちをスムーズに行うためにアメリカで考案されたドルフィンポーズ（2の姿勢）を経由して行いましょう。

主な効果

- 全身の疲労を緩和する
- 内臓の働きを高める
- 自律神経のバランスを整える
- 集中力を高める

アドバイス

- 慣れないうちはけがの危険があるので、指導者のもとで行う
- ポーズをとる前に、壁の角に立って山のポーズ（p.40）を行うと、体幹を使う感覚がつかめる
- ポーズを行なった後、子どものポーズ（p.164）で休息する
- 自宅で行うときは「頭立ちのポーズへの挑戦」のプログラム（p.171）で必要な筋肉を整えてから挑戦を

［完成ポーズ］

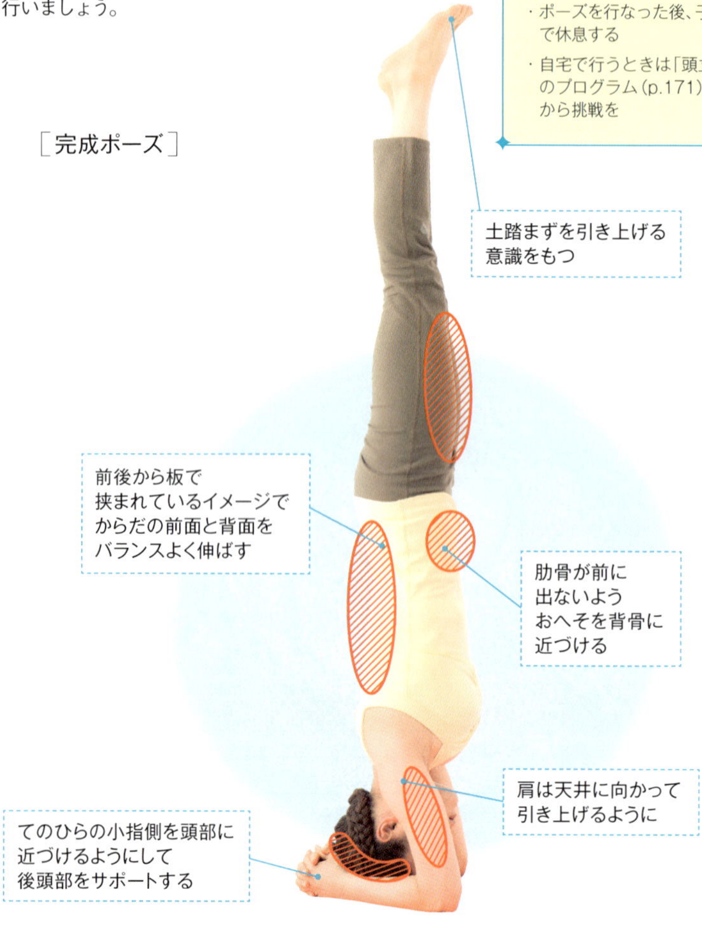
土踏まずを引き上げる意識をもつ
前後から板で挟まれているイメージでからだの前面と背面をバランスよく伸ばす
肋骨が前に出ないようおへそを背骨に近づける
肩は天井に向かって引き上げるように
てのひらの小指側を頭部に近づけるようにして後頭部をサポートする

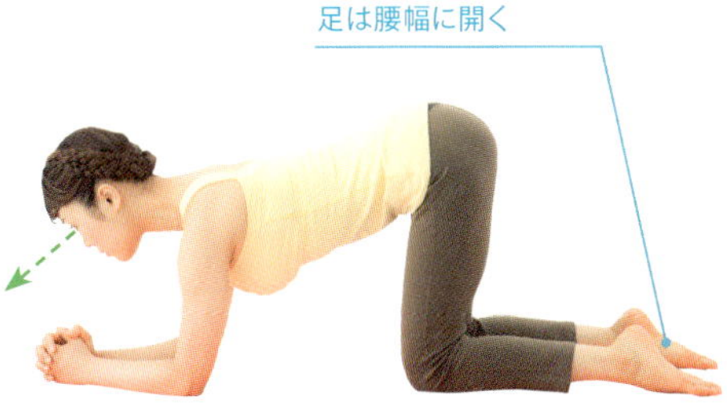
足は腰幅に開く

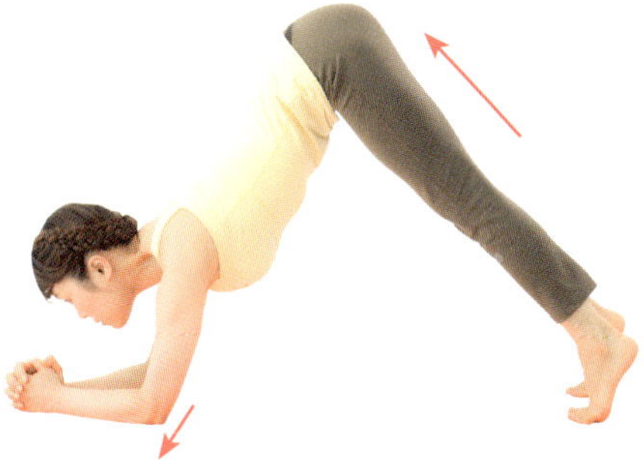

1 自然に呼吸

肩の真下にひじを、股関節の真下にひざをつく。手首を離して指を組む。足の甲を床につけて目線は斜め前に向けて。

2 自然に呼吸

息を吸いながらつま先立ちになり、お尻を天井に向かって引き上げる。ひじで床を斜め前方に向かって押し、下腹部を引き上げて(ドルフィンポーズ)。

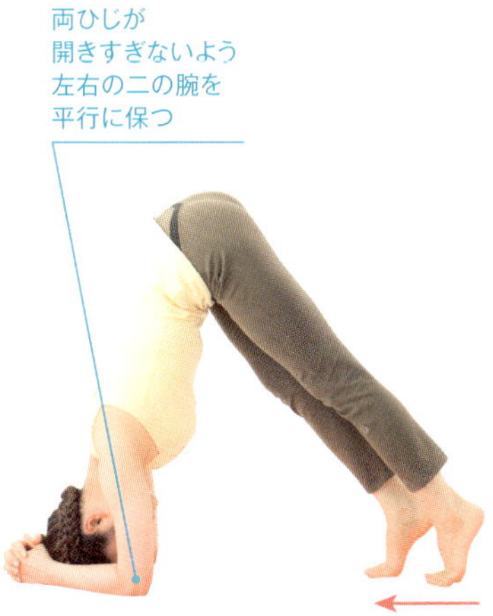
両ひじが
開きすぎないよう
左右の二の腕を
平行に保つ

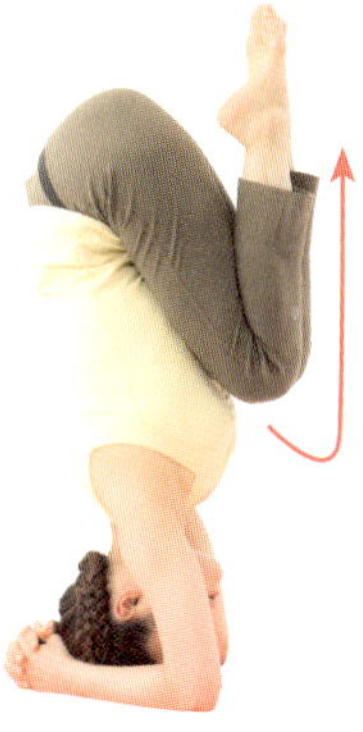

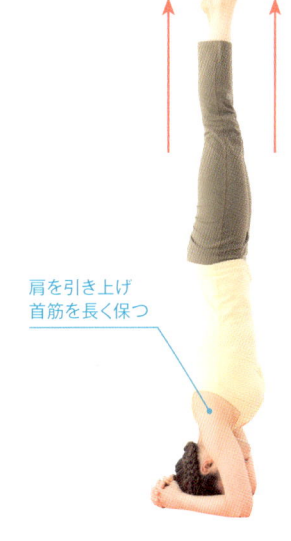

肩を引き上げ
首筋を長く保つ

3 自然に呼吸

組んだ手の間に頭頂部をつけ、左右の二の腕を平行にして、ひじで床を押す。息を吐きながら足を頭に向かって進めて。

4 吸う

組んだ手と手首でしっかりと後頭部を支えながら、前腕で床を押す。足が自然に持ち上がったら、息を吸いながらひざを曲げ、つま先を天井に向けて。

5 吐く ▶ 3呼吸

両腕と頭頂部でバランスをとり、息を吐きながら、ゆっくりと天井に向かって足を伸ばす。からだが一直線になったところで3呼吸。

＊姿勢がとれない場合は、壁の角を背にして行う。

リラクゼーションの
アーサナ

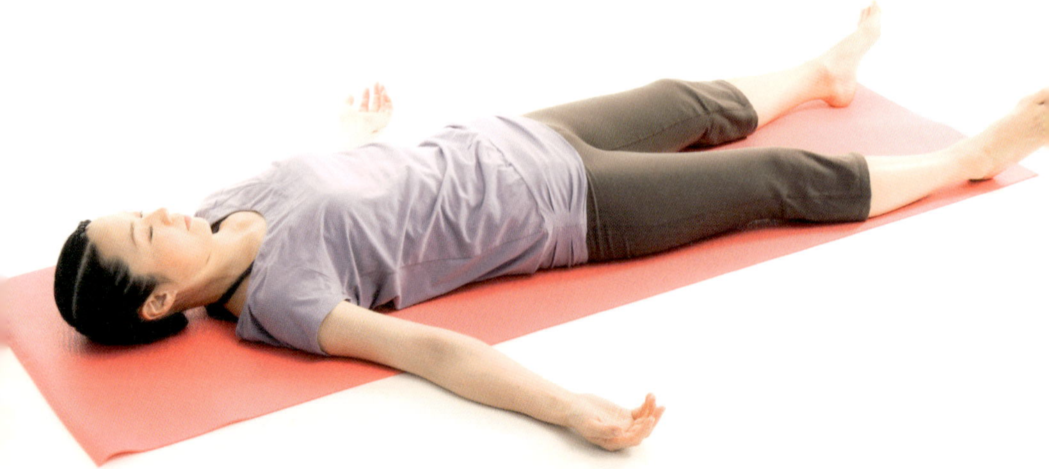

リラクゼーションのアーサナとは

からだの力を抜き、リラックスさせるポーズです。ヨガにおいてもっとも重要とされるアーサナで、プログラムでは一連のポーズの最後に行います。それまでに行なったポーズの効果を浸透させる、筋肉の疲労をとり除く、気を鎮めるといった効果が期待できます。からだに負荷がかかる後屈や逆転のアーサナなどのあとに行うのもおすすめ。

ポーズをとるときは、頭頂部からつま先まで、全身の力を抜きましょう。重力に身を任せ、ヨガを行なったことで生まれたからだの変化を観察します。心身の細かい変化に気づき、それを逆らわず受け入れることこそが、ヨガの目的のひとつなのです。

リラクゼーションのアーサナを行うときのポイント

- ☑ からだの力を抜き、リラックスして行う
- ☑ やわらかく腹式呼吸（p.24）をしながらアーサナを深める
- ☑ 吐く息で不要なものが出ていき、吸う息で生まれ変わるイメージをもつ

ここで紹介する主なアーサナ 4

※リラクゼーションはクールダウン（p.35）として行うものなので、レベル分けはしていません。

無空のポーズ

【シャヴァ・アーサナ／Savasana】
＊Savaは「死体」の意味

手足をリラックスさせて床に投げ出すポーズで、「屍《しかばね》のポーズ」とよばれることも多いです。疲れを癒して気持ちをリラックスさせるので、クールダウンに最適。大きな蓮の葉の上に横たわり、水面に浮かんでいるようなイメージをもちながら、床に身をゆだねましょう。

主な効果

- 全身の疲労を緩和する
- 自律神経のバランスを整える
- 不眠を緩和する
- 気持ちを落ちつける

アドバイス

- 汗が引いて体温が下がるので、からだにブランケット（p.28）をかけてもよい

［完成ポーズ］

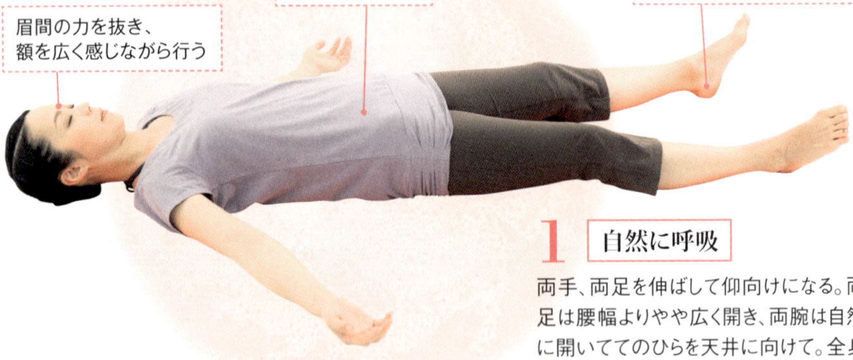

軽く目を閉じて
全身の力を抜く
かかとが重力によって
床に沈むイメージをもつ
眉間の力を抜き、
額を広く感じながら行う

＊全身に効果がある

1 自然に呼吸

両手、両足を伸ばして仰向けになる。両足は腰幅よりやや広く開き、両腕は自然に開いててのひらを天井に向けて。全身の力を抜いて目を閉じ、深い呼吸を約15分間くり返す。

これもOK!

腰まわりの血流をよくしたい人は…

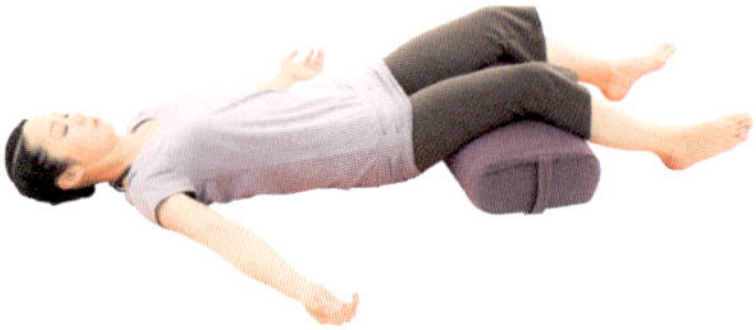

ひざの下にボルスター（p.28）を入れて、足に高さを出しましょう。腰まわりの血流が改善して緊張がやわらぎ、より深いリラックス効果が得られます。

赤ちゃんのポーズ

【パヴァーナ・ムクタ・アーサナ／Pavana Muktasana】
＊Pavanaは「空気」または「ガス」、Muktaは「解放」の意味

お母さんのお腹の中にいる赤ちゃんのように、ひざを抱えてくつろぐポーズです。「ガス抜きのポーズ」とよばれることも。腰がしっかり伸びるので、腰を反るポーズのあとなどにぴったり。便秘の緩和や、お腹、お尻の引き締めにも効果が期待できます。

主な効果

- 骨盤の歪みを整える
- お腹を引き締める
- 便秘を緩和する
- 気持ちをすっきりさせる

アドバイス

- 背中を広く伸ばしてくつろがせながら、前後左右に軽く転がると、背骨へ適度な刺激が与えられ、リラックス効果が高まる

［完成ポーズ］

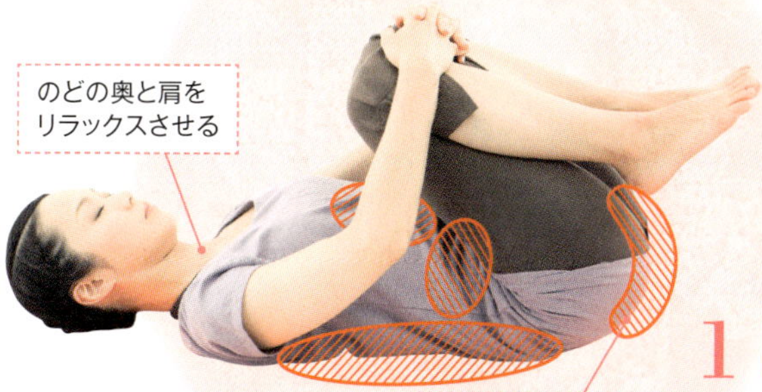
のどの奥と肩を
リラックスさせる
尾骨は
天井に向ける
意識をもつ

1 吸う ▶ 吐く ▶ 3呼吸

仰向けになり、息を吸いながらひざを抱え、吐きながらひざをからだに引き寄せる。この姿勢で3呼吸。

これもOK!

下半身のリラックス効果を高めたい人は…

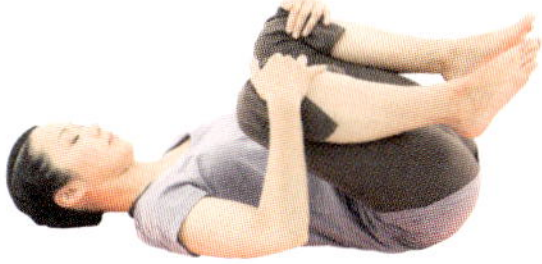

ひざをやや開き、それぞれの手でひざを持ちます。腰への負担が軽減されるため、リラックス効果がアップ。腰の違和感を解消する効果も期待できます。

腹筋を強化したい人は…

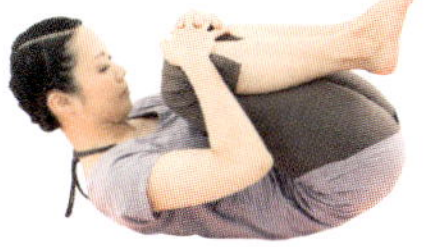

尾骨を天井に向かって引き上げ、息を吐きながら頭をひざに近づけて、からだを丸くしましょう。腹筋を使って姿勢をキープすることで、下腹部の引き締め効果が期待できます。

子どものポーズ

【バーラ・アーサナ／ Balasana】
＊ Bala は「子ども」の意味

腰や首をゆるめ、全身をリラックスさせて疲労回復をうながすポーズで、「チャイルドポーズ」といわれることも。深くからだを折り曲げ、呼吸とともに精神を鎮めることで、心が解放されて安らぎを感じられるはず。後屈や逆転のアーサナのあとに行うと、腰の負担がやわらぎます。

主な効果

- 全身の疲労を緩和する
- 肩こりを緩和する
- 内臓の働きを高める
- 気持ちを落ちつける

アドバイス

- ひざが痛まない範囲で、お尻をかかとに落とすと、腰が気持ちよく伸びる
- 後屈のアーサナ(p.122～)のあとに行うときは、尾骨を下げるようにして腰を丸めるとよい

［完成ポーズ］

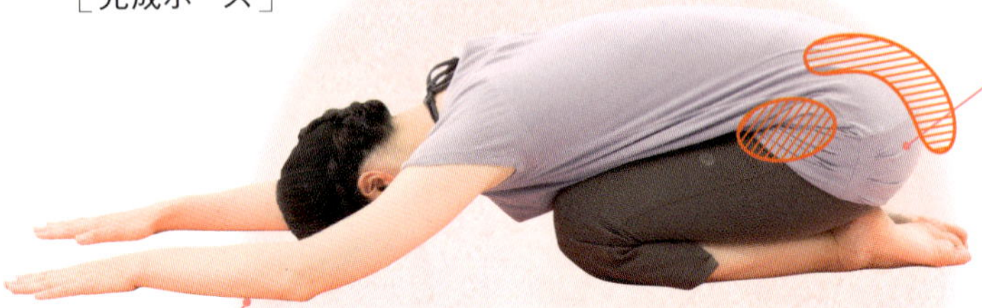
腰は左右に広げるように
腕を前方に伸ばし力を完全に抜く
＊上記以外の効きどころに、おでこ周辺がある

1 自然に呼吸 ▶ 3呼吸

正座になり、自然な呼吸をくり返しながら上体を倒し、腕を前に伸ばす。この姿勢で3呼吸。

これもOK!

逆転のアーサナのあとは…

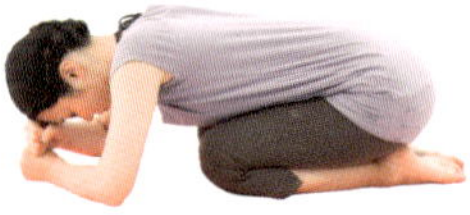

てのひらを軽く握って重ね、その上におでこをのせます。逆転のアーサナなどで促進した頭部の血流を落ちつかせる効果があるので、休息のポーズとして行いましょう。

背中と腰まわりをよりリラックスしたい人は…

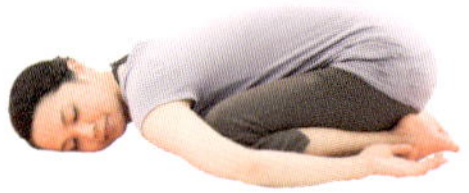

軽く開いたひざの間に上体を沈めます。腕は体側に沿って伸ばしててのひらを上に向け、顔はどちらかに向けて。背中や腰まわりの緊張をほぐす効果が期待できます。

仰向け合《がっ》せきのポーズ

【スプタ・バッダ・コーナ・アーサナ／ Sputa Baddha Konasana】

＊ Supta は「仰向け」または「寝た」、Baddha は「縛られた」、Kona は「曲げる」または「角度」の意味

仰向けになって合せき（足裏を合わせること）をするポーズです。全身の力を抜いてゆったりとひざを開くことで、解放感が味わえます。股関節を気持ちよく伸ばせるので、子宮や卵巣の緊張が緩和し、婦人科系の不調を改善してくれます。心の緊張をほぐす効果も。

主な効果

- 婦人科系の不調を緩和する
- 股関節の柔軟性を高める
- 背骨や骨盤の歪みを整える
- 不眠を緩和する

アドバイス

- 両ひざの下にブロック（p.28）を置き、ひざの重みをあずけるようにすると、よりくつろげる

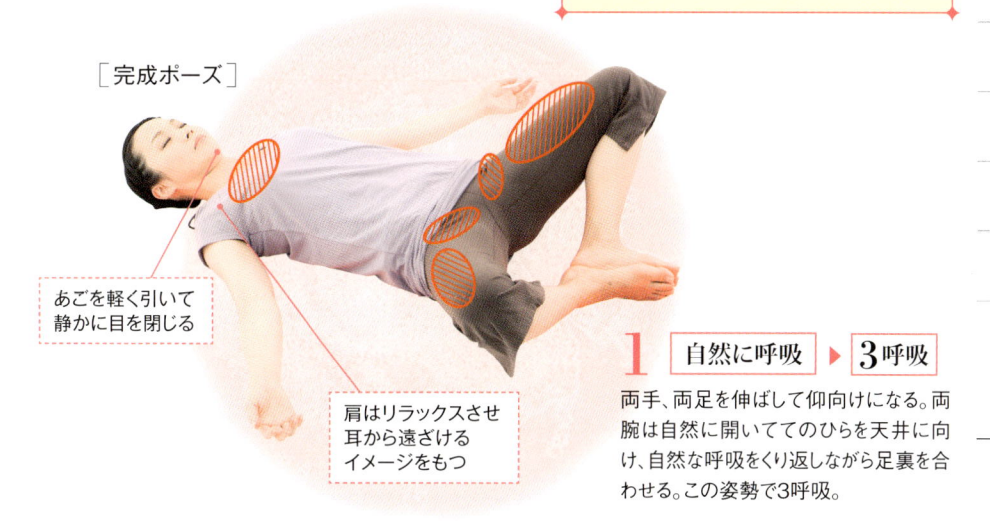

［完成ポーズ］

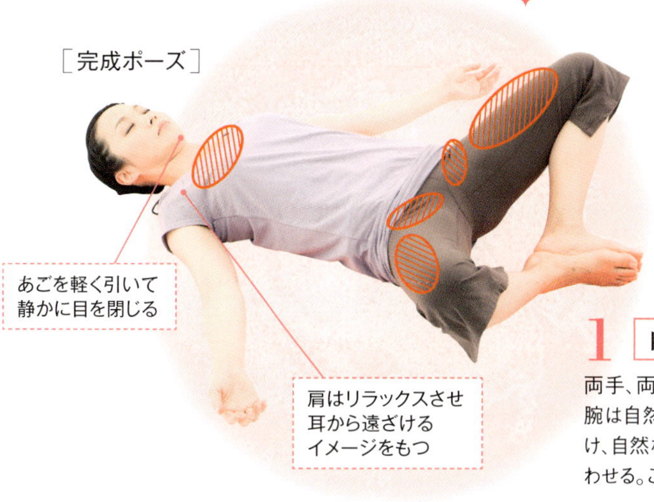

あごを軽く引いて
静かに目を閉じる
肩はリラックスさせ
耳から遠ざける
イメージをもつ

1 自然に呼吸 ▶ 3呼吸

両手、両足を伸ばして仰向けになる。両腕は自然に開いててのひらを天井に向け、自然な呼吸をくり返しながら足裏を合わせる。この姿勢で3呼吸。

これもOK!

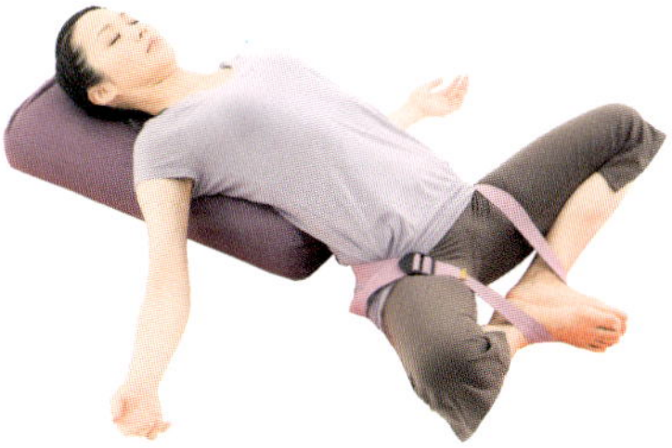

股関節まわりをより伸ばしたい人は…

杖のポーズ（p.67）になり、ボルスター（p.28）を背中の後ろに縦に置きます。ベルト（p.28）を腰骨から足首に回しかけて輪にし、かかとがからだに近づくように、ベルトの長さを調整しましょう。上体をゆっくり後ろに倒してボルスターにからだをあずけ、この姿勢で深く呼吸をしながら、3〜5分リラックス。股関節の伸びるほか、胸が広がって呼吸も深まり、血流改善に効果が期待できます。

アーサナを組み合わせてつくる!

オリジナルプログラムに挑戦

本書で紹介したアーサナを組み合わせて、9種のオリジナルプログラムをつくりました。はじめて行うときは「初級プログラム」、便秘を解消したいときは「毒素排出プログラム」など、目的に合ったプログラムを選びましょう。所要時間はおおよその目安です。

はじめてヨガに挑戦する人のための 初級プログラム A

立位を中心とした6つのアーサナからなるプログラムです。体側の伸びを意識しながら挑戦してみましょう。基本的なポーズでまとめたので、はじめてヨガに挑戦する人にも最適!

所要時間 20分

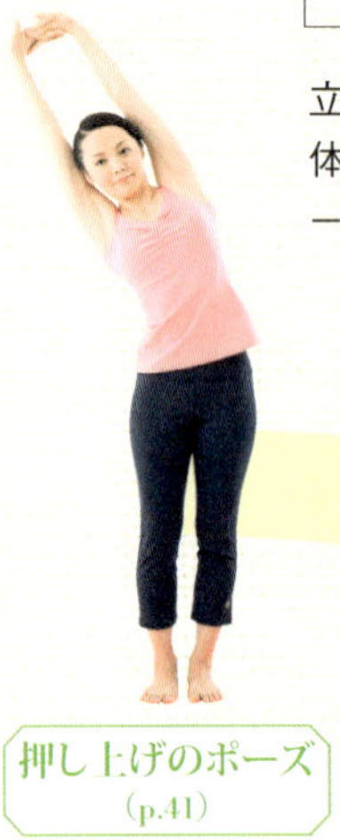

押し上げのポーズ
(p.41)

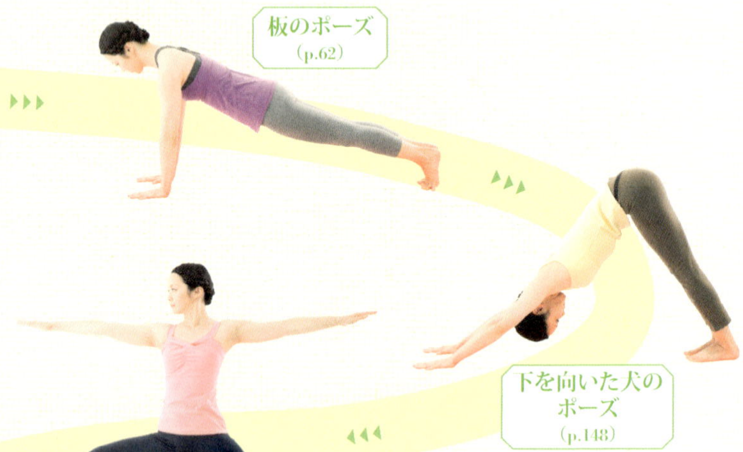

板のポーズ
(p.62)
下を向いた犬のポーズ
(p.148)

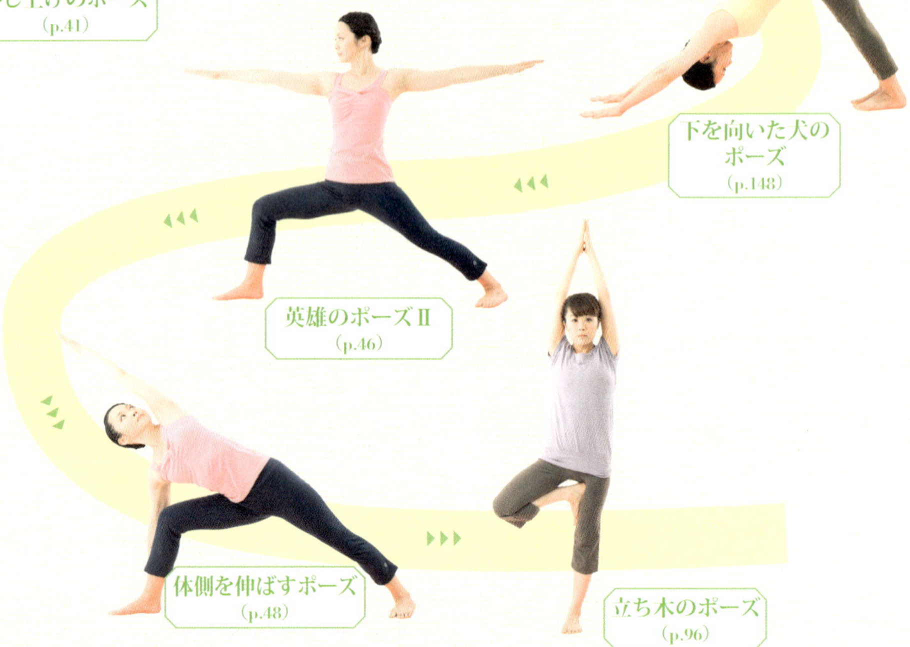

英雄のポーズⅡ
(p.46)
体側を伸ばすポーズ
(p.48)
立ち木のポーズ
(p.96)

からだが硬い人でも安心！

初級プログラムB

座って行うアーサナが中心のプログラムで、柔軟性を高め、からだの中心軸を意識できるようになります。緊張と弛緩の動きをくり返すことで、心身の変化を観察する視点を養います。

所要時間 20分

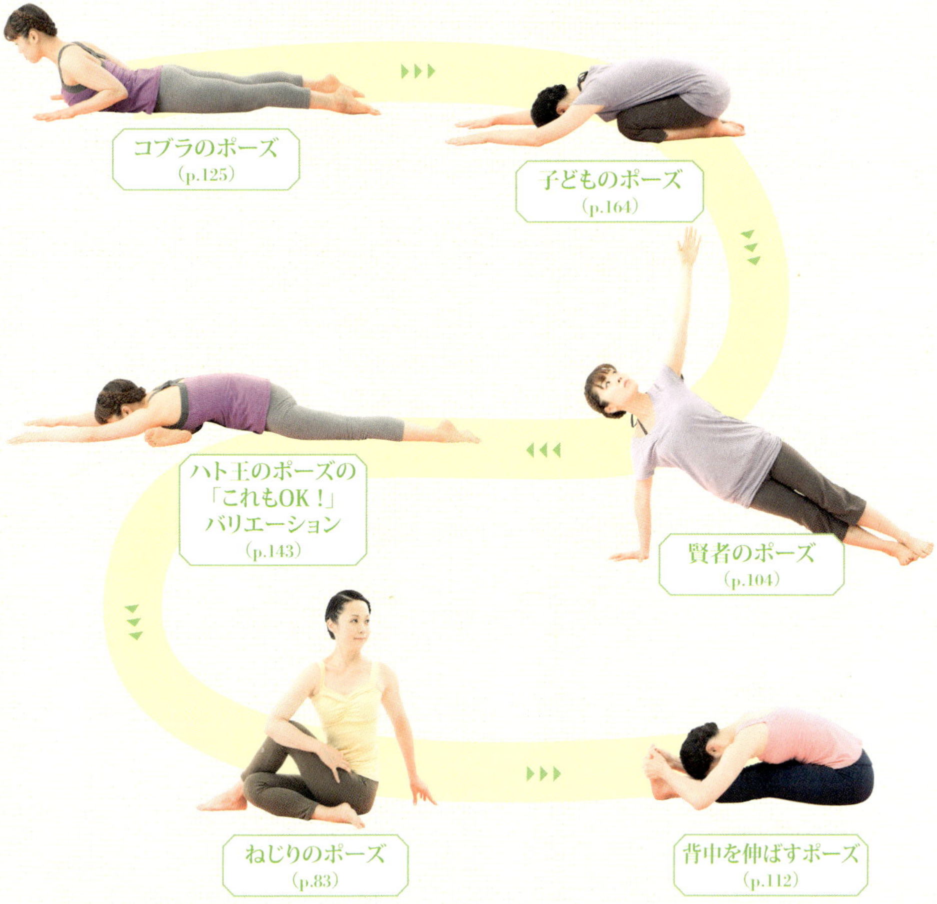
コブラのポーズ
(p.125)
子どものポーズ
(p.164)
賢者のポーズ
(p.104)
ハト王のポーズの
「これもOK！」
バリエーション
(p.143)
ねじりのポーズ
(p.83)
背中を伸ばすポーズ
(p.112)

スッキリ目覚める

朝一プログラム

起床直後にぴったりの、寝起きの頭をすっきりさせて、活力を呼び込むプログラムです。胸を開くアーサナや血流を改善するアーサナ、体側を伸ばすアーサナを中心に組み合わせました。

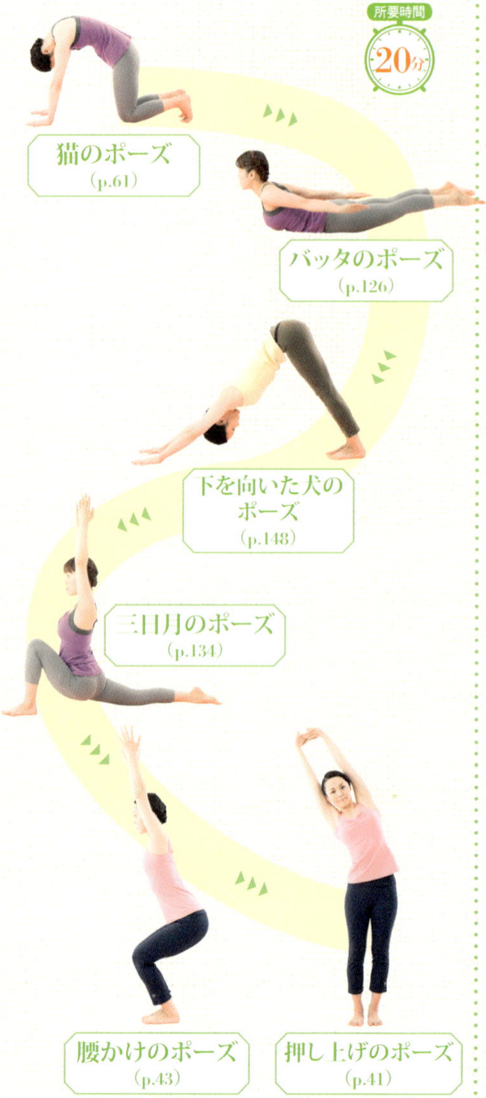

所要時間
20分
猫のポーズ
(p.61)
バッタのポーズ
(p.126)
下を向いた犬のポーズ
(p.148)
三日月のポーズ
(p.134)
腰かけのポーズ
(p.43)
押し上げのポーズ
(p.41)

安眠に導く

就寝前プログラム

就寝前におすすめの、からだの緊張をほぐしてリラックスさせ、安眠に導くプログラム。前屈の動きでからだが休まり、ねじりの動きで背骨をストレッチすることで神経が落ちつきます。

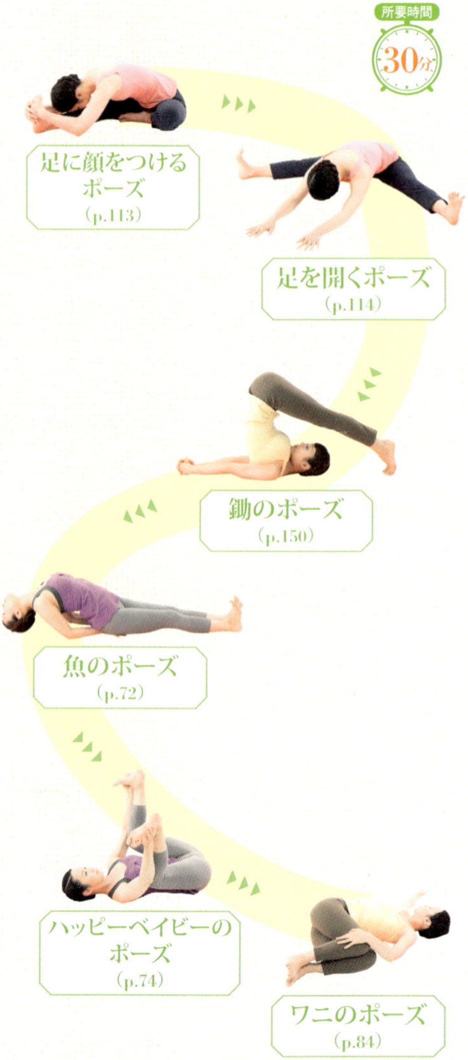

所要時間
30分
足に顔をつけるポーズ
(p.113)
足を開くポーズ
(p.114)
鋤のポーズ
(p.150)
魚のポーズ
(p.72)
ハッピーベイビーのポーズ
(p.74)
ワニのポーズ
(p.84)

脂肪を燃やしてスッキリ！

引き締めプログラム

からだを大きく動かすパワー系のアーサナが中心のプログラム。わき腹を強く伸ばすポーズからスタートしてもよいでしょう。最後まで終えたら、Uターンしてワシのポーズに戻ります。

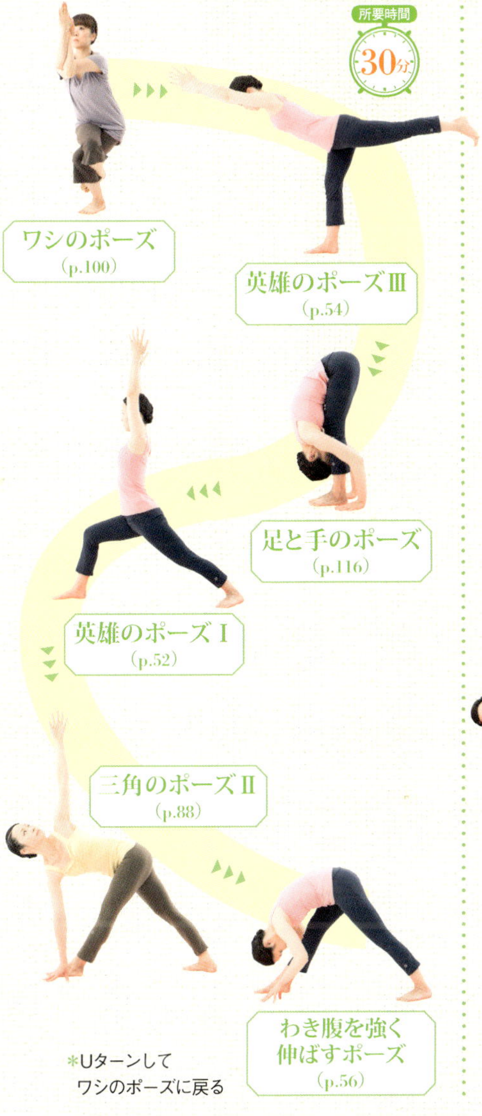
所要時間
30分
ワシのポーズ
(p.100)
英雄のポーズⅢ
(p.54)
足と手のポーズ
(p.116)
英雄のポーズⅠ
(p.52)
三角のポーズⅡ
(p.88)
わき腹を強く伸ばすポーズ
(p.56)
*Uターンして
ワシのポーズに戻る

老廃物の排出、むくみ解消に！

毒素排出プログラム

お腹を刺激するアーサナと、肩甲骨まわりをほぐして血流を改善するアーサナを中心に行うプログラム。体内に溜まった毒素の排出を促し、便秘の改善、むくみの解消に効果大。

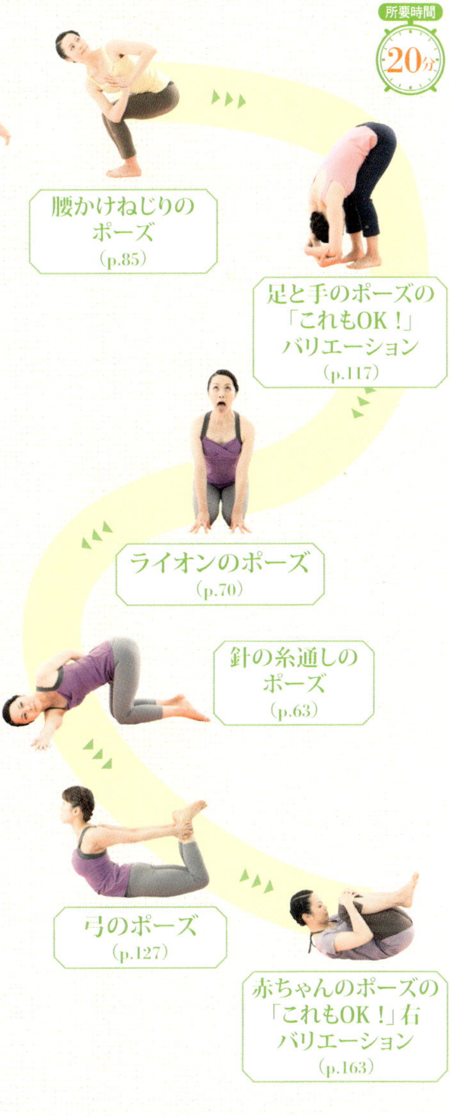
所要時間
20分
腰かけねじりのポーズ
(p.85)
足と手のポーズの「これもOK！」バリエーション
(p.117)
ライオンのポーズ
(p.70)
針の糸通しのポーズ
(p.63)
弓のポーズ
(p.127)
赤ちゃんのポーズの「これもOK！」右バリエーション
(p.163)

歪みを解消して姿勢を整える

骨盤矯正プログラム

股関節まわりをストレッチするアーサナを中心に組み合わせたプログラムです。ゆがんだ骨盤を正常な状態に戻す効果が期待でき、姿勢が整うためボディラインが美しくなります。

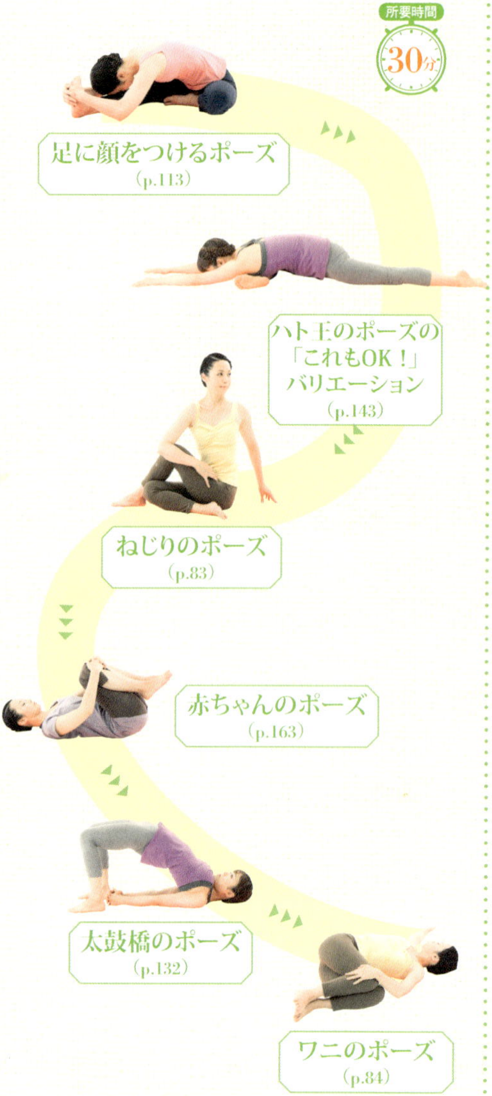
所要時間
30分
足に顔をつけるポーズ
(p.113)
ハト王のポーズの
「これもOK！」
バリエーション
(p.143)
ねじりのポーズ
(p.83)
赤ちゃんのポーズ
(p.163)
太鼓橋のポーズ
(p.132)
ワニのポーズ
(p.84)

イライラやストレスから解放

ヒーリングプログラム

全身を緩やかに動かすプログラムで、日常のストレスを緩和しましょう。深い呼吸をくり返しながら頭のなかの雑念を空にすれば、イライラや憂うつ感などの感情がリセットできます。

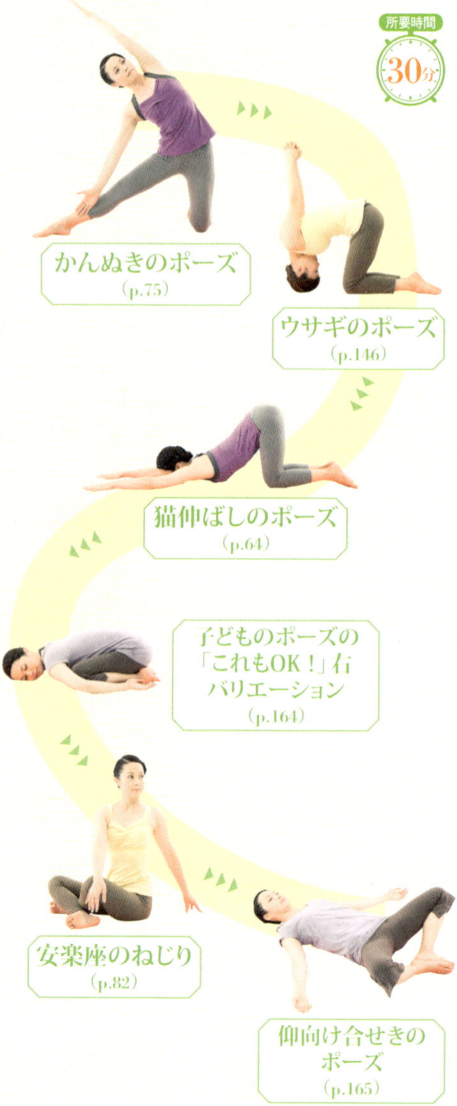
所要時間
30分
かんぬきのポーズ
(p.75)
ウサギのポーズ
(p.146)
猫伸ばしのポーズ
(p.64)
子どものポーズの
「これもOK！」右
バリエーション
(p.164)
安楽座のねじり
(p.82)
仰向け合せきの
ポーズ
(p.165)

6つのポーズで感覚をつかむ

頭立ちのポーズへの挑戦

「アーサナの王様」、頭立ちのポーズ（p.158）に挑戦するために、6つのポーズで準備をしましょう。ドルフィンポーズの姿勢から足を上げて、頭立ちのポーズに移行します。

所要時間 20分

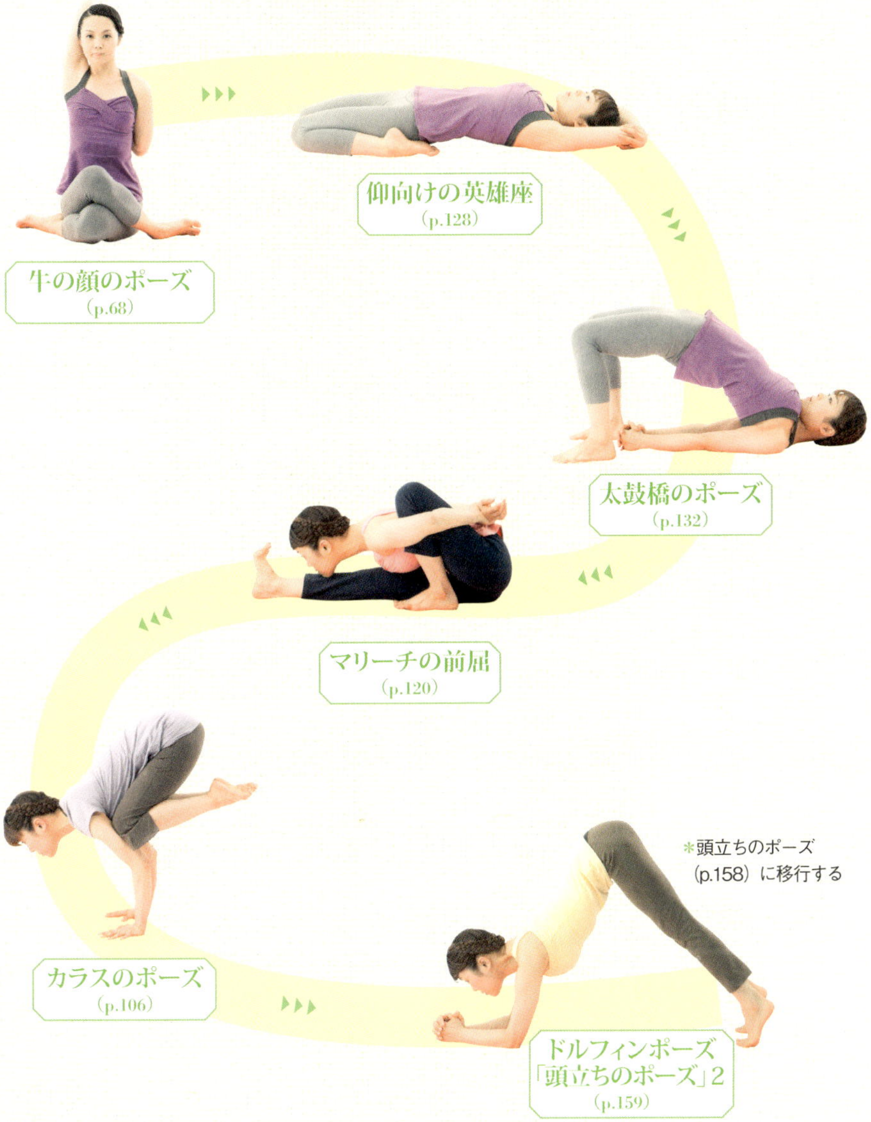
牛の顔のポーズ
（p.68）
仰向けの英雄座
（p.128）
太鼓橋のポーズ
（p.132）
マリーチの前屈
（p.120）
カラスのポーズ
（p.106）
ドルフィンポーズ
「頭立ちのポーズ」2
（p.159）
＊頭立ちのポーズ
（p.158）に移行する

Column 2

ヨガインストラクターになるには？

ヨガの指導者に資格は必要？

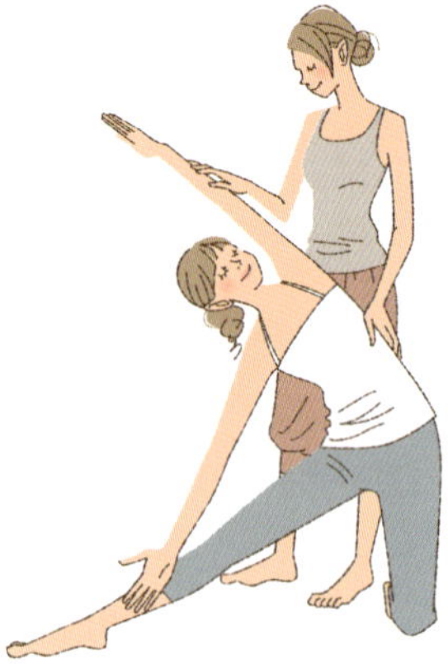

ヨガインストラクターは基本的に自己申告制のため、かならず習得しなければならない特別資格はありません。とはいえ、急に指導者を名乗ったところで、生徒を集めるのは難しいでしょう。ヨガを教えるならば、それなりの知識やスキル、経験や信頼が必要だからです。
それらを得るためにおすすめなのが、インストラクター養成講座への参加。養成講座を修了すると、「ヨガの指導者として必要な知識を得ている」証明となる資格を得ることができるのです。

代表的なヨガ指導者資格

インストラクターになるには、下記の資格を習得するのがいちばんの近道です。

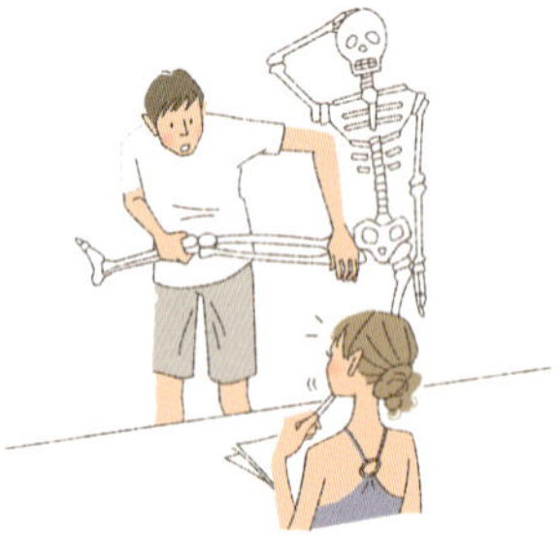

全米ヨガアライアンス認定 200時間・500時間

1980年代に誕生した国際的なヨガ協会、全米ヨガアライアンスが定めた、ヨガインストラクターになるための資格です。協会が定めたカリキュラムに従い、ヨガのテクニックや指導方法、解剖学などを学びます。200時間、500時間のふたつのレベルを用意。世界中で養成スクールが開講されており、もっともメジャーな指導者資格といえます。

認定資格取得のポイント

ヨガアライアンス認定校で資格を取得する

認定資格の取得は、全米ヨガアライアンス協会が提唱する基準を満たし、正式に登録がされている「ヨガアライアンス認定校」で行いましょう。各スクールのカリキュラムを受け、協会に申請をすると、資格が取得できます。

時間がない人は週末の講義や合宿を利用しよう

仕事をしている、学校に通っているなどの理由で資格をとるためにまとまった時間がとれない人は、週末や夜の時間に講義を行なっていたり、合宿への参加で必要なカリキュラムを受けられるスクールを利用しましょう。

PART

3

ヨガを深める

ヨガの世界をもっと知りたい、という人のために、ヨガの「歴史」や基本理念となる「八支則」、世界中に広がる「流派」や、アーサナや瞑想と密接な関係にある「チャクラ」の情報をまとめました。どれもこれも、ヨガを深く学びたい人には必要不可欠な情報です。ヨガ独自の世界観のものもあり、「難しい」と感じてしまうかもしれませんが、理解することでヨガをもっと楽しめるようになるはず。

ヨガの歴史

今や世界中に広がり、多くの人々が美容や健康などのために親しんでいるヨガ。その起源は 4500 年前にあるといわれています。ヨガの長い歴史を、簡単にたどってみましょう。

【起源】

紀元前 2500 年のインダス文明がはじまり

ヨガの起源は、約4500年前のインダス文明にさかのぼります。この文明を代表するモヘンジョ・ダロ遺跡から、ヨガの座法を組んで瞑想する人を刻んだような印章が発掘されました。文献として資料が残っているのは、紀元前1200年ごろの、バラモン教の知識を書きとめた『ヴェーダ聖典』。これにより、ヨガが人々の間で広まったといわれます。

「ヨガ」という言葉は、紀元前300年頃の『ウパニシャッド（奥義書）』にはじめて登場します。そこには“感官の確かな制御がヨガである”という、現在にも通じるヨガの定義が示されていました。紀元前200年頃には、サーンキヤ哲学の思想をもとに書かれた『ヨガスートラ』よばれる文献が登場。ヨガについてまとめられた、記念すべき一冊です。

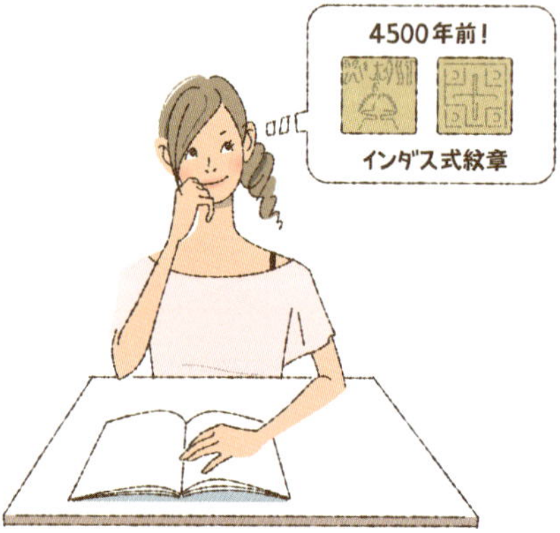

【発展】

アーサナ、呼吸法、瞑想からなるハタヨガの誕生

『ヨガスートラ』には、次のような記述があります。

「心とからだは別々に切り離した状態でないと、最終的な悟りの境地にはたどりつくことができない」

また、この考えをもとに考案された、からだを動かさずに簡単な座法と呼吸法のみで行う「ラージャヨガ」（p.178）が紹介されています。さらに、瞑想状態を深めるための８つの方法「ヨガの八支則」（p.176）についても解説。瞑想によって精神を集中させて心の動きを止め、自分の本来の姿を感じることが重要だと説かれています。

しかし、精神を集中しようとすればするほど、心に雑念が湧いてくるのが人間というもの。当時の人々は心の動きが止まるまで集中を深めるのは難しいという結論のもと、新しいヨガを考案しました。それが、現存するすべての流派のベースになっている「ハタヨガ」（p.178）です。これは、アーサナや呼吸法によって“プラーナ（気）”の流れを制御し、心をコントロールするヨガで、西暦1300年頃に誕生したと考えられています。

ハタヨガは、アーサナに集中することで、ラージャヨガよりも雑念が生まれにくくなるとたちまち注目を集めました。これまで一部の人の間でしか浸透していなかったヨガが、インド中に広がっていくこととなるのです。

【近代】

ハリウッドセレブの影響で世界中で愛されるように

1900年代初頭になると、ハタヨガをベースに、ヨガはさまざまな流派に分かれていきます。「アーサナと呼吸法によって瞑想を深める」というスタンスを残したまま、さまざまな指導者によってその解釈や瞑想に至るまでのプロセスに変化が出てきたのです。

1970年代には、ヨガが世界中、とくにアメリカで一大ブームを巻き起こします。世界的に人気を博したロックバンド「ビートルズ」がインドのヨガの聖地を訪れたことで、彼らを慕っていたアメリカのヒッピーたちが、インドへヨガ修行に出かけたのです。そしてヨガはアメリカに持ち帰られ、さまざまな発展をとげます。なかでも運動量の多い「アシュタンガヨガ」や「パワーヨガ」(p.179)などは、フィットネスが発達していたアメリカで大人気となります。

その後、2000年頃にハリウッドのセレブたちが健康や美容のためにとり入れたことで、これまでヒッピーの間で人気だったヨガが、多くの人に注目されるようになりました。

【日本の歴史】

日本でもヨガブームが起こり老若男女の支持を集めるように

日本にヨガが伝わったのは平安時代。当時「瑜《ゆ》伽《が》」と呼ばれ、瞑想を中心としたものでした。

そこから時代は大きく進んで1970年代。日本ではじめてヨガブームが起こり、多くの女性が美容と健康促進のエクササイズを目的としてチャレンジ。一時は衰退しましたが、1990年代にファッショナブルなエクササイズとして再ブームに。2000年代にハリウッドセレブの影響で老若男女からの支持を集めるようになり、不動の地位を確立しました。

ヨガ歴史の大まかな流れ

[紀元前2500年頃]
モヘンジョ・ダロ遺跡から、ヨガの座法を組んで瞑想する人を刻んだ印章が発掘されたため、この時代が起源とされる。

[紀元前1200年頃]
バラモン教の宗教的な知識が集大成された『ヴェーダ祭典』にヨガについての記述があったことによって、人々に広まる。

[紀元前300年頃]
『ウパニシャッド（奥義書）』にヨガという言葉が登場。ヨガの定義が示され、行法のひとつとして認知されていた。

[紀元前200年頃]
ヨガが広まるなかで『ヨガスートラ』が登場。動かずに簡単な座法と呼吸法のみで行う「ラージャヨガ」が主流に。

[1300年頃]
さまざまなポーズや呼吸法をとり入れ、動きに集中することで瞑想を深める「ハタヨガ」が誕生する。

[1970年代]
「ビートルズ」がインドのヨガの聖地を訪れたことに影響され、アメリカのヒッピーたちがインドへヨガ修行に出かける。

[2000年代]
ハリウッドセレブたちのヨガを中心としたライフスタイルが注目され、日本をはじめ世界中でヨガブームが巻き起こる。

ヨガの基本理念　八支則《はっしそく》

ヨガは、悟りの境地「三昧」に辿りつくことが目的とされています。ここでは、そのために踏むべきとされる８つの手順、「八支則」を紹介します。それぞれの内容をひも解いてみましょう。

悟りの極地に辿りつくための手順「八支則」

ヨガの目的は、悟りの境地に辿りつくこと。ヨガについてまとめられた最古の文献『ヨガスートラ』(p.174)に記されている「八支則」には、日常生活における心がまえからはじまり、悟りの境地である「三昧」に辿りつくまでの手順が、８つの段階に分けて書かれています。

西暦200年ごろにまとめられたこの「八支則」は、現在でもヨガにおける基本理念として、世界中で学ばれているのです。

ヨガの八支則

1 禁戒(ヤマ)

人や社会に対して「するべきではない行為」を記しています。暴力を振るわない（非暴力）、嘘をつかない（誠実・正直）、盗まない（不盗）、欲望や快楽におぼれない(禁欲)、執着しない(不貪）の５つからなります。これらの行為で生命エネルギーを無駄にせずに正しく使うことの大切さを説いています。

2 勧戒(ニヤマ)

率先してするべき行動を記しています。心身を清潔に保つ（清浄)、現状に満足する（知足)、苦しいことでも努力して続ける（苦行)、聖典を読む、経を唱える（読誦)、生かされていることに感謝する（祈念）の５つからなります。現状に感謝し、学ぶ心をもち続けることの重要性を説いています。

3 座法(アーサナ)

適切な姿勢をとってからだを浄化する必要があることを記しています。適切な姿勢とは、ヨガの三大要素のひとつ「アーサナ」のこと。アーサナを行いながら、自分のからだのなかでどのようなことが起こっているのかを観察することが大切だと説いています。

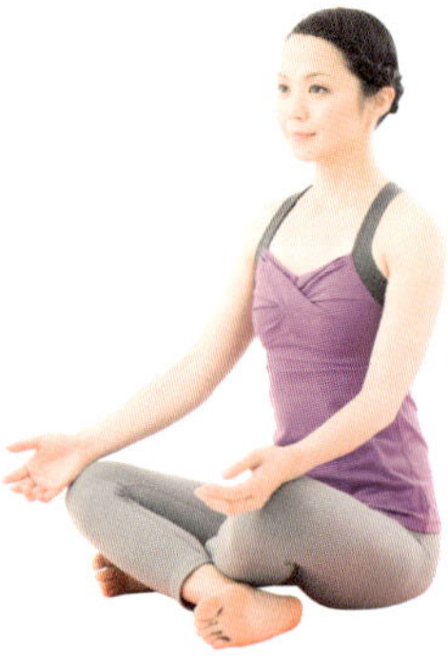

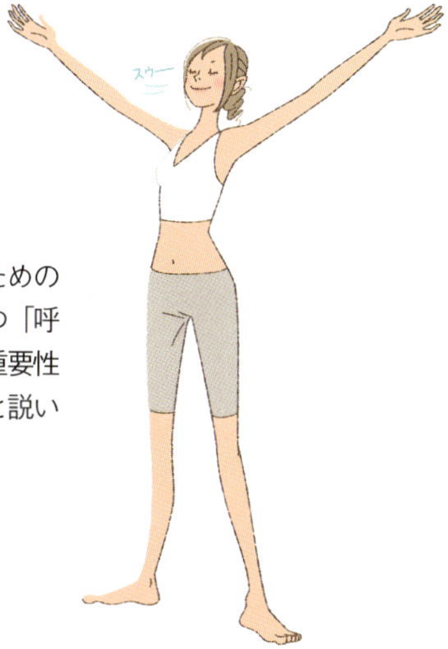

4 調気(プラーナーヤマ)

心とからだを調整する源である“プラーナ（気)”を整えるための調整法を記しています。調整法とは、ヨガの三大要素のひとつ「呼吸法」のこと。呼吸に意識を向けてコントロールすることの重要性が記され、呼吸を調整することで、心もコントロールできると説いています。

5 感覚制御(プラティヤハーラ)

五感から意識を反らして感覚を制御し、自分の内側を見つめる方法が記されています。不安に思っていることや不必要な情報から心を引き離すと、ありのままの自分が明確に見えるようになります。まずは視覚を、続いてそのほかの感覚を、ひとつずつ心から意識から切り離していきましょう。

6 集中(ダラーナ)

より高いレベルで意識をコントロールする方法が記されています。「感覚制御」によって明確になった意識を安定させ、一点に留めることで、雑念や音、痛みなどの感覚から解き放たれます。「集中」「瞑想」「三昧」は、まとめて「サンヤマ（統制)」とよばれています。

7 瞑想(ディアーナ)

ヨガの三大要素のひとつで、「集中」がさらに深まった状態のこと。ヨガの目的である悟りの境地に辿りつくためには、これまでの６つのステップによって「瞑想」を迎える必要があります。積極的な働きかけによって意識を一点に留める「集中」が極まり、何もしなくても心が静まって自分と向き合っている状態を指します。

8 三昧(サマディ)

ヨガにおける最終段階「三昧」について記されています。これは、「瞑想」が深まって悟りの境地に達して本当の自分と出会い、全宇宙に存在するすべての事象と一体になった状態のこと。この境地に辿りつくことで、すべてのものを愛すべき対象だと実感し、平等に見守れるようになるとされています。

ヨガの流派

ヨガは、運動量や方針の違いによって、さまざま流派に分かれています。ここでは、基本流派「ラージャヨガ」と「ハタヨガ」、ハタヨガから派生した6つの代表的な流派の特徴を紹介します。

世界中に広がる
さまざまなヨガの流派

インドで誕生したヨガは、さまざまな流派に分かれて世界中に広がっています。現在、少なくとも280以上の流派があるとされ、その数は年々増加しています。

どの流派も、目的は悟りの極地に辿りつくこと。その目的を達成するためのアプローチにはいくつかの方法があり、そのメソッドの違いが流派の違いといえます。

現在行われているヨガのうち、アーサナと呼吸法、瞑想によって構成される流派は、すべてがハタヨガから派生したもので、ハタヨガの一部だと考えられています。本書で紹介しているアーサナも、すべてハタヨガが原点です。

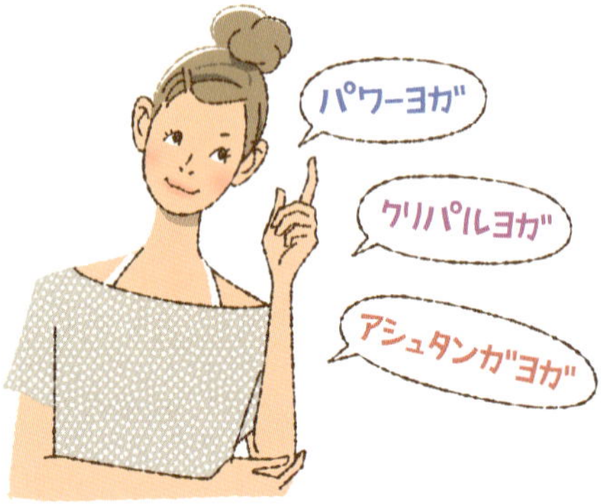

ベースとなる2つの流派

ラージャヨガ

**瞑想を中心とする
最古のヨガ**

紀元前200年ごろに確立した最古のヨガ。動きの要素がまったくない瞑想だけを行うスタイルで、心の動きをコントロールして精神面を鍛え、欲望や執着などの感情を手放すことを主な目的とします。精神世界が中心となる高度な流派で、「古典ヨガ」、「瞑想ヨガ」ともよばれています。

ハタヨガ

**アーサナを行うヨガで
さまざまな流派のベース**

1300年ごろに誕生した流派で、アーサナや呼吸法、バンダ（p.18）を行うヨガ。「ハ」は陽、「タ」は陰を意味し、これらのバランスを整えて、心身を鍛えることを目的とします。現在世界に広がる流派のなかで、アーサナを行うものはすべてハタヨガに含まれ、右ページの６つの流派もハタヨガの一種です。

ハタヨガから派生した流派

アシュタンガヨガ

**リズミカルにポーズを行う
運動量の高いヨガ**

南インドのシュリ・K・パタビジョイス氏によって考案されたヨガ。動作と呼吸を連動させ、リズミカルにさまざまなポーズを連続的に行うスタイルで、上級者向けといえます。

こんな人におすすめ！

- ヨガにある程度の運動量を求める
- 高度なアーサナを行い、達成感を得たい

アイアンガーヨガ

**プロップを積極的に用い
アライメントを重視する**

インドのB.K.S.アイアンガー氏により考案されたヨガで、解剖学的なアーサナの正確さとアライメント（p.182）を重視。プロップ（p.28）を積極的に用いるのも特徴です。

こんな人におすすめ！

- 「物事を正確に学びたい！」と考えている
- ゆっくりアーサナを深めたい

パワーヨガ

**フィットネスクラブで行われる
トレーニング要素が強いヨガ**

フィットネスクラブで行われることも多く、筋力トレーニングと瞑想を重視したエクササイズ要素の強いヨガ。アシュタンガヨガをもとにアメリカで発展しました。

こんな人におすすめ！

- 活発に動いて汗を流したい
- 思いっきりストレスを発散したい

シヴァナンダヨガ

**哲学を分かりやすく解説
誰にでも実践しやすいヨガ**

南インドの医師、スワミ・シヴァナンダ氏によって考案され、アーサナ、瞑想、食事などを通して心身の健康をもたらすことを重視。静の要素が強く、高齢者にもおすすめです。

こんな人におすすめ！

- 伝統的なアーサナや瞑想に興味がある
- じっくりとアーサナを深めたい人

クリパルヨガ

**ヒーリング効果が高い、
瞑想を重視するヨガ**

インドのスワミ・クリパル氏によって考案されたヨガで、物事をありのまま見守ることを大切にします。リラクゼーション効果、ヒーリング効果が高いメソッドです。

こんな人におすすめ！

- 伝統的なアーサナや瞑想に興味がある
- リラクゼーション効果を求める

アヌサラヨガ

**正確なポーズを重視した
「思いやり」がテーマのヨガ**

テーマは「思いやり」。ゆったりとした流れに身を任せながらアーサナを深めます。クラスが和やかに進むのも特徴的。アメリカのジョン・フレンド氏によって考案されました。

こんな人におすすめ！

- 「物事を正確に学びたい！」と考えている
- クラスのなかで前向きさ、一体感を得たい

ヨガで活性化する　チャクラ

体内にあるとされるチャクラは物理的な存在ではありませんが、ヨガと非常に密接関係にあります。とくに重要な7つのチャクラと、それぞれの役割を知っておきましょう。

心身のエネルギーを操作する７つのチャクラ

ヨガは、からだをコントロールして心を調整します。チャクラは、心とからだを結ぶ“プラーナ（気）”のコントロールセンターといえるポイントです。

体内の至るところに存在するチャクラですが、主要なチャクラは7つ。それぞれが心身のさまざまな器官と対応しています。チャクラを活性化することで、呼応している器官の働きも高められるのです。

このチャクラを活性化させるもっとも有効な手段と考えられているのがヨガ。アーサナと呼吸、瞑想によって心身を刺激することで、チャクラが活性化します。すべてのチャクラを活性化させると、全身に活力がみなぎり、心身ともに健康に。また、チャクラは精神面にも大きく影響します。ストレスなどで働きが鈍くなり、その結果免疫力が低下して病気にかかりやすくなります。

まずはそれぞれのチャクラについて、理解を深めましょう。

7つのチャクラ

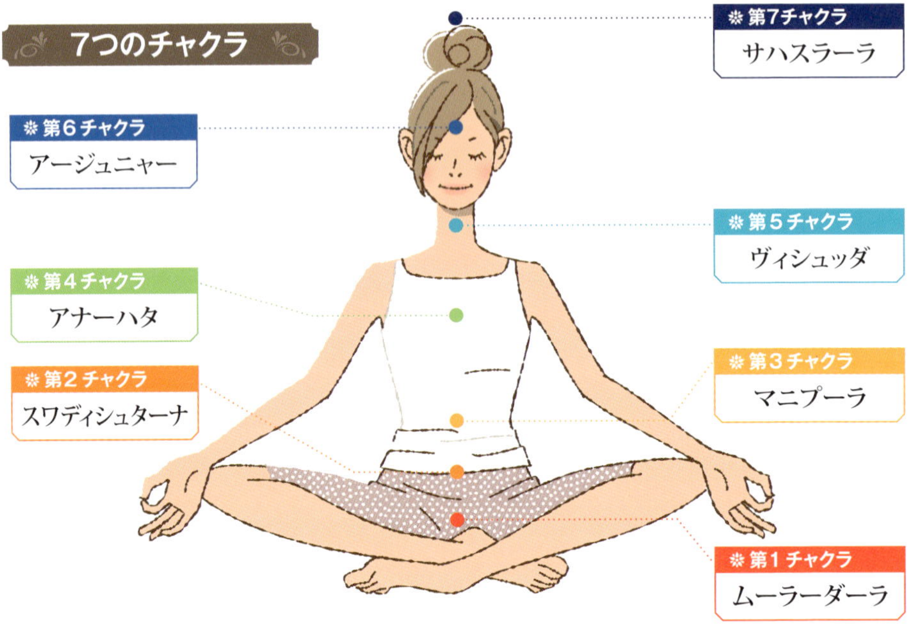

※ 第1チャクラ Muladhara

ムーラーダーラ

骨盤底に位置し心身の土台をつくる

骨盤底に位置し、心身を落ちつけて安定させる、土台の役割を担います。働きが鈍ると体調を崩しやすくなる、便秘や月経不順などの症状が。山のポーズ（p.40）や安楽座（p.60）で活性化して。

※ 第2チャクラ Svadhisthana

スワディシュターナ

下腹に力を溜め心身に活力を与える

骨盤と腹筋に囲まれた下腹に位置し、全身に力をみなぎらせる役割をもちます。働きが鈍ると幸せを感じなくなる、消極的になるなどの症状が。Vのポーズ（p.71）やかんぬきのポーズ（p.75）で活性化を。

※ 第3チャクラ Manipura

マニプーラ

エネルギーの方向を導き意欲を引き出す

腰のあたりに位置し、エネルギーが流れる方向を決める役割をもちます。働きが鈍ると、意欲や集中力が低下するなどの症状が。下を向いた犬のポーズ（p.148）や三日月のポーズ（p.134）で活性化しましょう。

※ 第4チャクラ Anahata

アナーハタ

自他のエネルギーを結び心身を調和する

心の動きが起こる胸に位置し、自と他を結ぶ役割をもち、愛を象徴します。働きが鈍ると、不満ばかり言う、雰囲気が陰湿になるなどの症状が。猫のポーズ（p.61）やラクダのポーズ（p.136）で活性化して。

※ 第5チャクラ Vishuddi

ヴィシュッダ

自然な流れで感情をそのまま表現する

のどに位置し、自分の感情や欲求を外に向ける役割をもちます。働きが鈍ると、感情を表せなくなる、頭がもやもやするなどの症状が。太鼓橋のポーズ（p.132）、三角のポーズ（p.50）で活性化しましょう。

※ 第6チャクラ Ajna

アージュニャー

あらゆるものを見守り受け入れる

目より上の眉間にあり、自分自身をも客観的に見つめる役割をもちます。働きが鈍ると、心が狭くなる、頭に血が上りやすくなるなどの症状が。立ち木のポーズ（p.96）、ピラミッドのポーズ（p.154）で活性化を。

※ 第7チャクラ Shagasrara

サハスラーラ

すべてのチャクラが整い自分を超越できる

自分を超越したチャクラとされ、体内ではなく頭上に位置します。活性化すると、自己も他も、すべてを愛すべき対象だと実感し、あらゆるものと溶け合っていると感じられるようになります。

からだの外にあるチャクラなので、意識して活性化ことは不可能。第1～6のすべてチャクラが整うと、自然と調整されます。

ヨガ用語集

【アーサナ】

八支則の第３段階（座法）で、ヨガの三大要素のひとつ。もともとは瞑想を行うための姿勢のことだったが、近年はさまざまなポーズの総称として使われることが多い。（➡p.17、p.18 〜 21、p.176）

【アージュニャー】

チャクラのひとつで、眉間付近に位置する第６チャクラ。第三の目とも呼ばれる。ヨガによって活性することで、あらゆるものを客観的におおらかな気持ちで捉えられるようになる。（➡p.180）

【アイアンガーヨガ】

さまざまなプロップ（p.28）を使う、初心者でも正しい姿勢でアーサナを行いやすいヨガ。それぞれの年齢や体調に合わせて無理なく行えるため、世界中で親しまれている。創始者はB.K.S. アイアンガー。（➡p.179）

【アシュタンガヨガ】

太陽礼拝のポーズからスタートし、呼吸とともにポーズをリズミカルに連続して行うヨガ。欧米のセレブに人気の、エネルギッシュなパワーヨガの原点とされる。創始者はシュリ・K・パタビジョイス。（➡p.179）

【アナーハタ】

チャクラのひとつで、胸の中心にある第４チャクラ。愛を象徴し、「ハートチャクラ」とも呼ばれる。ヨガによって活性することで、まわりを受け入れる広い心を得られ、心身ともに開放される。（➡p.180）

【アヌサラヨガ】

アメリカ人のジョン・フレンドがアイアンガーヨガをベースとして、現代的にアレンジしたヨガ。解剖生理学的な観点からからだに負担をかけることなく、老若男女だれでも個人のペースで行える。誰にでも備わっている潜在能力を引き出すことが目的。（➡p.179）

【アライメント】

座法やさまざまなポーズにおいて、体の各パーツの配置のこと。けがを防ぎ、最大の効果を得るためには正確に位置づけしてポーズを行うことが大切。

【インダス文明】

紀元前 2600 年〜紀元前 1800 年ごろにインダス川流域で栄えた、インドの古代文明。60 か所を越える都市が存在したとされる。代表的な都市遺跡はモヘンジョダロ遺跡やハラッパー遺跡。（➡p.174）

【ヴィシュッダ】

チャクラのひとつで、のどに位置する第５チャクラのこと。自分の感情や欲求を外に向かわせる役割をもつ。ヨガによって活性することで、本当の自分が表現できる。（➡p.180）

【ヴェーダ聖典】

紀元前 1200 年頃にインドでバラモン教の宗教の知識を集積したとされる聖典の総称。ヨガが誕生してから、はじめてヨガについて記述された文献で、これによってヨガが人々に広まったといわれる。（➡p.174）

【ウジャイ呼吸法】

胸式呼吸のひとつで、勝利の呼吸法といわれる。息を鼻から吸って鼻から吐き、のどの奥を鳴らすように摩擦音を出すのが特徴。呼吸を意識することで集中力を高め、心を落ちつける効果が期待できる。 （➡ p.25）

【ウパニシャッド（奥義書）】

紀元前 800 年から紀元前 200 年以降にかけてインドで編纂された書物の総称。紀元前 300 年頃にまとめられた『カタ・ウパニシャッド』では、“ヨガ”という言葉がはじめて使われ、その定義が示された。 （➡ p.174）

【ヴリッティ呼吸法】

古典的な呼吸法のひとつで、カウントする呼吸法といわれる。吸う息と吐く息の長さが 1 対 1 になるように呼吸し、途中から息を吸った後に一時的に呼吸を止めて吐き切るクンパカを加えるのが特徴。しだいに心が落ち着き、精神統一をしやすくなる。 （➡ p.25）

【カパラバティ浄化法】

肺の浄化法。呼吸法のひとつとしてカウントされることも。呼吸の際、お腹を締めて息を鼻からフンッと短く吐き、お腹を緩めて自然に長く吸うことをくり返す。肺や鼻が浄化され、頭をすっきりさせる効果がある。 （➡ p.25）

【勧戒】

八支則の第 2 段階。ニヤマともいう。日常生活の中で、積極的に実践するべき 5 つの行いのこと。清浄、知足、苦行、読誦、祈念。 （➡ p.176）

【感覚制御】

八支則の第 5 段階。プラティヤハーラともいう。外界の刺激から五感を引き離し、自分を内側から見つめてコントロールすること。 （➡ p.177）

【完全式呼吸】

腹式呼吸と胸式呼吸を合わせ、上半身すべて使って行う呼吸法。横隔膜、腹筋、肋骨など呼吸に関するすべての筋肉や骨格を働かせることができ、酸素を最大限に摂取できる。 （➡ p.25）

【胸式呼吸】

胸部の肋骨についている肋間筋の働きによって、胸（胸郭）を開く呼吸法。日常でおもに行われている呼吸法だが、ヨガで行うときは意識して胸を大きく広げながら息を深く吸い、胸をすぼめながらゆっくり吐き出す。 （➡ p.24）

【禁戒】

八支則の第 1 段階。ヤマともいう。日常生活の中で人や社会に対して行ってはいけない、守るべき 5 つのこと。非暴力、誠実・正直、不盗、禁欲、不貪。 （➡ p.176）

【クリパルヨガ】

伝統的なポーズに呼吸法、瞑想、リラクゼーションを組み合わせた、心身の調和をはかるヨガ。アラインメントの正確な配置を重視する。スワミ・クリパルの教えのもと、アムリット・デサイが広めた。 （➡ p.179）

【呼吸・呼吸法】

ヨガの三大要素のひとつ。調気、プラーナヤマともいう。意識的な呼吸によって気をからだにとり入れて巡らせ、心のコントロールをはかる。 （➡ p.17、p.22 ～ 25）

【サーンキヤ哲学】

紀元前 300 年～紀元後 400 年ごろに体系化されたインドの正統バラモン教の六派哲学のひとつ。『ヨガスートラ』はこの哲学をもとに書かれヨガの理論はこの思想がベースといえる。 （➡ p.174）

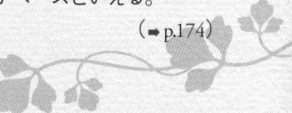

【サハスラーラ】

チャクラのひとつで、頭上に位置する第7チャクラ。自分を超越したチャクラで第1～6チャクラのすべてが活性されると整い、あらゆるものを見守られるようになるとされる。（➡p.181）

【サンスクリット語】

紀元前4世紀頃に体系づけられたインドの公用語。梵《ぼん》語《ご》ともいう。現在ではほとんど使われていないが、ヨガに関する文献がこの言語で書かれているため、ヨガでは共通語として扱われている。

【三昧】

八支則の第8段階。サマディともいう。瞑想が深まって、悟りの境地にいきつくこと。自己超越、対象と同一化した状態を指す。（➡p.177）

【シヴァナンダヨガ】

スワミ・シヴァナンダが考案し、弟子のスワミ・ヴィシュヌデヴァナンダがスタイルを確立。ポーズ、呼吸法、瞑想の三大要素をとくに重視し、12の基本ポーズでチャクラを活性させることを目的とする。（➡p.179）

【集中】

八支則の第6段階。ダラーナともいう。意識を一点に向けて集中させること。そうすることで、雑念などのものから解き放たれる。（➡p.177）

【スワディシュターナ】

チャクラのひとつで、下腹部に位置する第2チャクラ。創造のチャクラともよばれる。ヨガによって活性することで、全身に力がみなぎり、情熱が湧き起こる。（➡p.180）

【太陽礼拝】

ヨガの基本プログラム。スーリヤナマスカーラともいう。ウォームアップとしてはじめに行うことも多く、13の連続したポーズからなる動きをくり返す。からだを温める、脂肪を燃焼する、筋肉をほぐすといった効果が期待できる。（➡p.36）

【チャクラ】

全身をめぐるエネルギーをコントロールするポイント。からだには7つの主要なチャクラがあるとされ、ヨガによってそれぞれのチャクラを活性させることで、それぞれに対応する心身の機能がアップする。（➡p.27、p.180）

【調気】

八支則の第4段階。プラーナヤマともいう。呼吸・呼吸法と同義。（➡p.177）

【トラタク】

瞑想法のひとつで、眼の浄化法。凝視ともいう。ろうそくなど特定の対象をまばたきせずに見つめて瞑想する。眼の疲労回復、機能向上、心身の浄化、集中力アップに効果がある。（➡p.27）

【ハタ呼吸】

体内の陽と陰のバランスを整える呼吸法。「ハ」は太陽（陽）、「タ」は月（陰）を意味する。鼻腔は右が太陽、左が月の気道とつながっているといわれ、息を左右交互に吸って吐くことによって、心とからだをリラックスさせる効果がある。（➡p.25）

【ハタヨガ】

呼吸を整えながらさまざまなポーズを行うヨガ。「ハ」は吸う息、「タ」は吐く息を意味するともいわれる。動きに集中することで瞑想を深め、からだに備わっている潜在的なエネルギーを引き出す。（➡p.178）

【八支則《はっしそく》】

『ヨガスートラ』に記された「ヨガを極めるための８つの手順」。アシュタンガともいう。禁戒、勧戒、座法、調気、感覚制御、集中、瞑想、三昧。（➡p.176）

【パワーヨガ】

アイアンガーヨガとアシュタンガヨガをベースに筋力エクササイズと瞑想の要素をとり入れたヨガ。動と静のポーズを連続して行い、運動量が多いのが特徴。ダイエットや肉体強化に効果があるとハリウッドのセレブの間で人気になり、2000 年代のヨガブームの火つけ役となった。アメリカにおける第一人者はブライアン・ケスト。（➡p.179）

【バンダ】

ハタヨガにおいて、心身を鍛錬するための技法のひとつ。締めるという意味があり、アーサナを行うときにプラーナの流れを整えるようにのど、下腹部、会陰部の３か所を引き締めること。（➡p.18）

【腹式呼吸】

横隔膜を収縮させる呼吸法。まず息を軽く吐いた後、鼻から深く吸いながら腹部を膨らませ、鼻からゆっくり吐きながらしぼめる。血液がスムーズに流れるようになり、リラックス感が得られる。（➡p.24）

【プラーナ】

全身をめぐる気、エネルギーのこと。ヨガではさまざまなポーズや呼吸法を行い、プラーナの流れをうまく操作することによって、心をコントロールするとされる。（➡p.17、p.22）

【プロップ】

ヨガを行う際に、正確で安定したポーズをとるために使う補助道具。ブロック、ベルト、ボルスター、ブランケットなどがある。とくにアイアンガーヨガで積極的に用いられる。（➡p.28）

【マニプーラ】

チャクラのひとつで、腰のあたりに位置する第３チャクラ。感情のチャクラとも呼ばれる。ヨガによって活性することで、意欲が湧いて気持ちが前向きになり、集中力がアップする。（➡p.181）

【マントラ】

真言。神聖な祈りの言葉。瞑想中に唱えることで意識が集中し、心が安定する。（➡p.27）

【ムーラーダーラ】

チャクラのひとつで、骨盤底に位置する第１チャクラ。最も根本的なチャクラといわれる。ヨガによって活性することで自信が得られ、ものごとをポジティブに考えられるようになる。（➡p.180）

【瞑想】

八支則の第７段階で、ヨガの三大要素のひとつ。ディアーナ、無心、メディテーションともいう。意識が日常や対象を超え、深く静かに落ちついた状態になること。（➡p.17、p.26 ～ 27、p.177）

【ヨガスートラ】

紀元前 200 年～紀元後 400 年に文法家のパタンジャリがまとめたとされるヨガの経典。現存するヨガの文献の中で最も古い書物で、インド哲学のひとつであるサーンキヤ哲学の思想をもとに書かれた。（➡p.174）

【ラージャヨガ】

簡単な座法と呼吸のみで行う瞑想を中心としたヨガ。『ヨガスートラ』に記された古典ヨガで、現在のヨガへの影響は大きい。（➡p.178）

【流派】

ヨガの種類、スタイル。同じ流派からいくつもの派生が存在するため、世界には無数の流派があるとされる。例えばアシュタンガヨガやパワーヨガなどのアーサナを行うものは、ハタヨガから派生した。（➡p.178）

Asana Index

アーサナ50音順索引

Asana Index

効果別 索引【身体面】

Asana Index

効果別 索引【身体面】

Asana Index

効果別 索引【精神面】

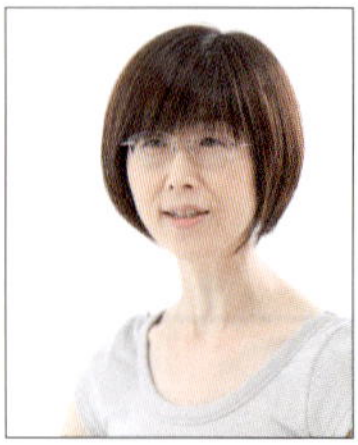

監修

綿本ヨーガスタジオ　RIE（りえ）

- 日本ヨーガ瞑想協会 ヨーガ指導者トレーニング（綿本彰）修了
- アジャストメント指導者トレーニング（マシューコーヘン）修了
- インサイトヨガ指導者トレーニング（サラパワーズ）修了
- 陰ヨガ指導者トレーニング（解剖学＆経路／ポールグリリー）修了

など

綿本ヨーガスタジオ講師。身体に閉じこめていた意識を解放して、本来の輝きをとり戻す力に感銘を受けてヨガを学びはじめる。解剖学的観点から見るポーズの正確なアラインメントを熟知しており、理論に基づいたていねいなポーズ誘導が人気。ヨガを主軸に、気功やロルフィング、アレクサンダーテクニックなど、さまざまなボディワークも学んでいる。

綿本ヨーガスタジオ　http://www.yoga.jp

STAFF

デザイン	島村千代子
写真	平安名栄一
ヘアメイク	氏家恵子
イラスト	小野寺美恵
モデル	カヨ、sayaka （綿本ヨーガスタジオ）
執筆協力	木村亜紀子、森田奈央
DTP	株式会社ノーバディー・ノーズ
編集・構成・執筆	株式会社スリーシーズン （花澤靖子、朽木 彩）
企画・編集	佐藤 望、庄司美穂 （株式会社マイナビ出版）
衣装協力	easyoga ☎ 03-3461-6355 http://www.easyogashop.jp チャコット ☎ 03-3476-1311 http://www.chacott-jp.com
撮影協力	Yoga works（ヨガワークス） ☎ 0120-92-4145 http://www.yogaworks.co.jp

これ1冊できちんとわかるヨガ

2013年10月 2日　初版第 1刷発行
2016年10月31日　初版第12刷発行

監修者　綿本ヨーガスタジオ　RIE

発行者　滝口直樹

発行所　株式会社マイナビ出版
〒101-0003 東京都千代田区一ツ橋2-6-3　一ツ橋ビル2F
TEL：0480-38-6872（注文専用ダイヤル）
03-3556-2731（販売）
03-3556-2736（編集）
E-mail：pc-books@mynavi.jp
URL：http://book.mynavi.jp

印刷・製本　株式会社大丸グラフィックス

定価はカバーに記載しております。

ISBN978-4-8399-4620-3　C2077
Printed in Japan